こうすればうまくいく

在宅緩和ケアハンドブック

the 3rd ED.
第3版

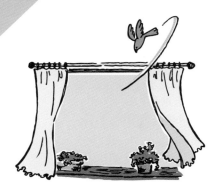

[編著]

済生会宇都宮病院 緩和ケアセンター長　**粕田晴之**
ひばりクリニック 院長　**髙橋昭彦**
村井クリニック 院長　**村井邦彦**
済生会宇都宮病院 総合診療科　**泉　学**
済生会宇都宮病院 看護部　**益子郁子**

中外医学社

●執筆者一覧 （執筆順）

村井邦彦　村井クリニック　院長

粕田晴之　済生会宇都宮病院　緩和ケア科／緩和ケアセンター長

川田雅一　ソーシャルワーク鹿沼　介護支援専門員

荻津　守　済生会宇都宮病院　事務部副部長／地域連携課長

青田賢之　福聚会　無量荘　代表，真言宗智山派観音寺　住職

木澤義之　神戸大学医学部附属病院　緩和支持治療科

髙橋昭彦　ひばりクリニック　院長，認定特定非営利活動法人うりずん　理事長

益子郁子　済生会宇都宮病院　看護部　退院支援課　看護課長

黒崎雅子　訪問看護ステーション星が丘　所長

岩渕博史　神奈川歯科大学大学院　歯学研究科　顎顔面病態診断治療学講座
顎顔面外科学分野　准教授

飯田貴俊　神奈川歯科大学大学院　歯学研究科　全身管理医歯学講座
全身管理高齢者歯科学分野診療科　准教授

根岸初枝　済生会宇都宮病院　看護部　入院支援課　歯科衛生士

大橋眞次　めいぷる薬局宮の内店　薬剤師

伊藤貴子　栃木県立がんセンター　リハビリテーション技術科　作業療法士

岩本啓子　村井クリニック　在宅訪問管理栄養士

鶴岡浩樹　日本社会事業大学大学院　福祉マネジメント研究科　教授

金子悦子　済生会宇都宮病院　緩和ケア科　音楽療法士

柴山千秋　済生会宇都宮病院　放射線科

首藤真理子　みなとホームケアクリニック　院長

大中俊宏　済生会宇都宮病院　緩和ケア科

泉　　学　済生会宇都宮病院　総合診療科

鶴岡優子　つるかめ診療所　所長

黒崎史果　菅間在宅診療所　所長

軽部憲彦　宇都宮協立診療所　所長

武井　大　宇都宮協立診療所

田　一秀　宇都宮協立診療所

矢吹　拓　国立病院機構栃木医療センター　内科　医長

●協力
在宅緩和ケアとちぎ

第3版の序

日本の緩和ケアは病院から始まった

19世紀，欧米では「ホスピス」と呼ばれるケアがさまざまな形で始まり，20世紀，イギリスでは独立型ホスピス，在宅ケアチーム，病院内サポートチームの3つのタイプのケアとして展開され，アメリカでは在宅ホスピスとして発展して医療保険システムの一つとして定着し，カナダではモントリオールに緩和ケア病棟が開設された．

これに対し日本では，1970年代に初めてホスピスが紹介され，1980年代に聖隷三方原病院に院内独立型ホスピス，淀川キリスト教病院に院内病棟型ホスピスが誕生した．その後，施設は順調に増加し，現在までに緩和ケア病棟入院料届出受理施設は400を超えるようになった．

2007年，がん対策推進基本計画で「すべてのがん診療に携わる医師が研修等により，緩和ケアについての基本的な知識を習得する」ことが目標として掲げられ，2008年，「がん診療に携わる医師に対する緩和ケア研修会の開催指針」に基づいて，がん診療連携拠点病院を中心に「緩和ケア研修会」が全国で開催されるようになった．

これらの経過は，日本の緩和ケアが欧米から40〜50年遅れて始まり，しかも国の政策によって日本の緩和ケアは病院から始まったことを物語っている．日本の「在宅緩和ケア」が遅れていた理由の一つはここにある．

死亡場所の逆転

1960年代（昭和30年代）には自宅と医療機関で死亡する者の割合が，およそ80%対20%であったものが，1980年代（昭和50年代に比率が入れ替わり始め，2000年代（平成10年代）には自宅と医療機関で死亡する者の割合が，およそ20%対80%と逆転し，現在に至っている．

死亡場所の逆転，その原因としては以下のようなことがあげられる．

① 1960〜70年代から病院の臓器別医療を中心とした医療政策により，例えば内科が呼吸器内科・循環器内科・消化器内科といった具合に細分化・専門化が実施されるようになった．これにより各専門分野の医療は発展したが，患者の心身全般を診ることのできる医師が減少した．② 患者は一般開業医よりも専門医の診療を受けたいということで病院志向が高まり，結果的に病院死の増加につながった．③ 診療所も次第に病院で研修を受けた専門医が増え，往診医の減少，看取りの経験のない医師の増加へとつながっていった．④ 家庭は核家族化が進んで介護力が低下し，自宅で看取る文化・風習が消滅していく方向へ向かっていった．

　一方，昭和50年代に死因の第一位となった「がん」は，社会の高齢化が進んで増加の一途をたどり，病院収容能力が限界に達するのは時間の問題となった．さらに，国は，膨らむ医療費の抑制政策として市場経済原理を導入し，在院日数の短縮を図る諸施策を実行に移した．病院で手術や化学療法の治療を受けてきた患者は，病状が進んで積極的治療の適応でなくなると退院・転院を余儀なくされた．

　この受け皿として，国による「在宅医療，在宅緩和ケア」の推進が始まったとすれば，形としては好ましくない経緯ではあるが，日本の緩和ケアが病院から始まったという歴史を振り返れば，起こるべくして起こった成り行きとも言える．

在宅医療，在宅緩和ケアの現状，そして今後への期待

　人口10万人当たりの在宅療養支援診療所，訪問看護ステーション，居宅介護支援事業所などの施設数は，日本全体としては西高東低，東日本よりも西日本のほうが多く，また一つの県内でも大きな地域差がある．このため，緩和ケア病棟入院中の患者が小康状態となって自宅退院を希望しても，退院先の地域資源が乏しく退院が躊躇されるというケースも少なくない．「在宅医療，在宅緩和ケア」に地域差がある理由の第一は，その歴史が浅いことにあると考えられるが，この現状は改善されなければならない．

（1）「在宅医療，在宅緩和ケア」を引き受ける診療所が期待されるほどに増えない理由としては，①「在宅医療，在宅緩和ケア」は診療所単独ではなく，訪問看護ステーションや居宅介護支援事業所，調剤薬局などと連携して対応するものだということや，診療所医師同士が連携する連携強化型在宅療養支援診療所というシステムの存在，さらには患者の心身の状況によっては病院との連携もあるということなどを，多くの診療所医師が知らない，②そのため，急変時の往診や看取りなど24時間体制での対応が過度に負担とイメージされている，③がん患者の痛みを中心とした症状緩和や精神面での支援に慣れていない，④専門医制度で育ってきた世代にとって専門外領域にも診療を拡げることが躊躇されるなどがあげられる．

　（2）診療所医師の皆さまが「在宅医療，在宅緩和ケア」に向けて一歩踏み出されることを期待したい．①まずは，連携強化型在宅療養支援診療所として連携している医師グループに参加して「在宅医療，在宅緩和ケア」に必要な知識と実践能力を養い，②次に，病院に紹介したがん患者について，病院と連携しながら，最終的には患者が望めば在宅で看取りができるよう取り組む，ということを提案したい．「かかりつけ医」から，さらに成熟した「家庭医・ホームドクター」へと発展すれば，患者・家族からの信頼はさらに大きなものになるに違いない．

在宅緩和ケアの質を問う

　「在宅医療，在宅緩和ケア」を担う在宅療養支援診療所は増加しているが，在宅における緩和ケアの質は保たれているだろうか？
2016年4月に，「在宅緩和ケア充実診療所・病院加算」という診療報酬制度が誕生し，600余の医療機関が届けられた．しかし，高額な診療報酬に見合う内実を伴った緩和ケアが実践されず，ビジネスを目的としているような医療機関も見受けられる．在宅医療は密室になりやすく，客観的な質の評価が難しい．「WHOの緩和ケアの定義」に基づいた「在宅緩和ケアの施設基準」の設定が必要な時期にきているようである．

痛みは人を現在に閉じ込める！　症状緩和，関係性，自律性

　「痛みは人を現在に閉じ込める！」，これは 2018 年，秋田で開催された日本死の臨床研究会年次大会の中で，こころに残ったフレーズである．「痛み」をはじめとする辛い身体症状の緩和，これが緩和ケアの必要最低条件であり，これが達成されないと，患者は他に何も考えることができず，先に進むことができないのである．

　第 2 段階は，関係性の喪失に対するケアである．痛みなど「がん」に伴う辛さは個人の体験であり，辛さを他人と共有できない．そのため，「誰も，家族さえもわかってくれない」と患者は孤独になりがちである．第 3 段階は，病状の進行により自立を失ってしまったことで自律まで失ってしまったと感じ苦悩している患者の自律性に対するケアである．これらスピリチュアルペインに対してできることは，そばにいること，傾聴することに尽きる．

　入院治療と比較した在宅医療の最大のメリットは，住み慣れた場所で過ごせることであるが，辛い身体症状の緩和，さらに関係性，自律性を意識したケアを図ることで，在宅緩和ケアの質を一段と高めることができる．

「在宅緩和ケアとちぎ」〜緩和ケア地域連携を目指して〜

　「在宅緩和ケアとちぎ」は，緩和ケアを希望する人が，病院・緩和ケア病棟・介護施設・自宅など，どこで暮らしていても，また，どこに移っても，切れ目なく必要なケアが受けられるよう関係職種が連携を図り，その人が望む暮らしができるよう，患者さんとご家族を支えてゆくことを目的とした多職種のゆるやかな集まりで，2007 年 1 月に発足した．

　医師，歯科医師，看護師，助産師，保健師，ケアマネジャー，薬剤師，ソーシャルワーカー，心理士，理学療法士，アロマテラピスト，音楽療法士，僧侶，サバイバー，患者家族，ジャーナリスト，などさまざまな背景をもつ方々が参加している（会員 600 名余，会員所属施設 120 施設余）．

　このような志を持つ「在宅緩和ケアとちぎ」のメンバーが中心となって本書を執筆し，2009 年の初版，2012 年の改訂 2 版に続き，今回の第 3 版を発

刊する運びとなった．

　本書が，「在宅緩和ケア」を担う皆さまの日常診療・看護・ケアの実践に，そしてより豊かな「緩和ケア地域連」の達成に，多少でもお役にたてば幸いである．

「真の無知とは，知識の欠如ではない．学習の拒絶である．」

哲学者・カールポパー

　　　　2019 年 8 月

済生会宇都宮病院　緩和ケアセンター長
在宅緩和ケアとちぎ　代表

粕 田　晴 之

はじめに

　がんをはじめとする様々な疾患によって亡くなる人の数が増えてくるに従い，病院や緩和ケア病棟などの専門施設だけでこれらの人の終末期ケアを行うことができなくなってきました．そして，その大きな理由は社会保障費の財源不足であり，この点から在宅ケアへの政策的な誘導が行われていることは事実です．

　しかし，考えてみればこれは必ずしもネガティブな意味ばかりではありません．家で亡くなること，家族が家で看取れることは，とても幸せなことなのです．しかも，それは30年前までは当たり前に行われていました．世界屈指の医療水準と世界一の長寿，世界一の国民皆保険制度を手に入れ，核家族化という社会構造の変化を経た日本の歴史の中で，私たちは医療に対する幻想や妄信を抱いていたかもしれませんが，しばらく前からは，「病院で死ぬということ」が必ずしも幸せでないという現実を痛感しています．これからの時代，有意義に最期のときを過ごすためにも，可能な限り在宅という選択肢を用意することが大切なのだと私は改めて感じています．

　ただ，問題もあります．現在の制度による在宅ケアの歴史が新しく，しかも病院の医療従事者が在宅ケアに直接触れる機会がこれまでほとんどなかったため，病院関係者が適切な対応をとれずにいます．また，そのような理由で患者さんが入院したまま在宅へ移行する機会が失われたり，必要な道筋を示されずに退院されて迷子のようになってしまうことで，大切な時間を無為に過ごしてしまうケースが多いことは大変残念なことです．さらに，在宅ケアをすでに行っている専門職にとっても，変化を続ける制度や医療技術の知識を新たにする機会は得られにくいのが実情であり，特に持続鎮痛などの医療技術を使ったり，病院と連携して一時的に高度な技術を提供することには慣れていない方が多いことでしょう．

このハンドブックは，「在宅緩和ケアとちぎ」のメンバーとその他の有志の集まりから，病院と在宅での第一線で活躍している様々な職種が協力し，1 年以上にわたり相談を繰り返して作成されました．これまで在宅ケアに触れてこなかった医療従事者にもわかりやすいように制度と流れを見渡し，その上で高いレベルの実践的な対応を具体的に解説します．このハンドブックが医師，看護師，薬剤師，医療ソーシャルワーカー，ケアマネジャー，ホームヘルパー，ボランティア，ひいてはたくさんの患者さんのために役にたつことを願っています．

2009 年 3 月

村 井 邦 彦

目　次

第1章　ホスピス・緩和ケアの精神…………〈村井邦彦，粕田晴之〉 1

A　ホスピスの起源………………………………………………………… 1

　　1. 近代ホスピスの母　マザー・メアリ・エイケンヘッド………… 3

　　2. 現代ホスピスの母　シシリー・ソンダース…………………… 4

　　3. ホスピスムーブメント……………………………………… 5

　　4. エリザベス・キューブラー・ロス………………………… 6

B　世界の緩和ケアの流れ —— 定義の変遷…………………………… 8

C　日本におけるホスピス・緩和ケアの流れ………………………… 8

　　1. 日本におけるホスピス・緩和ケア病棟の歩み………………… 8

　　2. 病院主体の緩和ケアから，在宅を含む緩和ケアへ………… 11

　　3. 多様化する在宅ホスピス……………………………………… 12

　　4. 在宅緩和ケアの質を問う……………………………………… 13

D　日本古来のホスピス文化…………………………………………… 14

E　ホスピス・緩和ケア，今後の方向性……………………………… 16

　　1. 地域連携における病院，緩和ケア外来，緩和ケア病棟の役割

　　　　　　　　　　　　　　　　　　　　　　　　………………… 16

　　2. がん治療と緩和ケアの統合………………………………… 17

　　　付表 ホスピス緩和ケアの歴史年表　20

第2章　地域包括ケアシステム………………………………〈村井邦彦〉 25

A　地域包括ケアシステムとは………………………………………… 25

B　「地域包括ケアシステム」の歴史的成り立ち…………………… 28

目　次

　　C　医療と社会のパラダイムチェンジ …………………………………… 34

　　D　地域包括ケアシステムの5つの構成要素（住まい・医療・
　　　　介護・予防・生活支援） …………………………………………… 35

　　E　自助と互助 …………………………………………………………… 42

　　F　地域包括支援センター ……………………………………………… 43

　　G　地域ケア会議 ………………………………………………………… 45

　　H　地域医療構想 ………………………………………………………… 46

　　I　地域医療介護総合確保基金 ………………………………………… 51

　　J　地域包括ケアをめぐる今後の視点 ………………………………… 51

第3章　在宅緩和ケアの保険制度，支援制度 ………………… 56

　I　**医療・介護の社会資源，多職種連携** ………………〈川田雅一〉 56

　　A　訪問系サービス ……………………………………………………… 56

　　　　1. 訪問診療 ………………………………………………………… 56

　　　　2. 訪問歯科診療 …………………………………………………… 58

　　　　3. 訪問薬剤管理指導 ……………………………………………… 58

　　　　4. 訪問看護 ………………………………………………………… 58

　　　　5. 訪問リハビリテーション ……………………………………… 65

　　　　6. 在宅患者訪問栄養指導 ………………………………………… 68

　　　　7. 訪問介護（ホームヘルプ） …………………………………… 68

　　　　8. 訪問入浴介護 …………………………………………………… 69

　　B　通所系サービス ……………………………………………………… 71

　　　　1. 通所リハビリテーション（デイケア） ……………………… 71

　　　　2. 通所介護（デイサービス） …………………………………… 72

　　　　3. 認知症対応型通所介護（デイサービス） …………………… 72

　　　　4. 地域密着型通所介護（小規模デイサービス） ……………… 72

　　　　5. 療養通所介護（療養型デイサービス） ……………………… 72

　　C　地域密着型サービス ………………………………………………… 74

　　　　1. 小規模多機能型居宅介護 ……………………………………… 75

２. 看護小規模多機能型居宅介護 ……………………………… 75

３. 定期巡回・随時対応型訪問看護介護 ……………………… 76

４. 地域密着型通所介護（小規模デイサービス）…………… 77

５. 地域密着型介護老人福祉施設 ……………………………… 77

６. 認知症対応型共同生活介護（グループホーム）………… 77

D　その他の介護保険サービス ………………………………… 77

E　多様な住まい ………………………………………………… 82

１. 介護保険施設（特別養護老人ホーム・介護老人保健施設・

介護療養型医療施設・介護医療院）……………………… 82

２. 有料老人ホーム（介護付有料老人ホーム・住宅型

有料老人ホーム・健康型有料老人ホーム）……………… 84

Ⅱ　医療保険と介護保険制度 ………………………………〈荻津　守〉87

１. 医療保険 ……………………………………………………… 87

２. 介護保険 ……………………………………………………… 88

３. 高額療養費制度等 …………………………………………… 89

Ⅲ　身体障害者福祉法，障害者総合支援法，身体障害者手帳の交付，

障害年金等 ……………………………………………〈荻津　守〉94

Ⅳ　市町村の支援制度（地域包括支援センター）…………〈荻津　守〉98

Ⅴ　民間の保険の活用，特約の確認 ………………………〈荻津　守〉99

Ⅵ　地縁組織（自治会・町内会）……………………………〈青田賢之〉100

１. 地縁組織とは ………………………………………………… 100

２.「自治会・町内会」の現状 ………………………………… 100

３.「自治会・町内会」の課題 ………………………………… 100

４. 地縁組織の将来 ……………………………………………… 101

Ⅶ　民生委員・児童委員，福祉協力員 ……………………〈青田賢之〉103

１. 民生委員・児童委員，福祉協力員とは …………………… 103

２. 民生委員・児童委員，福祉協力員の現状 ………………… 103

３. 民生委員・児童委員，福祉協力員の課題 ………………… 103

４. 民生委員・児童委員，福祉協力員の将来 ………………… 104

VIII　ボランティア，NPO 〈青田賢之〉104

　　1. ボランティア，NPO とは 104
　　2. ボランティア，NPO の現状 106
　　3. ボランティア，NPO の課題と将来 108

IX　宗教家 〈青田賢之〉110

　　1. 宗教家とは 110
　　2. 宗教家の現状 110
　　3. 宗教家の課題 111
　　4. 宗教家の将来 113

第4章　アドバンス・ケア・プランニング（愛称：人生会議）

〈木澤義之〉115

A　いのちの終わりを認識したとき 115
B　ACP とは？ 115
C　ACP はどのようにして生まれてきたのか 116
D　国民は ACP についてどう思っているのか？ 117
E　ACP はいつ，どのように行ったらよいか？ 117
F　ACP を通じて得られるもの 119
G　ACP に際しての心構えと実践の具体的な方法 119
　　1. 患者・家族の生活と価値観を知り，患者にとっての
　　　　最善の選択をともに探索する 119
　　2. ACP を円滑に行うために —— 最善を期待し，
　　　　最悪に備えるコミュニケーションを心がける 119
　　3. あなたのことを心配している，支援したいと
　　　　考えていることを直接伝える 120
　　4. 代理決定者とともに行う 120
　　5. レディネスを確かめるための質問をし，話し合う準備が
　　　　できていると判断できたら，もしも，の時について話し
　　　　合いを始める（経験を尋ね，探索する） 121

6. 「大切にしていること」「してほしいこと」「してほしくないこと」、そしてその理由を尋ねる …………… 122

7. 自分だけで抱え込まず、看護師やソーシャルワーカーをはじめとするメディカルスタッフや緩和ケアチームに相談する …………… 122

第5章　希望ある在宅緩和ケアのために —— 私たちにできること
………………〈髙橋昭彦〉126

A 本人の思い ………………………………………………… 126

B 家族の役割 ………………………………………………… 128

C 病院の役割 ………………………………………………… 130

D 調整のキーワードは「カイコ　ホケコ」………………… 132

E 在宅チームの役割 ………………………………………… 133

F 心地よい環境とは ………………………………………… 135

G 思い出を共有する ………………………………………… 136

H 先進事例に学ぶ …………………………………………… 138

第6章　在宅緩和ケアの準備 ……………………〈益子郁子〉140

A 意思決定支援 ……………………………………………… 140

　　1. 時期 …………………………………………………… 141

　　2. 誰が …………………………………………………… 141

　　3. どのように …………………………………………… 141

B 介護保険について ………………………………………… 142

C 在宅療養支援体制づくり ………………………………… 143

D 入院中の患者に対する退院支援 ………………………… 143

　　1. 退院支援の第1段階〜入院時から3日以内 ………… 144

　　2. 退院支援の第2段階〜入院3日から退院まで ……… 144

　　3. 退院支援の第3段階（退院調整の期間）…………… 145

E 多職種連携 ………………………………………………… 148

6 目 次

　　　F　療養の場所の選択 ……………………………………… 153

第 7 章　在宅緩和ケアの実際 ……………………………… 155

Ⅰ　在宅での療養者，暮らしの中での支援 ……………〈黒崎雅子〉155
　　1. 在宅での療養者 …………………………………………… 155
　　2. 暮らしの中での支援 …………………………………… 156

Ⅱ　訪問歯科診療での在宅緩和医療への関わり ── おもに摂食嚥下に
　関して，食支援も含めて ………………………〈岩渕博史，飯田貴俊〉160
　　1. 終末期在宅患者の摂食嚥下障害 ……………………… 161
　　2. 摂食嚥下機能のアセスメント ………………………… 161
　　3. 食支援としての摂食嚥下リハビリテーションアプローチ … 165
　　4. 口腔環境の改善 ………………………………………… 166
　　5. 連携 ……………………………………………………… 167

Ⅲ　口腔ケア …………………………………………〈根岸初枝〉168
　　1. 終末期の口腔ケア ……………………………………… 168
　　2. がん終末期でみられる口腔トラブル ………………… 169
　　3. 化学療法や頭頸部への放射線療法に伴う「口腔粘膜炎」… 171

Ⅳ　訪問薬剤管理指導 ………………………………〈大橋眞次〉172
　　1. 処方せん，ファクシミリ，処方日数 ………………… 172
　　2. 服薬管理 ………………………………………………… 175
　　3. 麻薬の管理 ……………………………………………… 181
　　4. 海外旅行について ……………………………………… 182

Ⅴ　がんリハビリテーション ………………………〈伊藤貴子〉186
　　1. リハビリテーション介入での留意点 ………………… 186
　　2. リハビリテーションの実際 …………………………… 187
　　3. 骨転移への対応 ………………………………………… 190
　　4. 生き甲斐づくり（意味のある作業の導入）………… 191
　　5. 本人や家族への指導 …………………………………… 192

Ⅵ 在宅訪問栄養食事指導 〈岩本啓子〉193

1. 在宅訪問管理栄養士の資格制度 193
2. 在宅訪問管理栄養士の役割 193
3. 保険制度 194
4. 栄養ケアステーション 195
5. 在宅訪問栄養食事指導 196
6. 事例 200

Ⅶ 補完代替医療（CAM） 〈鶴岡浩樹〉202

1. 分類 203
2. がん患者における CAM 利用の実態 204
3. 医師は CAM とどのように向き合えばよいか 205
4. CAM の情報源 206
5. CAM のエビデンス 207
6. CAM を利用する際の注意点 211

Ⅷ 音楽療法 〈金子悦子〉213

1. 音楽療法とは 213
2. 緩和ケア領域における音楽療法 217

第8章 痛みの緩和 221

Ⅰ 在宅での疼痛管理のポイント 〈村井邦彦〉221

1. 疼痛緩和の目標 221
2. 在宅と病院の比較 221
3. 成功のポイント 222
4. 疼痛管理の基本 223

Ⅱ Patient-Controlled Analgesia 〈粕田晴之〉245

1. Patient-Controlled Analgesia とは 245
2. オピオイド持続皮下注入法 246
3. オピオイド持続静脈注入法 251
4. オピオイド持続皮下注入の実際（症例） 251

Ⅲ　使いこなしたい疼痛緩和技術 ……………………〈柴山千秋〉252

A　神経ブロック ……………………………………………………252

1. がん疼痛治療に行われる代表的な神経ブロック ……………253
2. 硬膜外鎮痛法 …………………………………………………256
3. くも膜下鎮痛法 ………………………………………………256

B　放射線治療 …………………………………………………………257

1. 骨転移に対する放射線治療（外部照射）……………………258
2. 有痛性骨転移に対する内部照射（アイソトープ治療）………262
3. 放射線治療（外部照射）の費用 ……………………………262

第9章　症状の緩和 ………………………………〈首藤真理子〉264

A　全身の症状 …………………………………………………………264

1. 倦怠感 …………………………………………………………264
2. 食欲不振 ………………………………………………………265
3. 高カルシウム血症 ……………………………………………267

B　消化器系の症状 ……………………………………………………270

1. 口腔の問題 ……………………………………………………270
2. 悪心・嘔吐 ……………………………………………………274
3. 便秘 ……………………………………………………………277
4. 下痢 ……………………………………………………………279
5. 腹水 ……………………………………………………………280
6. 消化管閉塞 ……………………………………………………281
7. 嚥下困難・食道狭窄 …………………………………………283
8. 胸焼け，胃もたれ ……………………………………………283
9. 吃逆 ……………………………………………………………284

C　呼吸器症状 …………………………………………………………284

1. 呼吸困難 ………………………………………………………284
2. 咳嗽（せき）…………………………………………………287
3. 胸水 ……………………………………………………………290

4. 死前喘鳴　death rattle ……………………………………………… 292

D　皮膚の症状 …………………………………………………………… 293

　　1. 褥瘡 ………………………………………………………………… 293

　　2. 体表に浸潤した腫瘍性病変に伴う悪臭 ………………………… 295

E　睡眠障害（不眠）…………………………………………………… 297

第10章　精神的苦痛の緩和 ── 本人・家族に対する精神的サポート

…………………〈大中俊宏，粕田晴之〉303

A　スピリチュアル・ペイン ………………………………………… 303

　　1. スピリチュアル・ペインとは ………………………………… 303

　　2. 村田理論 ………………………………………………………… 303

　　3. 治療 ……………………………………………………………… 304

　　4. 家族への配慮 …………………………………………………… 308

B　適応障害・うつ病（気持ちのつらさ）………………………… 308

　　1. 気持ちのつらさのもたらす悪影響 …………………………… 310

　　2. リスクファクター ……………………………………………… 310

　　3. 診断 ……………………………………………………………… 310

　　4. 気持ちのつらさの治療 ………………………………………… 311

　　5. 精神療法 ………………………………………………………… 311

　　6. 原因への介入 …………………………………………………… 312

　　7. 薬物療法 ………………………………………………………… 312

　　8. 家族への配慮 …………………………………………………… 315

C　せん妄 ……………………………………………………………… 315

　　1. 診断基準 ………………………………………………………… 316

　　2. 病型分類 ………………………………………………………… 316

　　3. 疫学 ……………………………………………………………… 316

　　4. 症状 ……………………………………………………………… 316

　　5. 診断 ……………………………………………………………… 317

　　6. 病態生理 ………………………………………………………… 317

	7. 治療	318
	8. 家族への説明	319
D	睡眠障害	320
	1. 疫学	321
	2. 症候	321
	3. 診断	321
	4. 評価	322
	5. 対応の実際	322
	6. 非薬物療法	323
	7. 薬物療法	324
E	家族に対する精神面の支援	325
	1. 介護中の家族の問題	325
	2. 遺族の問題	326
	3. がん患者の家族への配慮	326

第11章　非がんの在宅緩和ケア 〈泉　学〉329

	1. 非がん患者の緩和ケアとは	329
	2. 緩和ケアを必要とする疾病	330
	3. 日本において使用可能な薬剤	331
A	心不全	333
B	呼吸不全, 慢性閉塞性肺疾患	338
C	エイズ, 感染症	340
D	認知症	341
E	神経難病	344
F	脳卒中	347
G	腎疾患	352

目 次 11

第12章　小児の在宅医療 〈髙橋昭彦〉357

A　小児の在宅医療という選択肢 357
B　医療的ケア児が増えている現状 357
C　小児の在宅医療の特徴 359
D　小児の療養生活を支える制度 360
E　在宅医療の対象となる子どもたち 361
F　疾患・障害と向き合うこと 362
G　家族・きょうだいの現状を知る 362
H　チームで関わる小児在宅ケア 363
I　さまざまなライフイベント 365
J　小児の在宅看取り 366
K　小児のレスパイトケア 367
L　大人になる子どもたち：トランジション 368
M　小児在宅医療・はじめの一歩と心構え 369

第13章　最期のとき 372

Ⅰ　大切な時間 〈鶴岡優子〉372
1. 患者本人にとって 372
2. 家族にとって 374
3. 医療スタッフにとって 377

Ⅱ　死亡診断と診断書の記載 〈鶴岡優子〉378
1. 別れのとき 378
2. 死亡診断 379
3. 死亡診断書の作成 379
4. 死亡診断書記入に関わるよくある質問 379
5. 死後の大切なとき 382

Ⅲ　グリーフケア 〈黒崎史果〉383
1. 悲嘆とは何か 383

12 目 次

  2．グリーフケアの実践 ……………………………………………… 384

Ⅳ　デスカンファレンス …………………………〈軽部憲彦，武井　大〉389

  1．デスカンファレンスの有効性 ………………………………… 389

  2．デスカンファレンスの注意点 ………………………………… 390

  3．デスカンファレンスの進め方 ………………………………… 392

  4．当院で行っているデスカンファレンス ……………………… 393

第14章　多職種連携の実際（うまくいった困難事例）
  ── ショートストーリー ………………………………………… 396

① 独居 ……………………………………………………〈黒崎史果〉396

② 認知症 …………………………………………………〈黒崎史果〉399

③ 若年性がん ……………………………………………〈黒崎史果〉401

④ サ高住の看取り ………………………………………〈軽部憲彦〉405

⑤ 地域連携におけるデスカンファレンスの実際

    ………………………〈田　一秀，矢吹　拓〉407

索引 ………………………………………………………………… 415

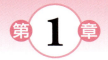

ホスピス・緩和ケアの精神

＜ホスピス・緩和ケアとは＞

　緩和ケアの対象は，「がんとエイズ」だけでなく，重症障がい（児）者，進行性の慢性疾患（神経難病・慢性肺疾患・慢性心疾患・代謝性疾患），認知症の高齢者など広い領域に及んでいる．「こころ・と・からだ」の支えを必要としている人との心温まる交流，ホスピスマインドが緩和ケアの神髄であり，いつでも，どこでも，医療・福祉・日常生活のあらゆる分野で共通する「思いやり」の気持ちと行為である．

　ホスピスの起源「中世ヨーロッパの聖地巡礼者など旅に疲れた人たちや病人に対する修道女たちの手厚いもてなし」は，ホスピスマインドの原点として，現在まで受け継がれている．

　ホスピスという言葉は，ホスピスケアを提供するための**施設**を指す場合と，個々の患者・家族の状態・状況に応じたケアを提供する一連の**プログラム**を指す場合とがある．

A　ホスピスの起源

＜語源＞
- ホスピス hospice はラテン語の hospes に由来する

　hospes＝客を迎える主人/客/見知らぬ人
　hospitium＝見知らぬ人を厚遇すること，丁重なこと/接待/宿
　hospitalis＝手厚いもてなし
　hospitality（英）＝手厚いもてなし，看護にあたる聖職者の無私の献身と
　　　　　　　　　　歓待
　hospital（英）＝病院

2 | 第1章 ホスピス・緩和ケアの精神

● palliative care（緩和ケア）の palliate（和らげる）

pallium＝暖かく人を包みこむマントやコート

マントで包むようにしてあたたかくして和らげること

＜古代・中世のホスピス＞

542年	フランスのリヨンにオテル・デュー（Hôtel Dieu　神の宿）が設立された. 中世に入ってから主要な町，都市の修道院では修道士たちの手によって旅の途中で倒れた巡礼者や貧しい人々を助ける活動が行われた．＝ホスピスの原型
1443年	ブルゴーニュ大公国の大法官ニコラ・ロラン Nicolas Rolin 夫妻が，すべての人々に治療ができるよう，私財を投じてボーヌにホスピス・ド・ボーヌ（オテル・デュー）を設立し，領主達の寄付もあり治療費が無料で運営された.
1534年	オピタル・ド・ラ・シャリテ Hôpital de la charité（救貧院）設立.
1802年	オテル・デューとオピタル・ド・ラ・シャリテが合併し，「市民ホスピス」Des Hospices Civilis とよばれるようになった.

　ホスピスの起源は古く，およそ2000年前のローマ帝国に存在していた.「疲れた巡礼のための憩いの家」＝誰でも食物と宿をあたえられるが，とくに病気の者は，手当てをしてもらい，治らないときは，死ぬまでやさしく世話を受けた.

　その精神はマタイによる福音書25章34-40節（起源60〜85年頃）にあるとされる.「さあ，わたしの父に祝福された者たち，世の基礎が据えられて以来あなた方のために備えられていた王国を受け継ぎなさい．わたしが飢えると食べ物を与え，わたしが渇くと飲み物を与え，よそから来ると宿を貸し，裸でいると服を着せ，病気でいると見舞い，ろうやにいると来てくれたからだ」.

　中世ヨーロッパでは修道院，主要な町，都市にホスピスがあり，瀕死の病人，旅人，孤児が受け入れられた．さらに十字軍の遠征がきっかけになって更に多くのホスピスのような施設が建造された．しかし宗教改革や産業革命

JCOPY 498－05728

A. ホスピスの起源 3

により多くの施設が閉鎖された.

<近代・現代のホスピス[1]>

1834年	アイルランドのダブリンにセント・ビンセント病院が建設された.
1879年	ダブリンに聖母ホスピス「死にゆく人々のためのホスピス＝ホーム Home」が建設された.
1884年	オーストラリアに「聖心ホスピス」が設立された.
1905年	ロンドンにセント・ジョセフ・ホスピスが設立された.
1952年	マザー・テレサがカルカッタにホスピス「死を待つ人々の家」を設立.
1958年	シシリー・ソンダースがセント・ジョセフ・ホスピスに勤務.
1967年	シシリー・ソンダースがロンドンにセント・クリストファー・ホスピスを創設.
1969年	エリザベス・キューブラー・ロス「死ぬ瞬間−死にゆく人々との対話」出版
1974年	アメリカ初のホスピスが設立された.

1. 近代ホスピスの母 マザー・メアリ・エイケンヘッド (1787～1858年) (図1-1)

　18世紀末, アイルランドはイギリスの植民地で, プロテスタントによる弾圧により貧困, 飢え, 病があふれていた. 生活は貧しく, 居場所を失い, 死期を迎えても, 温かな部屋で家族で看取ることすら困難な人びとがいた.

　近代ホスピスの母, 修道女マザー・メアリ・エイケンヘッドは, Irish Sister of Charity を創設 (1815年) し, 居場所を失った人たちのため, 塀の中の修道院ではなく, 塀の外で活動を始めた. 貧しい人々, 病める人々を対象として, 「最後の時に人間らしい, 温かなベッドと優しいケアを」と願い, 「ホーム」とよばれる安息の場を提供した. このように, 19世紀-アイルランド・ダブリンで修道女によって死にゆく人々への慰めと安らぎを与えるケアが始められた.

　エイケンヘッドの死から20年後, 彼女の遺志を継いで, ダブリンに「聖

JCOPY 498−05728

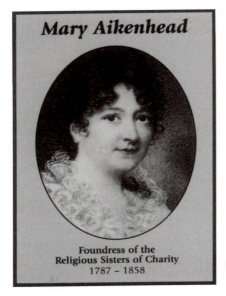

図 1-1　マザー・メアリ・エイケンヘッド

母ホスピス」がつくられ，近代ホスピスの基となった．さらに彼女の志を継いだ修道女たちは，ロンドンのセント・ジョセフ・ホスピス（1905年）をはじめ，オーストラリアやスコットランドなど各地に次々とホスピスを設立し，ホスピス運動の先駆けとなった．

2. 現代ホスピスの母 シシリー・ソンダース（Dame Cicely Mary Strode Saunders 1918～2005年）

　第2次世界大戦時，志願して看護師になったシシリー・ソンダースは，戦後，腰痛のためソーシャルワーカーに転身し，初めて受け持った末期患者デビット・タマスという男性と恋に落ちる．彼の死を機に，死にゆく人がどうやったら安らぎを覚えられるかを考え，死にゆく人のために仕事がしたいと決意，33歳で医師になった．セント・ジョセフ・ホスピスでホスピスの神髄を学び，1967年，49歳の時にロンドン郊外にセント・クリストファー・ホスピス（St.Christpher's Hospis）を創設，ここを起点にホスピス運動がさ

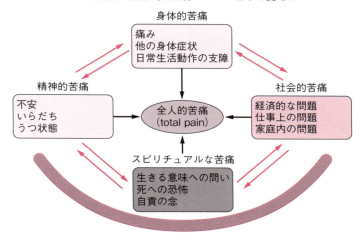

図1-2 全人的苦痛（total pain）

らに世界中に広がった．

　この間，「聖ルカ」という死にゆく人のための施設（ホームであり，病院ではない）で学んだ「医療用麻薬を経口で定期的に与えるという方法」を，セント・ジョセフ・ホスピスの末期がん患者に導入し，身体的な痛みをコントロールする方法を確立した．

　しかし，身体的な痛みは取り除くことができても心理面や社会面の痛みが残り，**全人的苦痛（total pain）**（図1-2）としてとらえるべきであるとした．また，死を望む患者が「生きたい」と思えるような「ケアのコミュニティ」をその周りに作りだすことの必要性を主張した．

3. ホスピスムーブメント[2]

　19世紀に，イギリス，フランス，アメリカで「ホスピス」とよばれるケアがさまざまな形で始まった．

6 第1章 ホスピス・緩和ケアの精神

イギリスでは，独立型ホスピス，在宅ケアチーム，病院内サポートチームの3つのタイプのケアとして展開された．

アメリカでは，在宅ホスピスとして発展して1978年に「全米ホスピス協会 National Hospice Organization」が設立され，1983年から医療保険システムの一つとして定着した．同協会設立時に発表されたケアのスタンダードの中で，**ホスピスは一貫した入院・在宅ケアを提供する一連のプログラム**として位置づけられ，患者と家族がケアの対象であること，多職種で行うこと，症状コントロールを目指すこと，24時間の在宅ケアサービスを提供すること，遺族のケアを行うことなどの主要な要素がすでに盛り込まれていた．

カナダでは，Palliative Care（緩和ケア）という名称で定着し，1975年にはモントリオールに緩和ケア病棟が開設された．

メモ❶ ホスピス hospice と緩和ケア palliative care の違いは？

カナダのバルフォア・マウント Balfour Mount により1975年，モントリオール・ロイヤル・ビクトリア病院に「緩和ケア病棟」が開設された．その際に，「ホスピス」と命名するとフランス語圏では知的障害者や貧しいものを預けた教会の施設＜慈善救貧院＞と混同されるので，「緩和ケア」の名称をつけたとされる．

ホスピスケアと緩和ケアは同義語として使われることが多かったが，現在は次のように変わってきている．

ホスピスケアは「余命の短い患者さん」に提供されるもの，緩和ケアは症状を和らげる一連のケアを総称するもので「早期のがん患者さん」，さらにはがんに限らず慢性疾患にまで広く提供されるものである．

対象：がん患者だけでない．生命を脅かす疾患による問題に直面している患者と家族

場所：病院，在宅，施設など場所を問わない

---

4. エリザベス・キューブラー・ロス（Elisabeth Kübler-Ross 1926 ～ 2004 年）

スイス生まれの精神科医キューブラー・ロスは，1960年代以降，10歳代

から80歳代の末期患者200名に直接インタビューして，死にいたる人間の心の動きを研究し，現在「死の受容プロセス」とよばれている「キューブラー・ロスモデル」を提唱した．

【死の受容プロセス（キューブラー・ロスモデル）】

第1段階（否認，孤立）：大きな衝撃を受け，自分が死ぬということはないはずだと否認．

第2段階（怒り）：なぜ自分がこんな目に遭うのか，死ななければならないのかという怒りを周囲に向ける．

第3段階（取引）：延命への取引．「悪いところはすべて改めるので何とか命だけは助けてほしい」あるいは「もう数カ月生かしてくれればどんなことでもする」などと死なずにすむように取引を試みる．神（絶対的なもの）にすがろうとする状態．

第4段階（抑うつ）：取引が無駄と認識，無力さを感じ，失望し，ひどい抑うつに襲われなにもできなくなる．すべてに絶望を感じ，間歇的に「部分的悲嘆」のプロセスへと移行．

第5段階（受容）：部分的悲嘆のプロセスと並行し，死を受容する最終段階へ入っていく．

最終的に自分が死にゆくことを受け入れるが，同時に一縷の希望も捨てきれない場合もある．受容段階の後半には，突然すべてを悟った解脱の境地が現れる．希望ともきっぱりと別れを告げ，安らかに死を受け入れる．

彼女も書いているように，すべての患者がこのような経過をたどるわけではないが，彼女は，医学生に対する講義の中で，米国の医療が死の問題を避けようとしてきたと批判し，末期患者がそのことでどう苦しんでいるかをインタビューを通じて医学生に体感させた．

インタビューをまとめた『死ぬ瞬間——死の過程について』（原題：On Death and Dying）[3]は世界的なベストセラー・ロングセラーとなり，人生の最終段階における医療や死生観に広く影響を及ぼした．

8 第1章 ホスピス・緩和ケアの精神

B 世界の緩和ケアの流れ―定義の変遷 （表1-1）

　歴史が示すように，近代ホスピスは死期を迎える人びとが主たる対象で，不治の病「ハンセン病と結核」が治療可能となって，「がんとエイズ」に移った．

　1990年WHO（世界保健機関）の緩和ケアの定義でも，「治癒を目指した治療が有効でなくなった患者」すなわち，それまでと同様に終末期患者が主たる対象であった．しかし，2002年の定義では，「生命を脅かす疾患による問題に直面している患者とその家族」となって，ケアの対象は終末期に限らないことが明確に打ち出され，対象は患者だけでなく家族まで広げられた．

　現在，緩和ケアの対象は，「がんとエイズ」だけでなく，重症障がい（児）者，進行性の慢性疾患（神経難病・慢性肺疾患・慢性心疾患・代謝性疾患），認知症の高齢者など広い領域に及んでいる．

C 日本におけるホスピス・緩和ケアの流れ

1973年	淀川キリスト教病院で日本初のホスピスケア
1977年	鈴木荘一医師がセント・クリストファー・ホスピスを訪れた
1981年	日本初の独立した施設ホスピス　聖隷三方原病院に院内独立型ホスピス
1984年	淀川キリスト教病院に日本初の院内病棟型のホスピス
1990年	緩和ケア病棟施設基準，緩和ケア病棟入院料，全国5カ所の緩和ケア病棟
2006年	在宅療養支援診療所の制度化
2007年	「がん対策基本法」，「がん対策推進基本計画」早期から緩和ケアを導入することの重要性が強調された．

1. 日本におけるホスピス・緩和ケア病棟の歩み

　1973年に大阪の淀川キリスト教病院で日本初のホスピスケアを開始したのは，同ホスピスの名誉ホスピス長・柏木哲夫医師（金城学院大学学長）である．シシリー・ソンダースとの出会いが精神科医からホスピス医への転身

C. 日本におけるホスピス・緩和ケアの流れ 9

表 1-1 WHO（世界保健機関）の「緩和ケアの定義」の変遷

＜WHO（世界保健機関）の緩和ケアの定義（1990 年）＞
緩和ケアとは，治癒を目指した治療が有効でなくなった患者に対する積極的な全人的ケアである．痛みやその他の症状のコントロール，精神的，社会的，そして霊的問題の解決が最も重要な課題となる．緩和ケア目標は，患者とその家族にとってできる限り可能な最高の QOL を実現することである．末期だけでなく，もっと早い病期の患者に対しても治療と同時に適用すべき点がある．
（英語原文）
Palliative care is the active total care of patients whose disease is not responsive to curative treatment. Control of pain, of other symptoms, and of psychological, social and spiritual problems is paramount. The goal of palliative care is achievement of the best possible quality of life for patients and their families. Many aspects of palliative care are also applicable earlier in the course of the illness, in conjunction with anticancer treatment. (WHO 1990)

＜WHO（世界保健機関）の緩和ケアの定義（2002 年)＞
緩和ケアとは，生命を脅かす疾患による問題に直面している患者とその家族に対して，痛みやその他の身体的問題，心理社会的問題，スピリチュアルな問題を早期に発見し，的確なアセスメントと対処（治療・処置）を行うことによって，苦しみを予防し，和らげることで，クオリティ・オブ・ライフを改善するアプローチである．
（英語原文）
WHO ホームページ（http://www.who.int/cancer/palliative/definition/en/）より
Palliative care is an approach that improves the quality of life of patients and their families facing the problem associated with life-threatening illness, through the prevention and relief of suffering by means of early identification and impeccable assessment and treatment of pain and other problems, physical, psychosocial and spiritual.

（日本ホスピス緩和ケア協会．http://www.hpcj.org/what/definition.html より）

10　第1章　ホスピス・緩和ケアの精神

をうながしたという．1984年には淀川キリスト教病院に日本初の院内病棟型のホスピスを開設した[4]．

　1977年，日本の医者として初めてセント・クリストファー・ホスピスを訪れた東京の開業医，鈴木荘一・鈴木内科医院院長は，ソンダースからホスピス・緩和ケアの手ほどきを受け，自分の医院で実践した[5]．このニュースは朝日新聞が報道し「ホスピス」という言葉が日本で知られるきっかけとなった．

　また，日本における独立したホスピスの始まりは，1981年に長谷川保氏を中心として聖隷三方原病院に院内独立型ホスピスができたこととされる．キリスト教徒であった長谷川氏は1930年浜松市にひとりの結核患者のための病舎を建てた．のちにこの病舎はベテルホーム（ベテルは旧約聖書に出るヘブライ語の地名で「神の家」）と名づけられた．1942年に財団法人認可となり聖隷保養農園付属病院（現 聖隷三方原病院）を開設，1961年に日本初の特別養護老人ホーム「浜松十字の園」を開設した．

　これらの動きがきっかけとなり，厚生省は1990年「緩和ケア病棟入院料」という診療報酬項目を新設した．これにより一定の施設基準を満たした施設に対して，定額の収入が保証されるようになった．初年度にその適用を受けたのは淀川キリスト教病院，聖隷三方原病院など5カ所．うち福島県の坪井病院を除く4カ所はキリスト教系の医療施設だった．

メモ❷　「病院で死ぬということ」

　　1990年に消化器外科医であった山崎章郎医師が出版した『病院で死ぬということ』[6]は，病院における延命治療の悲惨な現実を描いた最初の本とされ，市民運動としてのホスピス・ブームの火種となった．彼にとって運命の本はエリザベス・キューブラー・ロスの『死ぬ瞬間－死にゆく人々との対話』[7]であり，ロスの幼児体験「ある農夫の死」が山崎医師を導いた．その文章はこうである．

　　　ひとりの農夫が木から落ちて瀕死の重傷を負ったとき，彼はただ家で死にたいとだけ望み，無条件に聞き入れられて家に運ばれた．（中略）患者

> がその生の終わりを住みなれた愛する環境ですごすことを許されるのな
> らば，患者のために環境を調整することはほとんどいらない．家族は彼
> をよく知っているから，鎮痛剤の代わりに彼の好きな一杯のブドー酒を
> ついでやるだろう．家で作ったスープの香りは彼の食欲を刺激し，二さ
> じか三さじ，液体がのどを通るかもしれない．それは輸血よりも，彼に
> とってはるかに嬉しいことではなかろうか．

　わが国の緩和ケア病棟は，1990年の5カ所，117床からスタートして2019年6月現在で424施設，8,646病床に達し，全都道府県に普及した．だが，その数が増えるにつれて緩和ケア病棟の問題点が指摘されるようになった．

　柏木哲夫医師によれば，「ホスピス・緩和ケア病棟に入院した患者の施設内死亡率は高く，在宅での死亡率は2～3％にとどまっている．これは，多くの施設が入院ケアのためだけに人員をあて，在宅ケアの人員やシステムを持っていないことを反映している」（ホスピス・緩和ケア白書 2004年）という．柏木医師は「ホスピス」とは入院病棟などの施設を指す言葉ではなく，施設と在宅における一貫したプログラムであること，同時にハード面に頼るのでなくホスピスの精神を重要視すべきことを強調している．

2. 病院主体の緩和ケアから，在宅を含む緩和ケアへ

　日本では欧米と違い，本来のホスピスの姿である自宅での看取りに回帰しなかった．在宅＝Homeにはすでに家庭のもつ温かさがあり，居場所がある．治療中心の医療からケアに視点を移したとき，病院では得られにくいケアの条件が，在宅にはもともと存在している．

　アメリカのプログラムを参考にすると，在宅の3,368プログラムのうち，入院施設を伴うものは5.6％に止まる．まずは在宅ケアを検討し，家庭の事情や病状悪化がそれを許さない場合に限り，入院措置を取るのが普通だという[8]．

　2000年4月に施行された介護保険制度は，介護のみならず医療の在宅へのシフトを促した．2003年6月には厚生労働省が「2015年の高齢者介護」

を発表し,「高齢者が住みなれた環境の中で,最期まで尊厳を保持してその人らしい生活を営むことを可能としていくためには,在宅の介護サービスと在宅の医療サービスとを適切に組み合わせて,施設と同様に安心感の継続できる環境を整備していくことが重要」とした.

2004年7月,緩和ケア病棟の全国団体だった**全国ホスピス・緩和ケア病棟連絡協議会**が**NPO法人日本ホスピス緩和ケア協会**に衣替えした.「ホスピス緩和ケアが病院のみならず在宅医療として地域で提供されるようになってきた」(設立趣意書)からである.初代理事長に就任した山崎章郎医師(現 理事)は著書『病院で死ぬということ』によりホスピス・緩和ケアの社会化の機運を広げた人物だけに,同医師の「在宅」転帰(2005年)は象徴的な出来事であった.

しかし,日本では各家庭の介護力の不足は大きな問題である.鈴木荘一氏の研究によれば,患者の在宅死を可能にするうえで最も影響の大きな因子は家族による在宅死の容認であり,次いで患者本人の在宅死への希望である.

＜日本の在宅ホスピス元年＞

2006年4月には在宅療養支援診療所が制度化され,在宅ホスピス・緩和ケア普及への決定的な契機となった.24時間365日の往診と訪問看護ステーションとの連携を基本条件とし,看取りに10,000点をつける破格な扱いに踏み切ったのである.柏木医師は,これを「在宅ホスピス元年」とよぶ[2].

また,同じく2006年4月より40歳以上65歳未満の末期がん患者に介護保険が適用されるようになった.

3. 多様化する在宅ホスピス

在宅ホスピス・緩和ケアの拠点は,以下のような様々な形態がつくられている.

①訪問診療特化型: 仙台往診クリニック（仙台市），岡部医院（宮城県名取市），新宿ヒロクリニック（東京都新宿区），ナカノ在宅医療クリニック（鹿児島市）など
②オーソドックス型: 鈴木内科医院（東京都大田区）など午前外来・午後訪問
③総合運営型: 山口赤十字病院（山口市）の緩和ケア病棟・急性期病院・緩和ケア外来・在宅ホスピスを運営
④有床診療所型:「希望の家」（神戸市）の福祉施設と在宅・入院兼営
⑤「ケアタウン」型:「ケアタウン小平」（東京都小平市）など，複数の在宅支援事業所を集約したサービス拠点と集合住宅を一体運営する
⑥ホームレス専門型:「きぼうのいえ」（東京都山谷地区）
⑦ホームホスピス型: ホームホスピス宮崎「かあさんの家」市原美穂

4. 在宅緩和ケアの質を問う

　日本の在宅医療・在宅ケアは確実に増加しているが，在宅における緩和ケアの質は保たれているだろうか？

　「緩和ケア」とは「WHO の緩和ケアの定義」に基づいたケアを意味している．「緩和ケア」は場所を問わない．病棟であれば「緩和ケア病棟」になり，在宅であれば「在宅緩和ケア」になる．「在宅緩和ケア」の質を問うとは，在宅で「緩和ケア」が適切になされているのかどうかを問うということである．

　2016 年 4 月に，「在宅緩和ケア充実診療所・病院加算」という診療報酬制度が誕生し，600 余の医療機関が届けられた．しかし，高額な診療報酬に見合う内実を伴った緩和ケアが実践されず，ビジネスを目的としているような医療機関も見受けられる．在宅医療は密室になりやすく，客観的な質の評価が難しい．

　山崎章郎医師は，著書『「在宅ホスピス」という仕組み』（新潮選書 2018）のなかで，日本ホスピス緩和ケア協会で示されている「在宅緩和ケアの基準」を施設基準に追加することを提言している．

日本ホスピス緩和ケア協会「在宅緩和ケアの基準」（2017 年 9 月 23 日）
　1. 在宅緩和ケアの理念

14 第1章 ホスピス・緩和ケアの精神

2. 在宅緩和ケアチームの構成
3. 在宅緩和ケアチームの要件
4. 在宅緩和ケアで提供されるケアと治療*
5. 在宅緩和ケアチームの運営
6. 在宅緩和ケアチームのコミュニティにおける役割

*4. 在宅緩和ケアで提供されるケアと治療
  1) 痛みやその他の苦痛となる症状を適切かつ迅速に緩和する.
  2) 患者・家族に対する心理・社会的問題, スピリチュアルな問題での相談支援がなされる.
  3) 患者と家族の希望に応じて, 病状や病期の説明を行い, 在宅において安心して生活することができるように支援する.
  4) ケアや治療の方針決定に関しては, 患者・家族と医療者が正確な情報を共有し, 話し合いを重ねつつ, 本人の意思決定を支援する.
  5) 最期まで在宅で過ごしたいと希望する患者に対しては, 穏やかな最期を迎えられる様に症状緩和を計りつつ, 家族に対しては適切なタイミングで看取りに関する情報提供を行う.
  6) 患者と家族のコミュニケーションが最期まで維持されるように支援する.
  7) 死別前から死別後までの家族ケア (遺族会などのグリーフケア) を行う.

(https：//www.hpcj.org/what/kijyun.html)

D 日本古来のホスピス文化

　わが国のホスピス・緩和ケアのメインストリームはイギリスとアメリカの流れが合流して今日に至った. それ以前の日本人にケアの心がなかったわけではない. 異なる文化, 宗教, 歴史をもつ日本のなかでは外国の考え方を模倣するにとどまらず, 咀嚼したうえで日本古来の文化に融合することが今後は必要であるし, 入り混じる文化の影響下で患者個人の死生観がいかなるも

のかを評価する視点が求められる．さらに患者個人や市民社会の成熟に従い
その考え方と実践は変化して当然である．

＜日本古来の死生観とホスピスの精神＞

　日本人が抵抗なく受け入れられる考え方の一つに，「生まれ変わったら」，
「因縁がある」などの言葉がある．これは仏教の教えのひとつである輪廻，
因と縁の考え方に基づいている．

　そもそも仏教のなかでは人は「生きている」ばかりでなく，「命をいただ
いて生かされている」のであり，本人の自己決定ばかりでなく周りの者との
関わりの中に生きているという考え方が海外と対照的である．日本で告知を
家族に行うか，本人に行うかという問題が生じるのはこのためと考えられ
る．古来の日本では，阿吽の呼吸によって本人に話すべき時が来たときに家
族から告知が行われるような土壌があった．

　また，英語で suffer という言葉が新たに生じた病気や苦痛を示すのに対
し，仏教では生そのものが根底的苦を包含し，生老病死が輪廻転生を支配す
る法「業（ごう）」により繰り返される．そのなかで病気を含む一切の事象
は「縁起の理法」により因（直接の原因）と縁（間接の条件）により起こる
のである．

＜苦痛の緩和＞

　仏教において人間愛の精神は慈悲の心に集約され，元来は四無量心（慈悲
喜捨）からなる．これによって相手を救おうとするところに，自分も救われ
ているという人間関係が構築される[9]．

> 慈： 相手の苦の状態を見て，何とか楽な状態にしようとすること
> 悲： 相手に対して苦の状態を除こうとすること
> 喜： 相手が楽になったことを妬まず喜ぶこと
> 捨： 怨念や悲しみを捨て，相手に対して平等に利すること

　したがって，理想的な人間関係は自分を犠牲にしても四無量心（慈悲喜
捨）を実践することであり，これを「四摂法」という．

16 | 第1章　ホスピス・緩和ケアの精神

布施: 物心両面で相手のために尽くすこと
愛護: やさしい言葉をかけること
利行: 相手のためになることをすること
同事: 相手と同じ立場に立つこと

　大乗の菩薩が実践すべき6つの徳目（六波羅蜜行）の一つである布施波羅蜜は，必要以上に物を蓄えてむさぼる執着の心を取りのぞくための修行の一つで，人のためにするのではなく，あくまでも自らのためにする行である．したがって give と take の関係のように施す側と受け取る側の上下関係がなく，見返りを求めない心をもち，相手に喜びを与えることで自分が喜びをもつ．「何かをしてあげる」のではなく，自分にとっても「有難い」のである．

　　例えば，電車の中でお年寄りに席を譲る．譲られた方は「ありがとう」と礼を言うが，譲ったものは「どういたしまして」と譲ってあげた立場に立つのではなく，譲る行為を受けていただけたことに対して同じく「ありがとう」という気持ちをもつべきなのである．

メモ ❸ ウパスターナ
　　サンスクリット語で「傍らに立つ」という意味．仏典に伝わる「看護」を意味する言葉であり，not doing, but being に通ずる仏教的緩和ケアの理念を代表する言葉と考えられる．

E ホスピス・緩和ケア，今後の方向性

1. 地域連携における病院，緩和ケア外来，緩和ケア病棟の役割

● 地域連携における病院の役割

　図1-4は，疾患別にみた病状の経過（疾患の軌跡 illness trajectory）を示したものである．がんの軌跡は，死の約2カ月前頃から急激に ADL が低下し，日に日に病状が悪化する．この時期に，病院から在宅医療へ移行することになると，受け取る側の診療所の医師の負担は非常に大きくなる．この前の比較的安定した時期から地域連携を開始するよう心掛けるのが病院医師と

しての役割であり，礼儀である．

● 地域連携における緩和ケア病棟の役割

　緩和ケア病棟の役割は，① がんに伴う痛みなどの症状緩和を目的とした短期入院，② レスパイト入院，③ 穏やかな看取り，④ 退院支援：症状が安定すれば希望に応じて短期間でも在宅へ，症状不安定でも自宅に帰る最後のチャンスであれば希望に応じて在宅へ，などであり，連携診療所からの要請があればいつでも入院できる仕組みをつくっておくことが必須である．

● 地域連携における病院外来の役割

　病院外来通院中でも地域連携は可能であり，入院が必要なケースであれば診療所・病院外来・緩和ケア病棟でトライアングルを形成することも可能である．

2. がん治療と緩和ケアの統合（図 1-3）

　1980 年代に，がん治療に伴う有害事象を軽減させ，質の高い治療を行うためのアプローチ「支持療法 supportive care」という考え方が提唱されるようになった．さらに近年，緩和ケアは早期からという考え方が広く認められるようになった．

　がん治療の初期から，治療チームと緩和ケアチームが連携しやすいシステムを構築しておけば，基本的緩和ケアから難しい症状や心のケアなどのマネジメントまで，がん疾患の軌跡（図 1-4）に沿ったサポートを行うことが可能となる．

18 | 第1章 ホスピス・緩和ケアの精神

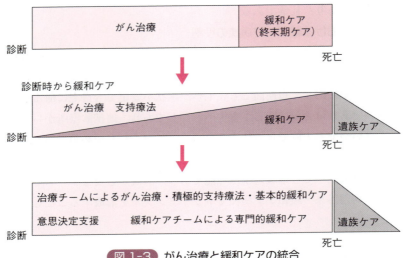

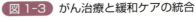

図 1-3 がん治療と緩和ケアの統合

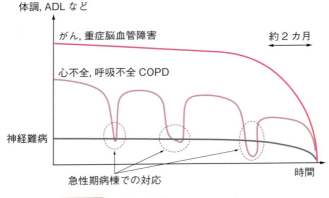

図 1-4 疾患の軌跡 illness trajectory

文献

1) 二の坂保喜．ホスピスの意味を問う．二の坂保喜監修．在宅ホスピスのススメ ─看取りの場を通したコミュニティの再生へ．福岡：木星社；2005. p.2-14.
2) サンドル・ストダート，著．高見安規子，訳．ホスピスムーブメント─よりよ き生のために．東京：時事通信社；1982.
3) エリザベス・キューブラー・ロス，著．鈴木 晶，訳．死ぬ瞬間─死とその過 程について．東京：読売新聞社；1998.
4) 岡村昭彦．定本 ホスピスへの遠い道─現代ホスピスのバックグラウンドを知 るために．東京：春秋社；1999.
5) 鈴木荘一．死を抱きしめる ミニ・ホスピス八年の歩み．東京：人間と歴史 社；1985.
6) 山崎章郎．病院で死ぬということ．東京：主婦の友社；1990.
7) エリザベス・キューブラー・ロス，著．川口正吉，訳．死ぬ瞬間─死にゆく 人々との対話．東京：読売新聞社；1971.
8) 服部洋一，黒田輝政．米国ホスピスのすべて．京都：ミネルヴァ書房；2003.
9) 藤腹明子．仏教と看護 ウパスターナ 傍らに立つ．東京：三輪書店；2000.

20 第1章　ホスピス・緩和ケアの精神

付表 ホスピス緩和ケアの歴史年表

世界	西暦	和暦	日本
オテル・デュー（神の宿）（ボーヌ）	6世紀		
オテル・デュー（神の宿）（リヨン）	12世紀		
救貧院500のベッドに2,000人の患者（ナイチンゲールの覚書）1つのベッドに8人が寝かされていた.	1534		
フランス革命（人権の戦い，患者の人権を鋭く指摘）	1788-99		
オテル・デュー（神の宿）と救貧院が合併して市民ホスピス（リヨン）	1802		
セント・ビンセント病院建築（死にゆく人々のためのホスピスの原型）（ダブリン）	1834		
3人の修道女フランスへ派遣	1835		
そのうち2人がオーストラリアへ渡る	1838		
アメリカ南北戦争	1860-70		
聖母ホスピス創立（死にゆく人々のためのホスピス，Home）	1879		
聖心ホスピス（シドニー）	1884		
セント・ジョセフ・ホスピス創立	1905		
アイルランド独立戦争，1916年共和国独立宣言	1912		
第2次世界大戦・植民地の独立	1945		
ニュールンベルグ綱領	1947		
世界保健機関（WHO）設立	1948	昭和23	モルヒネ塩酸塩®注〔塩酸モルヒネ〕（3月） コデイン塩酸塩®錠・散〔塩酸コデイン〕（11月）
第3回国連総会「世界人権宣言」			
第2回世界医師会総会「ジュネーブ宣言」			
第3回世界医師会総会「医の倫理に関する国際規定」	1949		
		26	日本が世界保健機関に加盟
セント・ジョセフ・ホスピスをシシリー・ソンダースが見学	1955		
セント・ジョセフ・ホスピスにシシリー・ソンダースが勤務し，疼痛除去のモルヒネ使用法を研究	1958		
第14回国連総会「児童権利宣言」	1959		
		35	**モルヒネ塩酸塩®錠〔塩酸モルヒネ〕**
第18回世界医師会総会「ヘルシンキ宣言」	1964	39	岸本英夫『死をみつめる心』出版

JCOPY 498-05728

世界	西暦	和暦	日本
セント・ジョセフ・ホスピスの修道女たちの協力で**セント・クリストファー・ホスピス創立（ロンドン）**	1967		
第22回世界医師会総会「シドニー宣言」（死に関する声明）	1968		
E・キューブラー・ロス『On Death and Dying』出版	1969		
		昭和46	E・キューブラー・ロス『死ぬ瞬間』翻訳出版
		48	河野博臣『看護学雑誌』に「死と看護」（1～12月）連載 淀川キリスト教病院（大阪）で「末期患者のケア検討会」はじまる
「コンサルテーション・チーム」セントルカ病院（ニューヨーク） コネチカット・ホスピス（コネチカット）	1974	49	河野博臣『死の臨床』出版
「緩和ケア病棟」ロイヤルヴィクトリア病院（モントリオール）	1975		
		51	日本安楽死協会設立
「緩和ケアチーム」セント・トーマス病院（ロンドン）	1977	52	**第1回「日本死の臨床研究会」**
			「実地医家のための会」の鈴木荘一医師たちがセント・クリストファー・ホスピス訪問
「全米ホスピス協会」設立 WHO「アルマ・アタ宣言」	1978	53	柏木哲夫『死にゆく人々のケア』出版
米国で最初のエイズ患者発見	1979		
第34回世界医師会総会「患者の権利に関するリスボン宣言」	1981	56	**聖隷三方原病院（浜松）に院内独立型ホスピス開設** 厚生省「晩期がん患者の精神的，肉体的苦痛緩和（ターミナルケア）研究」に助成金
		57	日本病院会「倫理綱領」
第35回世界医師会総会「ヘルシンキ宣言・修正」（終末期疾患に関するベニス宣言）	1983	58	厚生大臣「生命と倫理に関する懇談会」（4月スタート）
			「日本安楽死協会」が「日本尊厳死協会」と改称
		59	患者の権利宣言起草委員会「患者の権利宣言」（案） **淀川キリスト教病院（大阪）に院内病棟型ホスピス開設**
		60	厚生省「生命と倫理に関する懇談会」の報告書

22 　第1章　ホスピス・緩和ケアの精神

世界	西暦	和暦	日本
			厚生省，日本エイズ患者第1号を確認
WHO「がんの痛みからの解放」発刊	1986		
第39回世界医師会総会「マドリード宣言」（安楽死に関する宣言）	1987	昭和62	**第1回「サイコオンコロジー学会」開催**
			国立療養所松戸病院に国立初の緩和ケア病棟開設
			「ホスピスケア研究会」発足
			厚生省「末期医療に関するケアの在り方の検討会」発足
「ヨーロッパ緩和ケア学会」設立	1988		
WHO「緩和ケアの定義」発表	1989	平成元	「エイズ予防法」施行
第41回世界医師会総会「高齢者の虐待に関する香港宣言」			厚生省「末期医療に関するケアの在り方の検討会」が報告書発表
		2	日医「生命倫理懇談会」が説明と同意についての報告
			山崎章郎『病院で死ぬということ』出版
			緩和ケア病棟入院料新設
		3	**「全国ホスピス・緩和ケア病棟連絡協議会」発足**
第44回世界医師会総会「医師による自殺幇助に関する声明」	1992	4	厚生省「脳死臨調」答申
			日弁連「患者の権利の確立に関する宣言」
			訪問看護ステーション発足
		5	第1回「日本ホスピス・在宅ケア研究会」
「ジュネーブ宣言」1994年修正	1994		
		7	第2回「国際サイコオンコロジー学会」開催
			「日本臨床死生学会」創設
			東海大事件・横浜地裁判決
WHO「がんの痛みからの解放」（第2版）発刊	1996	8	**第1回「日本緩和医療学会」開催**
「ヘルシンキ宣言1996年南アフリカ修正」			
「世界ホスピス緩和ケア協会」設立			
米国オレゴン州尊厳死法施行	1997	9	英国からシシリー・ソンダース来日
オランダ，安楽死法を施行	2001		
ベルギー，安楽死法を施行	2002	14	**緩和ケア診療加算の新設**
WHO「緩和ケアの定義」改訂		15	第5回アジア・太平洋ホスピス大会開催
WHO欧州部門「緩和ケア提言書（The Solid Facts: Palliative Care)」発行	2004	16	**「全国ホスピス・緩和ケア病棟連絡協議会」が「日本ホスピス緩和ケア協会」と改称**

JCOPY　498－05728

付表 23

世界	西暦	和暦	日本
米国緩和ケア国家プロジェクト（The National Consensus Project for Quality Palliative Care）「緩和ケア臨床実践指針（Clinical Practice Guidelines for Quality Palliative Care）」発行 「アフリカ緩和ケア協会」設立 米国「テリー・シャイボさんの尊厳死」州裁判決に米上下院が連邦地裁の再検討を決議．連邦地裁は州判決を支持	2005	平成 17	川崎協同病院事件・横浜地裁判決 『ターミナルケア』誌名変更，『緩和ケア』に
		18	**在宅療養支援診療所制度新設（4 月）** 麻薬管理マニュアルの改訂（12 月） 「療養通所介護」制度新設 日本看護協会「訪問看護認定看護師」認定開始 **「がん対策基本法」成立** 「日本緩和医療薬学会」発足
		19	**「がん対策基本法」施行** 日本看護協会「ホスピスケア認定看護師」→「緩和ケア認定看護師」に名称変更 「緩和ケア医養成プログラム（PEACE）」開発 緩和ケア普及啓発活動「Orange Balloon Project」開始
英国 NHS（National Health Service「終末期ケア戦略（End of Life Care Strategy）」発表，この中で Gold Standards Framework（GSF）公的に導入	2008	20	「緩和ケア普及のための地域プロジェクト（OPTIM）」発足
米国緩和ケア国家プロジェクト「緩和ケア臨床実践指針」第 2 版発行	2009		「緩和ケア診療加算」点数見直し（300 点）
		22	日本緩和医療学会「緩和医療専門医」認定開始 「緩和ケア診療加算」点数見直し（400 点） 日本緩和医療薬学会「緩和薬物療法認定薬剤師」認定開始
WHO 欧州部門「高齢者に対する緩和ケア提言書（The Solid Facts: Palliative Care For Older People: Better Practices）」発行	2011		

JCOPY 498－05728

第1章　ホスピス・緩和ケアの精神

世界	西暦	和暦	日本
		平成24	「緩和ケア病棟入院料」入院初期の評価の充実（30日以内4,791点／日，60日以内4,291点／日，61日以上3,291点／日の3区分に） 「外来緩和ケア管理料」新設（300点／月） **「診療所に対する在宅ターミナルケア加算（10,000点）」を「ターミナルケア加算（機能強化型在宅療養支援診療所6,000点等）」と「看取り加算（3,000点）」に分割** **「有床診療所緩和ケア診療加算」新設（150点／日）** **「緩和ケアに関する在宅患者訪問看護・指導料（医療機関の専門性の高い看護師による訪問の評価）」新設（1,285点）**
「ヨーロッパ緩和ケア学会など「プラハ憲章（人権としての緩和ケア）」発表 米国緩和ケア国家プロジェクト「緩和ケア臨床実践指針」第3版発行	2013		
		29 30	PEACE緩和ケア研修修了者93,250人 「緩和ケア診療加算」の対象に末期心不全が追加となる

〈村井邦彦，粕田晴之〉

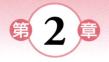

地域包括ケアシステム

A 地域包括ケアシステムとは

　国は，高齢化による医療・介護需要の増加を主眼に，団塊の世代が75歳以上となる2025年を目途に，重度な要介護状態となっても高齢者の尊厳の保持と自立生活の支援の目的のもとで，可能な限り住み慣れた地域で，自分らしい暮らしを人生の最後まで続けることができるよう，住まい・医療・介護・予防・生活支援が一体的に提供される地域の包括的な支援・サービス提供体制（地域包括ケアシステム）の構築を推進している（図2-1，2）．

　「地域包括ケアシステム」という名称からは内容が理解されにくいが，目指す理想像は，医療・介護連携に生活支援・介護予防・住まいを加えた，地域ごとの自主的な互助のネットワークである．一部の自治体では，住民の理解促進のために「地域支え合いネットワーク」などの愛称を採用している．そこには，高齢者以外にも，障がいや難病，子どもなどを含む多様な人々が生活を支え合う共生社会の概念が生まれている．

　地域包括ケアシステムの構築を目指す背景には，人口構造の変化による支える人の割合の減少，社会保障費の限界の問題がある．大都市部では，高齢者，特に独居高齢者，認知症高齢者が急激に増える一方，介護の担い手の不足は明らかである．そのような中，「最期は病院であっても自宅で過ごすことのできる限界値を高める」仕組みが期待されている．町村部では，全国一律に行われる制度設計，診療報酬・介護報酬改定，全世代の人口減少によって受動的に新たな仕組みに移行することになる．

　2018年5月，政府は，2025年度の社会保障給付費を最小で140.2兆円とした上で，2040年度には最小で188.2兆円，最大で215.8兆円との試算を公

第2章 地域包括ケアシステム

- 団塊の世代が75歳以上となる2025年を目途に，重度な要介護状態となっても住み慣れた地域で自分らしい暮らしを人生の最後まで続けることができるよう，**住まい・医療・介護・予防・生活支援が一体的に提供される地域包括ケアシステムの構築を実現**していきます．
- 今後，認知症高齢者の増加が見込まれることから，認知症高齢者の地域での生活を支えるためにも，地域包括ケアシステムの構築が重要です．
- 人口が横ばいで75歳以上人口が急増する大都市部，75歳以上人口の増加は緩やかだが人口は減少する町村部等，**高齢化の進展状況には大きな地域差**が生じています．地域包括ケアシステムは，**保険者である市町村や都道府県が，地域の自主性や主体性に基づき，地域の特性に応じて作り上げていく**ことが必要です．

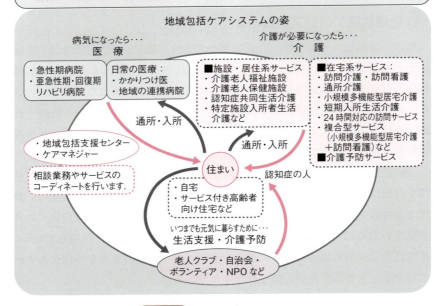

図2-1 地域包括ケアシステム

地域包括ケアシステムは，保険者である市町村や都道府県が，地域の自主性や主体性に基づき，地域の特性に応じて作り上げていくことが必要として，おおむね30分以内に必要なサービスが提供される中学校区程度をひとつの日常生活圏域として想定している．
（厚生労働省資料より）

表した[1]．介護費用は2000年に3.6兆円であったが，2016年には10.4兆円となり，さらに増加傾向である（図2-3, 4）．厚生労働省は人口構造の変化と社会保障給付費の増加から，「我々は地域包括ケアしか選ぶことはできな

A. 地域包括ケアシステムとは　27

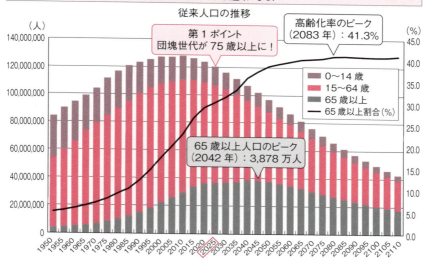

図 2-2　高齢化の推移と将来推計

64歳以下の人口はすでに減少傾向であるのに対し，65歳以上人口は2042年まで増加傾向と予測される．日本の高齢化率は2025年に30.3％，2060年に39.9％（75歳以上人口は総人口の26.9％）まで上昇し，2100年を過ぎるまで41％程度を維持すると推計されている．（厚生労働医政局省資料より）

い」という立場に立って地域包括ケアシステムの構築を推進している．

　市町村では，2025年に向けて3年ごとの介護保険事業計画の策定・実施を通じて，PDCA（Plan-Do-Check-Act）サイクルにしたがって地域包括ケアシステムの構築を進めていくことになっている．日常生活圏域ニーズ調査や，地域ケア会議を通じた地域のニーズの把握により，成果をチェックしていくことが重視されている（図2-5）．

第2章 地域包括ケアシステム

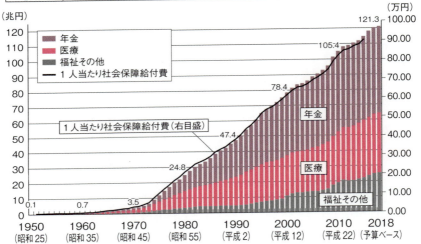

図 2-3 社会保障給付費の推移

年金, 医療, 福祉その他からなる社会保障給付費は, 1950 年に 0.1 兆円, 1960 年に 0.7 兆円であったが, 2018 年度は予算ベースで 121.3 兆円となっており, 2025 年度に最小で 140.2 兆円, 2040 年度は最小で 188.2 兆円と推計される.
(厚生労働省資料より)

B 「地域包括ケアシステム」の歴史的成り立ち

「地域包括ケアシステム」の名称は, 1970 年代, 広島県御調町 (みつぎちょう, 現 尾道市) の御調国保病院 (現 公立みつぎ総合病院) の山口昇院長が, 脳卒中などの後遺症患者には生活支援としてのケアが医療と同等に必

B.「地域包括ケアシステム」の歴史的成り立ち　29

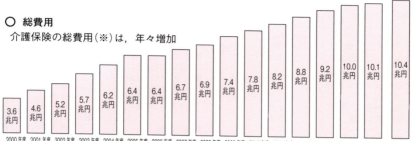

(注) 2000〜2013年度は実績，2014〜2016年度は当初予算（案）である．
※介護保険に係る事務コストや人件費などは含まない（地方交付税により措置されている）．

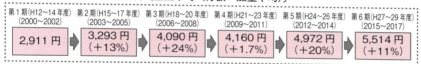

図2-4　介護費用と介護保険料の推移

介護費用は介護保険制度が始まった2000年に3.6兆円であったが，16年間で10.4兆円に増加し，介護保険料も上昇傾向である．（平成27年度厚生労働省老健局資料より）

要であると考え，地域の保健・医療・福祉の協働を提唱したのが始まりとされる[2]．また，1960〜70年頃の岩手県沢内村の取り組みも病院主導型の医療と保健福祉の連携であった[3]．さらに，各地の社会福祉協議会や社会福祉法人が主導の医療との連携構築も，地域包括ケアの概念の源と捉えることができる．

介護保険制度創設に向けて1994（平成6）年に取りまとめられた「高齢者介護・自立支援システム研究会」報告書「新たな高齢者介護システムの構築を目指して」[4]は，現在の地域包括ケアシステムに関する議論の出発点とみることができる．報告書で重視された基本理念は，「高齢者が自らの意思に基づき，自立した質の高い生活を送ることができるように支援すること（高齢者の自立支援）」であり，その具体的なあり方として「医療・介護連携」のみならず「予防」や「リハビリテーション」の重要性が指摘された．

第2章 地域包括ケアシステム

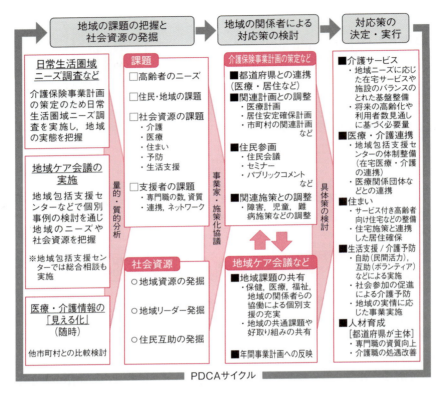

図 2-5 市町村における地域包括ケアシステム構築のための PDCA サイクル
日常生活圏域ニーズ調査，地域ケア会議の実施，医療・介護情報の見える化を通じて，地域の課題と社会資源を評価し，介護保険事業計画を策定する．調査（Survey）が必要であることから，SPDCA サイクルと称する場合もある．（厚生労働省資料より）

2000（平成 12）年になると，社会福祉費用や老人医療費の増大による自治体財源の不足を解消するため，福祉援助が必要な高齢者に対して行政が税金を使い必要なサービスを提供する「措置制度」を廃し，高齢者を家族などの個人ではなく社会全体で支えるという理念のもとに介護保険制度が施行された．

「地域包括ケアシステム」という用語の政府関連文書上の初出は，2003

（平成15）年6月発表の「高齢者介護研究会」（厚生労働省老健局長の私的検討会）の報告書「2015年の高齢者介護～高齢者の尊厳を支えるケアの確立に向けて」[5]とされる．当時は高齢者ケアのみを中心的なテーマとして据えており，「平成16年度末を終期とする『ゴールドプラン21』後の新たなプランの策定の方向性，中長期的な介護保険制度の課題や高齢者介護のあり方に」として，「要介護高齢者の生活をできる限り継続して支えるためには，個々の高齢者の状況やその変化に応じて，介護サービスを中核に，医療サービスをはじめとする様々な支援が継続的かつ包括的に提供される仕組みが必要である」と課題提起した．

2008（平成20）年に「安心と希望の介護ビジョン」（舛添厚労大臣の私的諮問機関）では，介護保険の視点から以下の高齢者像の問題点をあげ（表2-1），3つのビジョンを掲げた（図2-6）[6]．

2008（平成20）年の「社会保障国民会議 最終報告」では，「あるべき医療・介護サービス」として，「医療の機能分化，急性期医療を中心に人的・物的資源を集中投入し，回復期等の医療や介護サービスの充実によって総体としての入院期間をできるだけ短くして早期の家庭復帰・社会復帰を実現し，同時に在宅医療・在宅介護を大幅に充実させ，地域での包括的なケアシステムを構築して，医療から介護までの提供体制間のネットワークを構築することにより，利用者・患者のQOLの向上を目指す」と，医療提供体制と地域包括ケアの両方の目標を掲げた．同年，地域における医療・介護・福祉の一体的提供（地域包括ケア）の実現に向けて，有識者をメンバーとする「地域包括ケア研究会」が開催された．

社会保障の機能強化が求められると，①2025年の高齢化の進展と費用負

表 2-1　高齢者像の問題点（2008 年）

- 高齢者人口の増加（第1次ベビーブーム世代が高齢者に）
- 認知症高齢者の増加
- 老夫婦世帯，高齢者単独世帯の増加
- 都市部の超高齢化社会の進展
- 高齢者の住居の不足

32 第 2 章 地域包括ケアシステム

> 超高齢社会を迎える中で，募る将来への不安を乗り越え，「安心」と「希望」を抱いて生活できる社会を築いていくために，2025 年を見据えて取り組むべき施策を提言する.

1. 高齢者自らが安心と希望の地域づくりに貢献できる環境づくり
　　～高齢者や要介護者が最期まで生き方に選択肢を持ち，人とのつながりを持って生きていける社会を創るために～

　① コミュニティ・ワーク・コーディネーター（仮称）の輩出：地域の高齢者が「求めていること」と「できること」を結びつけ，意欲ある高齢者が主体的・積極的に参加するコミュニティ・ビジネスや互助事業などを育成する「キーパーソン」になりたいという，意欲ある地域の高齢者や住民（「コミュニティ・ワーク・コーディネーター（高齢者地域活動推進者）」（仮称）を地域から募集し，先進的事例やさまざまなノウハウを修得できる機会を提供
　② 地域包括支援センターのコミュニティ支援機能の強化

2. 高齢者が，住み慣れた自宅や地域で住み続けるための介護の質の向上
　　～たとえ介護が必要となっても，住み慣れた自宅や地域で住み続けるために～

　① 在宅生活を支援するサービスの基盤整備：訪問介護・訪問看護のネットワーク整備，家族への適切な介護情報の提供など
　② 在宅生活支援リハビリテーションの強化：リハビリテーションの拠点整備と質の向上に向けた取り組みの推進など
　③ 医療と介護の連携強化：必要な研修を受けた介護従事者が，医師や看護師との連携の下に，施設入所者に対して，経管栄養や喀痰吸引を安全性が確保される範囲内で行うことができる仕組みの整備，緩和ケアの積極的な推進など
　④ 認知症対策の充実：認知症ケアの標準化，成年後見制度の活用など
　⑤ 地域の特性に応じた高齢者住宅などの整備：地域特性に応じた住宅・施設整備，多世代交流機能を持つ小規模住宅の整備など

3. 介護従事者にとっての安心と希望の実現
　　～介護従事者が働きやすく，介護の仕事に誇りとやりがいを持って取り組み続けていけるために～

　① 各事業所における介護従事者の処遇に関する情報の積極的な公表の推進
　② 介護従事者が誇りとやりがいをもって働くことができる環境の整備：介護従事者の処遇改善に資する介護報酬の設定，ワークライフバランスへの配慮，資格や経験などに応じたキャリアアップの仕組みの構築，介護ロボットの研究開発の推進など
　③ 介護従事者の確保・育成：潜在的介護福祉士らの掘り起こし，現場復帰に向けた研修の実施，介護未経験者の就業支援など

図 2-6 安心と希望の介護ビジョン（2008 年）

（厚生労働省「安心と希望の介護ビジョン」2008 年 11 月 20 日付資料より）

担の増加，② 多様な価値観と権利意識を持つ新たな高齢者像と地域特性の多様化を論点に，以下を提唱する「地域包括ケア研究会報告書」[7] が提出された（表 2-2）.

　2011（平成 23）年には介護保険法が改正され，新たに地域包括ケアにか

B.「地域包括ケアシステム」の歴史的成り立ち　33

表 2-2 地域包括ケアシステムの定義（平成 20 年地域包括ケア研究会）

　地域包括ケアシステムは，「ニーズに応じた住宅が提供されることを基本とした上で，生活上の安全・安心・健康を確保するために，医療や介護のみならず，福祉サービスを含めた様々な生活支援サービスが日常生活の場（日常生活圏域）で適切に提供できるような地域での体制」と定義してはどうか．
　その際，地域包括ケア圏域については，「おおむね 30 分以内に駆けつけられる圏域」を理想的な圏域として定義し，具体的には，中学校区を基本とすることとしてはどうか．

表 2-3 介護保険法における「地域包括ケア」にかかる理念規定

　介護保険法第 5 条第 3 項（平成 23 年 6 月改正，24 年 4 月施行）
　国及び地方公共団体は，被保険者が，可能な限り，住み慣れた地域でその有する能力に応じ自立した日常生活を営むことができるよう，保険給付に係る保健医療サービス及び福祉サービスに関する施策，要介護状態等となることの予防又は要介護状態等の軽減若しくは悪化の防止のための施策並びに地域における自立した日常生活の支援のための施策を，医療及び居住に関する施策との有機的な連携を図りつつ包括的に推進するよう努めなければならない．

かる理念規定が盛り込まれた（表 2-3）．

　つづいて，2012（平成 24）年には初めて閣議決定に「地域包括ケア」の用語が盛り込まれ[8]，「医療サービス提供体制の制度改革」と「地域包括ケアシステムの構築」が同格で記述された．

　2013（平成 25）年 12 月に成立した社会保障制度改革プログラム法，および平成 26（2014）年 6 月に成立した医療介護総合確保推進法に「地域包括ケアシステム」の用語が明記されることで地域包括ケアシステムは国の政策として法的に位置づけられ，すべての市町村が取り組むべき事業となった（表 2-4）．社会保障制度改革プログラム法では「政府は，① 医療従事者，医療施設等の確保，及び有効活用等を図り，効率的かつ質の高い**医療提供体制**を構築するとともに，② 今後の高齢化の進展に対応して**地域包括ケアシステム**（中略）を構築することを通じ，地域で必要な医療を確保する」と書いており，地域医療構想と地域包括ケアシステムは相補的な車の両輪となっている．

JCOPY 498−05728

34 | 第 2 章 地域包括ケアシステム

表 2-4 医療介護総合確保推進法（地域における医療及び介護の総合的な確保の推進に関する法律）平成 26 年 8 月可決

医療法や介護保険法をはじめ 19 の法律を取りまとめたものである.
1. 新たな基金の創設と，医療・介護の連携強化
2. 地域における効率的かつ効果的な**医療提供体制**の確保
3. **地域包括ケアシステムの構築**と費用負担の公平化
4. その他（看護師の特定行為，医療事故調査制度，社団と財団の合併，持分なし医療法人への移行促進，介護人材確保対策の検討）

　2014（平成 26）年に「地域包括ケア病棟」が新設されると，医療の地域包括ケアシステム構築への取り組みが進められてきた. このように，2013年，2014 年頃までの法改正等を経て，地域包括ケアシステムは医療・介護一体改革の大きな柱に位置づけられた[9].

C 医療と社会のパラダイムチェンジ

　2012（平成 24）年の社会保障制度改革推進法のなかで，基本方針に「人生の最終段階を穏やかに過ごすことができる環境を整備する」と記載されると，平成 25（2013）年「社会保障制度改革国民会議報告書」[10] が提出された（表 2-5）.

　この中で，健康寿命が延びた高齢者が社会で活躍し，超高齢社会を充実して生きていける社会づくりを「**成熟社会の構築**」と表現した. また，「**人生の最終段階**」に視点を置いて，医療の目的に「治す」だけでなく「**支える**」が加わり，医療と介護の一体化，かかりつけ医の役割，医療を利用するすべての国民の協力と国民の意識の変化，医療のネットワーク化，総合診療医，チーム医療，治し・支える医療，地域完結型医療へのパラダイム転換が提唱された.

　「経済財政運営と改革の基本方針 2016」（平成 28 年 6 月 2 日閣議決定）[11] でも「人生の最終段階における医療の在り方」について触れ，「患者が医療従事者と話し合いを行い，患者本人による決定を基本として人生の最終段階における医療を進めるプロセスの普及を図る」と，ACP（advance care planning アドバンス・ケア・プランニング）の普及が示されている.

JCOPY 498-05728

表 2-5 社会保障制度改革国民会議報告書

第 1 部　社会保障制度改革の全体像
　　1　社会保障制度改革国民会議の使命
　　2　社会保障制度改革推進法の基本的な考え方
　　3　社会保障制度改革の方向性
　　4　社会保障制度改革の道筋 〜時間軸で考える〜
第 2 部　社会保障 4 分野の改革
　Ⅰ　少子化対策分野の改革
　　1　少子化対策の意義と推進の必要性
　　2　子ども・子育て支援新制度等に基づいた施策の着実な実施と更なる
　　　課題
　　3　次世代育成支援を核とした新たな全世代での支え合いを
　Ⅱ　医療・介護分野の改革
　　1　改革が求められる背景と社会保障制度改革国民会議の使命
　　2　医療・介護サービスの提供体制改革
　　3　医療保険制度改革
　　4　介護保険制度改革
　Ⅲ　年金分野の改革
　　1　社会保障・税一体改革までの道のりと到達点，残された課題
　　2　年金制度体系に関する議論の整理
　　3　長期的な持続可能性を強固にし，セーフティネット機能（防貧機能）
　　　を強化する改革に向けて
　　4　世代間の連帯に向けて

D 地域包括ケアシステムの 5 つの構成要素 （住まい・医療・介護・予防・生活支援）

　2010（平成 22）年，第 5 期介護保険計画の介護保険制度見直しの基本的考え方として「5 つの視点」が示された（図 2-7）．地域包括ケアを実現するためには，利用者のニーズに応じた介護，医療，予防，生活支援，住まいの 5 つの視点を適切に組み合わせた取り組みが包括的，継続的（入院，退院，在宅復帰を通じて切れ目ないサービス提供）に行われることが必要と書いている[12]．

　2012（平成 24）年度（第 3 期）からは，地域包括ケア研究会による「植

第2章 地域包括ケアシステム

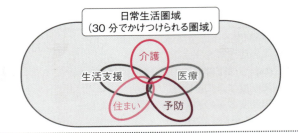

【地域包括ケアの5つの視点による取り組み】
地域包括ケアを実現するためには，<u>次の5つの視点での取り組みが包括的</u>(利用者のニーズに応じた①〜⑤の適切な組み合わせによるサービス提供)，<u>継続的</u>(入院，退院，在宅復帰を通じて切れ目ないサービス提供)<u>に行われることが必須．</u>

①<u>医療との連携強化</u>
・24時間対応の在宅医療，訪問看護やリハビリテーションの充実強化
②<u>介護サービスの充実強化</u>
・特養などの介護拠点の緊急整備(平成21年度補正予算：3年間で16万人分確保)
・24時間対応の在宅サービスの強化
③<u>予防の推進</u>
・できる限り要介護状態とならないための予防の取り組みや自立支援型の介護の推進
④<u>見守り，配食，買い物など，多様な生活支援サービスの確保や権利擁護など</u>
・一人暮らし，高齢夫婦のみ世帯の増加，認知症の増加を踏まえ，さまざまな生活支援(見守り，配食などの生活支援や財産管理などの権利擁護サービス)サービスを推進
⑤<u>高齢期になっても住み続けることのできるバリアフリーの高齢者住まいの整備(国交省)</u>
・高齢者専用賃貸住宅と生活支援拠点の一体的整備
・持ち家のバリアフリー化の推進

図2-7 地域包括ケアの5つの視点
地域包括ケアを実現するためには，5つの視点での取組が包括的継続的に行われることが必須とした．(厚生労働省老健局介護保険計画課資料[12]より)

木鉢の絵」が用いられている．地域包括ケアシステムの構成要素である「医療・看護」「介護・リハビリテーション」「保健・予防」の3枚の葉が専門職によるサービス提供として表現され，その機能を十分に発揮するための前提として，「生活支援と福祉サービス」や「すまいとすまい方」が基本になるとともに，これらの要素が相互に関係しながら，包括的に提供されるあり方の重要性を示した（図2-8左）．

2015（平成27）年度より介護予防・日常生活支援総合事業として要支援者に対する介護予防が実施されると，「介護予防」は生活支援と一体的に住

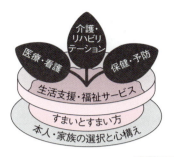 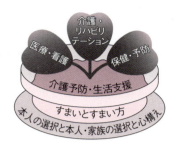

図 2-8 植木鉢の絵

地域包括ケアの実現のためには，5つの構成要素と「すまいとすまい方」，「本人の選択と，本人・家族の心構え」が必要であることを示している．（三菱UFJリサーチ＆コンサルティング「＜地域包括ケア研究会＞地域包括ケアシステムと地域マネジメント」（地域包括ケアシステム構築に向けた制度及びサービスのあり方に関する研究事業），平成27年度厚生労働省老人保健健康増進等事業，2016年）

民自身や専門職以外の担い手を含めた多様な主体による提供体制へと移行していく方向に軌道修正され，2015年度（第6期）の地域包括ケア研究会からは，「予防」は「介護予防・生活支援」として，葉から土に移して新たな植木鉢の絵を示した（図2-8右）．

＜本人の選択と本人・家族の心構え＞

　2013年の地域包括ケア研究会報告書では，「本人・家族の選択と心構え」を提起し，単身・高齢者のみ世帯が主流になる中で，在宅生活を選択することの意味を本人・家族が理解し，そのための心構えを持つことが重要とした．その後，この文言は「本人の選択と本人・家族の心構え」と書かれるようになった．これは本人の希望を受け止めて生活の質を尊重すること，尊厳を保持することが重視され，その選択に対する覚悟を求めている．2014年の同報告書では死亡者数の増加に触れて「看取り」の項目を独立させ，住まいでの看取りに加え，死亡直前まで自宅で過ごし最期の2週間程度を医療機関などで過ごして看取る形態が増加すると報告している．

第2章　地域包括ケアシステム

＜すまいとすまい方＞

　生活の基盤として必要な住まいが整備され，本人の希望と経済力にかなった住まい方が確保されていることが地域包括ケアシステムの前提となっている．高齢者のプライバシーと尊厳が十分に守られた住環境が必要である．

　今後の単身高齢者の急増が予想される都市部においては，住まいの確保は急務となる．都道府県および市町村では，介護および住まいに関するニーズを的確に把握し，連携して住宅整備に関する計画を策定する．特に，低所得・低資産高齢者を対象とした住まいの場の確保に向けて，空き家などの既存ストックを活用しつつ，民間事業者の協力を求めることも必要となる見通しである．また，単身高齢者を想定し，既存ストックの改修費用に対する新たな補助に加え，社会福祉法人やNPOなどによる支援や連携も含めた生活支援を組み合わせることも視野に入れる必要がある．

＜介護予防・生活支援＞

　当初は「葉」の中に位置づけられてきた介護予防であるが，軽度者には社会参加を確保する中で生活支援や介護予防の機能が発揮されるという考えに基づき，2015年以降は，生活支援と介護予防が一体のものとして整理された．

　介護予防は，「高齢者が要介護状態になることをできる限り防ぐ（遅らせる）こと，そして要介護状態にあってもその悪化をできる限り防ぐこと」と定義されており，一次予防から三次予防に分けて整理されてきた（表2-6）．介護予防・日常生活支援総合事業は，主に軽度の高齢者を対象とした一次予防と二次予防を地域づくりの中で行う取り組みであり，住民主体による通いの場や体操教室など，社会参加を通じた日常生活の活動の活発化が結果的に虚弱化を遅らせるような取り組みを推進している．

　生活支援は，今後の認知症高齢者や単身高齢世帯などの増加に伴い，在宅生活を継続するための日常的な生活支援（配食・見守りなど）の需要増が見込まれるなか，心身の能力の低下，経済的理由，家族関係の変化などがあっ

D. 地域包括ケアシステムの5つの構成要素　39

表2-6 介護予防の定義

一次予防

　主として活動的な状態にある高齢者を対象に，生活機能の維持・向上に向けた取り組みを行うものであるが，とりわけ，高齢者の精神・身体・社会の諸側面における活動性を維持・向上させることが重要.

二次予防

　要支援・要介護状態に陥るリスクが高い高齢者を早期発見し，早期に対応することにより状態を改善し，要支援状態となることを遅らせる取り組み.

三次予防

　要支援・要介護状態にある高齢者を対象に，要介護状態の改善や重度化を予防するもの.

（三菱総合研究所. 介護予防マニュアル改訂版. 平成23年度老人保健事業推進費等補助金〔老人保健健康増進等事業分〕介護予防事業の指針策定に係る調査研究事業）

表2-7 介護保険法　第4条1項

　国民は，自ら要介護状態となることを予防するため，加齢に伴って生ずる心身の変化を自覚して常に健康の保持増進に努めるとともに，要介護状態となった場合においても，進んでリハビリテーションその他の適切な保健医療サービス及び福祉サービスを利用することにより，その有する能力の維持向上に努めるものとする.

ても尊厳ある生活が継続できることを目指す.

　生活支援サービスは行政サービスのみならず，近隣住民の声かけや見守りなど，地域住民，NPO，ボランティア，民間企業などの多様な事業主体による重層的な支援体制と，同時に，高齢者の社会参加をより一層推進することを通じて，元気な高齢者が生活支援の担い手として活躍するなど，高齢者が社会的役割をもつことで，生きがいや介護予防にもつなげる取り組みが重視される. 地域における互助の取り組みや民間企業などによる生活支援の取り組みの好事例が紹介されている[13].

　生活支援を考える上で重要なことは，介護保険は「自立支援のための仕組み」であり，国民自身の努力や義務（自助）についての定めがあることである（表2-7）.

生活支援サービスを充実させるためには，市町村による地域診断とボランティアの発掘などの地域資源の確保（ニーズ調査，地域ケア会議，見える化）が重要である．市町村および地域包括支援センターは，ニーズと資源をマッチングさせるコーディネーターの役割を果たすほか，地域づくりのための**中間支援組織**（ボランティアセンター，NPO センター）の立ち上げも検討すべきとされる．これら社会資源の立ち上げ支援は，介護保険財源の地域支援事業や一般財源により実施される（図 2-9）．

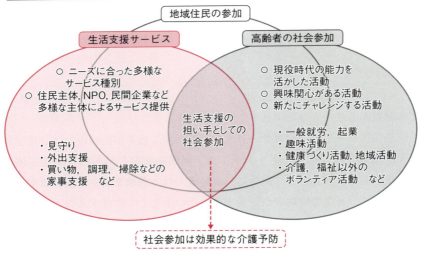

図 2-9　生活支援サービスの充実と高齢者の社会参加
生活支援サービスの提供に高齢者の社会参加を一層進めることを通じて，元気な高齢者が生活支援の担い手として活躍することも期待される．このように，高齢者が社会的役割をもつことにより，生きがいや介護予防にもつながる．
（厚生労働省「高齢者の生きがいづくりについて」平成 30 年 1 月 18 日付より）

D. 地域包括ケアシステムの5つの構成要素 | *41*

<「医療・看護」と「介護・リハビリテーション」>

　地域において急性期から回復期リハビリテーション病院・在宅療養に至るまで，切れ目のない医療提供体制は，地域包括ケアと相補的に両輪を成す．また，疾病を抱えても住み慣れた生活の場で療養し，自分らしい生活を続けられるためには，多職種協働により在宅医療・介護を一体的に提供できる体制が欠かせない．

　医療・介護連携は，個別の事例に対応するほか，顔の見える関係づくりを基盤に，勉強会などの開催，共通の教育基盤を持たない医療と介護の従事者の連携には相互理解や専門用語・知識のギャップを乗り越えて関係性を構築する必要性が指摘されている．

　生活リハビリテーションでは，リハビリ専門職，看護職がケアマネジャーなどに助言を行い，予防的な視点に立った介護の提供を目指す．

<保健・福祉>

　健康意識の向上やセルフマネジメントの知識を住民に広め，住民主体の生活支援・介護予防サービスを創出する取り組みに対しては，地域でのサロンなどへの出前講座や，健康教室，あるいは相談窓口などで保健師による側面的・間接的な支援が期待される．

　一方，行政保健師の研修などが必ずしも系統的に行われていないことなどが課題とされており，厚生労働省は平成28年に「保健師に係る研修のあり方等に関する検討会」の最終とりまとめを公表した[14]．本報告では，「自治体保健師の標準的なキャリアラダー」を作成し，保健師が実践する活動を6つの領域に分けて，体系的な研修体制の構築を促すなど，自治体保健師の人材育成に資する研修事業のあり方を示している（表2-8）．

　福祉については，単身高齢者や，低年金の高齢者の増加など，社会的経済的な課題を抱えた高齢者世帯数の増大が予測されており，社会福祉の専門性を活かしたソーシャルワークが重要になる．

42 | 第2章 地域包括ケアシステム

> **表 2-8** 保健師が実践する活動の 6 つの領域

1. 対人支援活動
2. 地域支援活動
3. 事業化・施策化のための活動
4. 健康危機管理に関する活動
5. 管理的活動
6. 保健師の活動基盤

E 自助と互助

「自助，互助，共助，公助」の 4 区分を初めて提唱したのは 2008（平成 20）年の地域包括ケア研究会報告書である．日本全体では，2025 年から 2040 年にかけて，生産年齢人口の減少による担い手の減少と介護需要の増加が進むことが予測されており，そのような将来に向けては「共助」「公助」の大幅な拡充を期待することは難しく，「自助」「互助」の充実を意識した取り組みが必要とされた．都市部では「自助」によるサービス購入が可能な一方で，都市部以外の地域では「互助」の役割が期待される．

「互助」は，相互に支え合っているという意味で「共助」と共通点があるが，費用負担が制度的に裏づけられていない自発的なものであり，地域の住民やボランティアという形で支援の提供者の物心両面の支援によって支えられていることが多い．

いわゆる有償ボランティアとして，利用者から金銭を受け取っているものの，市場価格には及ばない部分的な報酬のみを受け取っている場合は，「互助的要素」と，「自助的要素」を重複して備えていると解釈される．ボランティア組織の取り組みに，市町村が部分的に補助金を交付している場合などは，「互助」と「共助・公助」が重複していることになる（図 2-10）．

＜費用負担による区分＞

「自助」は自分，家族，市場サービスの購入

「互助」は費用負担が制度的に裏付けられていない自発的な支え合い

JCOPY 498－05728

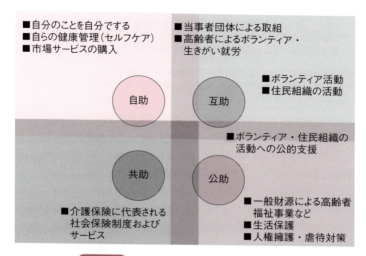

図2-10 自助・互助・共助・公助の区分
担い手が減少する社会においてバランスを考える必要があるとしながら，元気な高齢者自身による積極的な社会参加（自助）や地域の高齢者による支え合いの活動（互助）の潜在力が期待されている．
（平成28年度地域包括ケア研究会報告書[15]より引用）

「公助」は税による公の負担
「共助」は介護保険などリスクを共有する仲間（被保険者）の負担

F 地域包括支援センター

　地域包括支援センターは，地域の高齢者の総合相談，権利擁護や地域の支援体制づくり，介護予防の援助などを行い，高齢者の保健医療の向上および福祉の増進を包括的に支援することを目的とし，2005（平成17）年の介護保険法改定で制定された．地域包括ケア実現に向けた中核的な機関として市町村が設置する施設であり，保健師，社会福祉士，主任ケアマネジャーなどが配置される（図2-11）．およそ人口1～2万人の中学校区単位にひとつ設置され，平成26年現在で全国に4,557箇所設置されている．
　地域包括支援センターは，地域づくりの拠点としても役割が期待される．

第2章 地域包括ケアシステム

> 地域包括支援センターは，市町村が設置主体となり，保健師・社会福祉士・主任介護支援専門員らを配置して，3職種のチームアプローチにより，住民の健康の保持および生活の安定のために必要な援助を行うことにより，その保健医療の向上および福祉の増進を包括的に支援することを目的とする施設である．（介護保険法第115条の46第1項）
> 主な業務は，介護予防支援および包括的支援事業（① 介護予防ケアマネジメント業務，② 総合相談支援業務，③ 権利擁護業務，④ 包括的・継続的ケアマネジメント支援業務）で，制度横断的な連携ネットワークを構築して実施する．

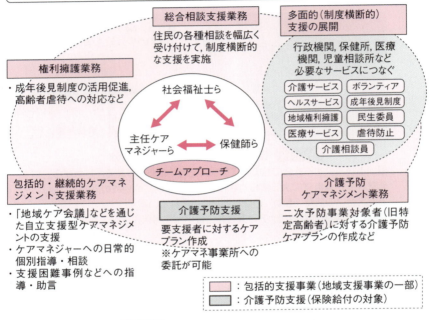

図 2-11 地域包括支援センターの業務

市町村が設置主体となり，総合相談支援，権利擁護，包括的・継続的ケアマネジメント支援業務，介護予防ケアマネジメント，介護予防支援などを行う．（厚生労働省資料より）

平成26年の法改正では，消費税財源も活用しながら地域支援事業を充実し，新たに包括的支援事業に「在宅医療・介護連携の推進」「生活支援サービスの体制整備」「認知症施策の推進」「地域ケア会議の推進」など地域づくりに関わる多方面の活動が位置づけられ，その結果，地域包括支援センターの機能強化が求められている（図2-12, 13）．

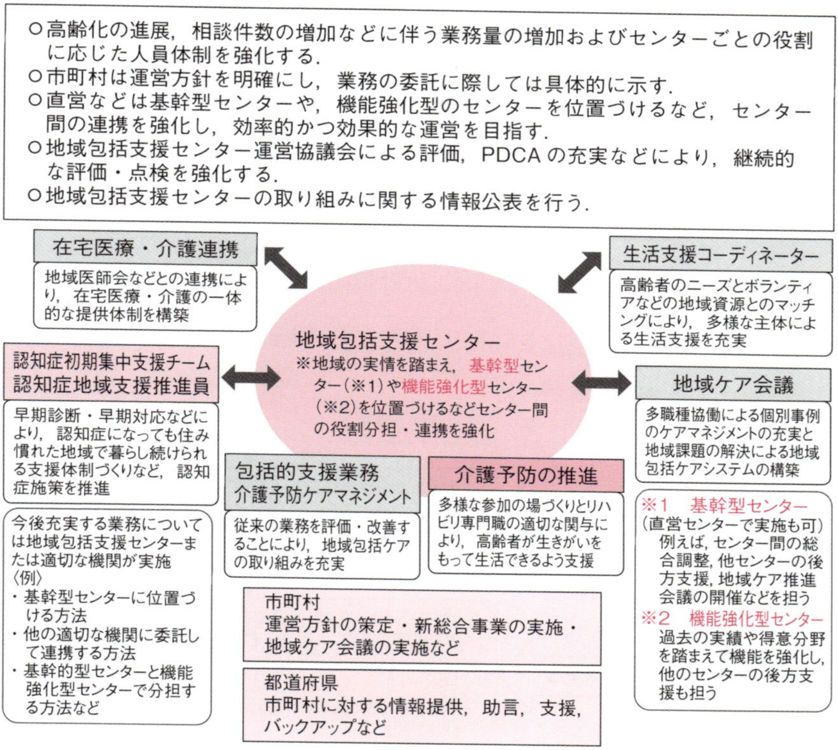

G. 地域ケア会議　45

○ 高齢化の進展，相談件数の増加などに伴う業務量の増加およびセンターごとの役割に応じた人員体制を強化する．
○ 市町村は運営方針を明確にし，業務の委託に際しては具体的に示す．
○ 直営などは基幹型センターや，機能強化型のセンターを位置づけるなど，センター間の連携を強化し，効率的かつ効果的な運営を目指す．
○ 地域包括支援センター運営協議会による評価，PDCA の充実などにより，継続的な評価・点検を強化する．
○ 地域包括支援センターの取り組みに関する情報公表を行う．

在宅医療・介護連携
地域医師会などとの連携により，在宅医療・介護の一体的な提供体制を構築

生活支援コーディネーター
高齢者のニーズとボランティアなどの地域資源とのマッチングにより，多様な主体による生活支援を充実

地域包括支援センター
※地域の実情を踏まえ，基幹型センター（※1）や機能強化型センター（※2）を位置づけるなどセンター間の役割分担・連携を強化

認知症初期集中支援チーム 認知症地域支援推進員
早期診断・早期対応などにより，認知症になっても住み慣れた地域で暮らし続けられる支援体制づくりなど，認知症施策を推進

今後充実する業務については地域包括支援センターまたは適切な機関が実施
〈例〉
・基幹型センターに位置づける方法
・他の適切な機関に委託して連携する方法
・基幹的型センターと機能強化型センターで分担する方法など

包括的支援業務 介護予防ケアマネジメント
従来の業務を評価・改善することにより，地域包括ケアの取り組みを充実

介護予防の推進
多様な参加の場づくりとリハビリ専門職の適切な関与により，高齢者が生きがいをもって生活できるよう支援

地域ケア会議
多職種協働による個別事例のケアマネジメントの充実と地域課題の解決による地域包括ケアシステムの構築

※1　基幹型センター
（直営センターで実施も可）
例えば，センター間の総合調整，他センターの後方支援，地域ケア推進会議の開催などを担う

※2　機能強化型センター
過去の実績や得意分野を踏まえて機能を強化し，他のセンターの後方支援も担う

市町村
運営方針の策定・新総合事業の実施・地域ケア会議の実施など

都道府県
市町村に対する情報提供，助言，支援，バックアップなど

図 2-12 地域包括支援センターの機能強化
（厚生労働省資料より）

G　地域ケア会議

　地域ケア会議は，「高齢者個人に対する支援の充実と，それを支える社会基盤の整備とを同時に進めていく，地域包括ケアシステムの実現に向けた手法」とされる．実施主体は市町村であるが，主催は地域包括支援センターなどである（図 2-14）．

　地域ケア会議の 5 つの機能とは，① 個別課題解決機能，② ネットワーク構築機能，③ 地域課題発見機能，④ 地域づくり・資源開発機能，⑤ 政策形

JCOPY 498-05728

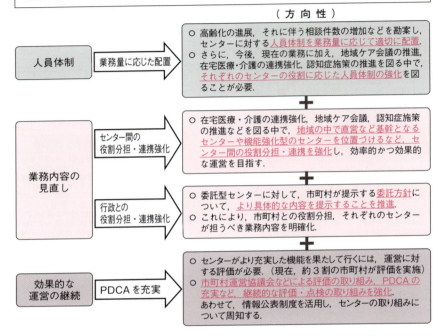

図 2-13 地域包括支援センターの機能強化へ向けた方向性

機能強化に向けては，人員体制の強化，センター間の役割分担・連携強化，運営に対する評価，PDCA の充実の方向性を示している．（厚生労働省資料より）

成機能である．地域ケア会議を活用して多職種連携や地域住民の協力が機能する地域づくりに取り組み，市町村を中心に地域の特性に応じた地域包括ケアシステムの実現が期待される（図 2-15）．

H 地域医療構想

2014（平成 26）年 6 月に成立した医療介護総合確保推進法に基づき，都道府県が順次，2 次医療圏を単位に策定する．限られた医療資源を効率的に

H. 地域医療構想

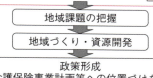

図2-14 地域ケア会議について
地域ケア会議は，地域包括ケアシステムの実現に向けた手法として重視される．
(「地域ケア会議について」厚生労働省資料より)

活用し，切れ目のない医療・介護サービスの体制を築く目的で，将来の医療需要と病床の必要量を推計し，必要な医療の確保，総量の確保，機能ごとの確保，空白地域がない配置，医療機能の分化・連携による効率的な医療提供体制，各医療機関の強みと得意分野を見える化，集約化と役割分担，地域での生活を支える療養環境の整備，入院＋在宅医療＋介護施設のバランスの取れた計画を目指す（図2-16）．

平成26年度より病床機能報告制度が都道府県ごとに設けられ，各医療機関は「高度急性期」「急性期」「回復期」「慢性期」の4つの医療機能からその有する病床において担っている医療機能の現状と今後の方向を選択し，病

第2章 地域包括ケアシステム

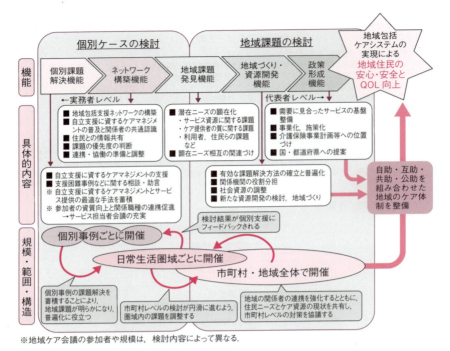

図 2-15 地域ケア会議の5つの機能
① 個別課題解決機能，② ネットワーク構築機能，③ 地域課題発見機能，④ 地域づくり・資源開発機能，⑤ 政策形成機能を通じて，地域のケア体制を構築し，地域包括ケアシステムの実現を目指す．（厚生労働省資料より）

棟単位で都道府県に報告する．医療機能の調整は，医療機関の自主的な取組みと，地域医療構想調整会議による協議，地域医療介護総合確保基金の活用などによって推進されるが，診療報酬改定による影響が大きいものと予想される（図2-17）．

　2013年の病床機能報告では，高度急性期 19.1 万床，急性期 58.1 万床，亜急性期など 11.0 万床，慢性期 35.2 万床とされるが，2025年の将来推計値は，平成23（2011）年の「社会保障・税一体改革」（厚生労働省）のなかでは高度急性期 22 万床，急性期を 46 万床，亜急性期など 35 万床，慢性期 28

H. 地域医療構想

○「医療介護総合確保推進法」により，平成 27 年 4 月より，都道府県が「地域医療構想」を策定．平成 28 年度中に全都道府県で策定済み．
　※「地域医療構想」は，二次医療圏単位での策定が原則．
○「地域医療構想」は，2025 年に向け，病床の機能分化・連携を進めるために，医療機能ごとに 2025 年の医療需要と病床の必要量を推計し，定めるもの．
○都道府県が「地域医療構想」の策定を開始するに当たり，厚生労働省で推計法法を含む「ガイドライン」を作成．平成 27 年 3 月に発出．

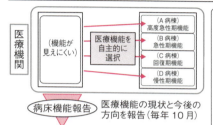

図 2-16 地域医療構想について

2025 年に向け，病床の機能分化・連携を進めるために，医療機能ごとの医療需要と病床必要量を推計し，定めることをいう．（厚生労働省資料より）

万床と推計し[16]，その後平成 27（2015）年の社会保障制度改革推進本部の第 1 次報告では高度急性期 13.0 万床，急性期 40.1 万床，回復期 37.5 万床，慢性期 24.2 〜 28.5 万床とした[17]．このように，将来推計値が変化するほか，推計式の中に平均在院日数の短縮が含まれていないため急性期病床数が減る根拠が不明であるなど，推計方法そのものを疑う声もある．現実には，超高齢者人口が増加する社会において医療資源の集中投入なしに平均在院日数の短縮を行うことは困難であること，急性期病床を減らせば二次救急医療を圧迫することなどを考慮すると，急性期病床の大幅な削減は困難であるとする意見がある．今後，診療報酬改定による重症度，医療・看護必要度の条件引き上げによって急性期病床は減少傾向となるが，このような政策誘導を危険視する意見が少なくない．

　回復期病床は大幅な増加が求められるが，回復期リハビリ病棟のみが対象

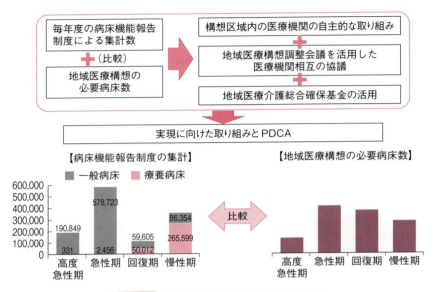

図 2-17 地域医療構想策定後の取り組み

地域医療構想として医療需要と病床必要量を推計した後は，医療機関の自主的な取り組み，地域医療構想調整会議による協議，基金の活用により実現させてゆくとされる．
（厚生労働省資料より）

であると考えるのは誤解である．原因の一つには，病床の定義が曖昧なままに医療資源投入量から推計を行っていることがある．2025 年の「回復期病床」のなかには，現在の急性期病床，地域包括ケア病床，慢性期病床のうち在宅復帰に向けた医療を提供する病床を含む．

　慢性期病床は，削減された病床の大半が在宅医療より介護施設へ移行する．低所得単身高齢者の増加，社会の互助機能の低下，在宅ケアは施設より高コストであることを考慮すると，大幅な在宅医療への移行が困難と考える．それでも，国は新たな高齢者の増加分を主に在宅医療で担当するとしており，病床数削減の受け皿としての在宅医療の推進をどのように成功させるかが地域医療構想のもうひとつの論点となる．

I 地域医療介護総合確保基金

2014（平成 26）年 6 月に成立した医療介護総合確保推進法（正式名称：地域における医療及び介護の総合的な確保を推進するための関係法律の整備等に関する法律）に基づき，消費税の増収分を活用して各都道府県に設置した財政支援制度．高度急性期から在宅医療・介護までの一連のサービスを地域で総合的に確保するため，医療・介護の整合的な計画策定に向けた措置や，医療・介護の実施事業を対象として財政支援を行うものとされる．

設置された基金は国が 2/3，都道府県が 1/3 を負担し，都道府県および市町村が策定した基金事業計画（都道府県計画，市町村計画）に沿って分配される（図 2-18）．

基金交付初年度の 2014 年度の予算は医療分のみの 904 億円（国負担分602 億円）で，2015 年度および 2016 年度は医療分の 904 億円に介護分 724億円（国負担分 483 億円）が加算され，それぞれ 1,628 億円になった．さらに 2015 年度補正予算で「介護離職ゼロ」に向けた施策の拡充を背景に介護分として 1,561 億円が上乗せされた．

J 地域包括ケアをめぐる今後の視点

国では平成 28（2016）年 7 月に「我が事・丸ごと」地域共生社会実現本部が立ちあげられ，「地域共生社会の実現」が目標として設定された．地域共生社会は，これまで分野・対象者別に進められてきた縦割りの地域の支援の仕組みを見直し，地域住民を中心としたすべての関係者が「我が事」として，生活課題に「丸ごと」対応できるような地域社会を，今後日本社会が目指すべきイメージとして提示している（図 2-19）．

2017 年に報告された「地域における住民主体の課題解決力強化・相談支援体制の在り方に関する検討会（地域力強化検討会）」の最終とりまとめでは，地域共生社会の具体化に向け以下の方向性を示している[18]．

◆ 地域共生が文化として定着する挑戦

第2章 地域包括ケアシステム

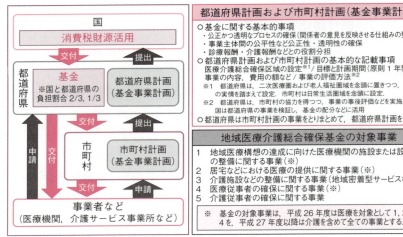

図 2-18 地域医療介護総合確保基金
都道府県計画および市町村計画をもとに，5つの対象事業に交付される．（厚生労働省資料より）

◆「待ち」の姿勢から，「予防」の視点に基づく，早期発見，早期支援へ
◆ 専門職による多職種連携，地域住民らとの協働による地域連携
◆「支え手」「受け手」が固定されない，多様な参加の場，働く場の創造
◆「点」としての取り組みから，有機的に連携・協働する「面」としての取り組みへ

　もうひとつの大切な視点は，地域包括ケアシステム構築の目的の変化である．当初は病床数削減による医療費の抑制が期待されたかもしれないが，実際には病院や施設に集めて行う医療・ケアと比較して地域に分散して行うケアは効率が低いうえ，介護離職，住宅改修にもコストがかかるため，施設ケアに比べて地域ケアの経済的優位性は期待できない．ただし，医療を投入しても埋めることのできなかった心理・社会的課題を地域のネットワークが補完したり，医療に依存しない市民意識，市民の自己決定，ACP（アドバンス・ケア・プランニング），住民主体の介護予防・生活支援が普及し，尊厳の確保，セーフティネットの充実がより大きな幸福をもたらせば，在宅医

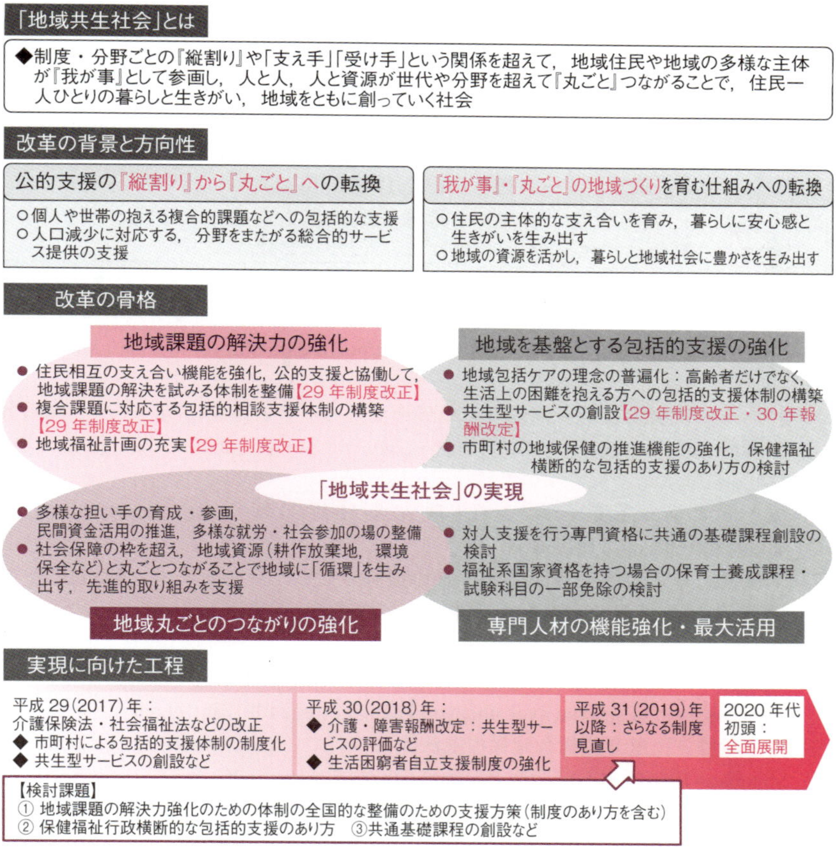

J. 地域包括ケアをめぐる今後の視点　53

「地域共生社会」とは

◆制度・分野ごとの『縦割り』や「支え手」「受け手」という関係を超えて，地域住民や地域の多様な主体が『我が事』として参画し，人と人，人と資源が世代や分野を超えて『丸ごと』つながることで，住民一人ひとりの暮らしと生きがい，地域をともに創っていく社会

改革の背景と方向性

公的支援の『縦割り』から『丸ごと』への転換	『我が事』・『丸ごと』の地域づくりを育む仕組みへの転換
○個人や世帯の抱える複合的課題などへの包括的な支援 ○人口減少に対応する，分野をまたがる総合的サービス提供の支援	○住民の主体的な支え合いを育み，暮らしに安心感と生きがいを生み出す ○地域の資源を活かし，暮らしと地域社会に豊かさを生み出す

改革の骨格

地域課題の解決力の強化
- 住民相互の支え合い機能を強化，公的支援と協働して，地域課題の解決を試みる体制を整備【29年制度改正】
- 複合課題に対応する包括的相談支援体制の構築【29年制度改正】
- 地域福祉計画の充実【29年制度改正】

地域を基盤とする包括的支援の強化
- 地域包括ケアの理念の普遍化：高齢者だけでなく，生活上の困難を抱える方への包括的支援体制の構築
- 共生型サービスの創設【29年制度改正・30年報酬改定】
- 市町村の地域保健の推進機能の強化，保健福祉横断的な包括的支援のあり方の検討

「地域共生社会」の実現

- 多様な担い手の育成・参画，民間資金活用の推進，多様な就労・社会参加の場の整備
- 社会保障の枠を超え，地域資源（耕作放棄地，環境保全など）と丸ごとつながることで地域に「循環」を生み出す，先進的取り組みを支援

地域丸ごとのつながりの強化

- 対人支援を行う専門資格に共通の基礎課程創設の検討
- 福祉系国家資格を持つ場合の保育士養成課程・試験科目の一部免除の検討

専門人材の機能強化・最大活用

実現に向けた工程

平成29(2017)年： 介護保険法・社会福祉法などの改正 ◆ 市町村による包括的支援体制の制度化 ◆ 共生型サービスの創設など	平成30(2018)年： ◆ 介護・障害報酬改定：共生型サービスの評価など ◆ 生活困窮者自立支援制度の強化	平成31(2019)年以降：さらなる制度見直し	2020年代初頭：全面展開

【検討課題】
① 地域課題の解決力強化のための体制の全国的な整備のための支援方策（制度のあり方を含む）
② 保健福祉行政横断的な包括的支援のあり方　③ 共通基礎課程の創設など

図2-19 「地域共生社会」の実現に向けて

（平成29年2月7日　厚生労働省「我が事・丸ごと」地域共生社会実現本部決定）

療・介護のコストに意義を見いだすことが十分に可能であると思う．

　医療・介護従事者の働き方改革は，24時間対応を求める在宅ケアにブレーキを掛ける形となる．今後，介護従事者の確保，医療従事者の在宅医療への参入をより多く求めるためには，従事者個人の犠牲に依存しないシステムの構築もまた不可欠であり，人的・経済的資源の積極的な投入が欠かせない．

JCOPY 498-05728

54 第2章 地域包括ケアシステム

文献

1) 2040年を見据えた社会保障の将来見通し　平成30年第6回経済財政諮問会議（平成30年5月21日）http://www5.cao.go.jp/keizai-shimon/kaigi/minutes/2018/0521/shiryo_04-1.pdf

2) 山口　昇. 地域包括ケアのスタートと展開. In：髙橋紘士, 編. 地域包括ケアシステム. 東京：オーム社；2012. p.12-37.

3) 千田敏之. 沢内病院　かつての地域医療のお手本は今. 日経メディカル. 2015年5月号. 2015, p.33-6.

4)「高齢者介護・自立支援システム研究会」報告書　新たな高齢者介護システムの構築を目指して（平成6年12月）. 高齢者介護・自立支援システム研究会. http://www.ipss.go.jp/publication/j/shiryou/no.13/data/shiryou/syakaifukushi/514.pdf

5) 2015年の高齢者介護〜高齢者の尊厳を支えるケアの確立に向けて〜. 高齢者介護研究会（平成15年6月）http://www.mhlw.go.jp/topics/kaigo/kentou/15kourei/

6) 安心と希望の介護ビジョン（平成20年11月20日）. http://www.mhlw.go.jp/shingi/2008/11/dl/s1121-8a.pdf

7) 地域包括ケア研究会 報告書 〜今後の検討のための論点整理〜. 地域包括ケア研究会（平成20年度老人保健健康増進等事業）http://www.mhlw.go.jp/houdou/2009/05/dl/h0522-1.pdf

8) 社会保障・税一体改革大綱について（平成24年2月17日閣議決定）http://www.cas.go.jp/jp/seisaku/syakaihosyou/kakugikettei/240217kettei.pdf

9) 厚生労働省医療介護総合確保推進法等について. http://www.mhlw.go.jp/file/05-Shingikai-10801000-Iseikyoku-Soumuka/0000052610_1.pdf

10) 社会保障制度改革国民会議報告書〜確かな社会保障を将来世代に伝えるための道筋〜（平成25年8月6日）. http://www.kantei.go.jp/jp/singi/kokuminkaigi/pdf/houkokusyo.pdf

11) 経済財政運営と改革の基本方針2016について. http://www5.cao.go.jp/keizai-shimon/kaigi/cabinet/2016/2016_basicpolicies_ja.pdf

12) 第5期介護保険事業（支援）計画の策定準備及び地域支援事業の見直しに係る会議資料《介護保険事業（支援）計画関係》平成22年10月27日 厚生労働省老健局介護保険計画課　http://www.mhlw.go.jp/topics/kaigo/dl/tp101027-01b.pdf

13) 生活支援サービスの充実と高齢者の社会参加（厚生労働省資料）. http://www.mhlw.go.jp/seisakunitsuite/bunya/hukushi_kaigo/kaigo_koureisha/chiiki-houkatsu/dl/link5.pdf

JCOPY 498−05728

J. 地域包括ケアをめぐる今後の視点 | 55

14）保健師に係る研修のあり方等に関する検討会. http://www.mhlw.go.jp/file/05-Shingikai-10901000-Kenkoukyoku-Soumuka/0000120070.pdf

15）地域包括ケアシステム構築に向けた制度及びサービスのあり方に関する研究事業報告書　地域包括ケア研究会報告書―2040 年に向けた挑戦（平成 28 年度老人保健事業推進費等補助金　老人保健健康増進等事業）http://www.murc.jp/sp/1509/houkatsu/houkatsu_01/h28_01.pdf
介護予防政策サポートサイト. http://www.yobou_bm.umin.jp/

16）医療・介護制度改革について. 平成 23 年 11 月 16 日. 厚生労働省. http://www.mhlw.go.jp/stf/shingi/2r9852000001wcv7-att/2r9852000001wcyo.pdf

17）医療・介護情報の活用による改革の推進に関する専門調査会第 1 次報告（平成 27 年 6 月 15 日）. 社会保障制度改革推進本部. https://www.kantei.go.jp/jp/singi/shakaihoshoukaikaku/houkokusyo1.pdf

18）地域力強化検討会 最終とりまとめ～地域共生社会の実現に向けた新しいステージへ～地域における住民主体の課題解決力強化・相談支援体制の在り方に関する検討会（地域力強化検討会）平成 29 年 9 月 12 日. http://www.mhlw.go.jp/file/05-Shingikai-12201000-Shakaiengokyokushougaihokenfukushibu-Kikakuka/0000177049.pdf

〈村井邦彦〉

第**3**章

在宅緩和ケアの保険制度，支援制度

I 医療・介護の社会資源，多職種連携

A 訪問系サービス

1. 訪問診療

　「訪問診療」とは，計画的な医療サービス（＝診療）を行うことである．疾患や病状にもよるが，週3回までの割合で定期的，かつ，計画的に訪問し，診療，治療，薬の処方，療養上の相談，指導などを行うものである．

　これに対して「往診」とは通院できない患者，または家族の要請を受けて，医師がその都度，診療を行うことである．発熱や呼吸状態の悪化や看取りなど突発的な病状の変化に対して，急きょ診療を依頼することである．

　訪問診療では，患者や家族から依頼があった場合，これまでの病歴，現在の病気，病状など詳細を把握し，関係医療機関などから情報収集を図り，その上で，どのような治療を受けたいか，家族の介護力や経済的な事情なども詳しく確認しながら，診療計画，訪問スケジュールをたてていくのである．

　また，訪問診療では医療機関でしか行えないと思われがちな，血液検査，心電図検査，エコー検査，点滴治療などは必要に応じ自宅などにいながら受けられることも多く，寝たきりの人や，人工呼吸器を使用されている人，胃ろうを造設されている人などさまざまな医療的ケアを受けている人に対する各種の医学的管理や，がんの痛みに対する在宅緩和ケアや，がんに限らない終末期のケアにも対応しているのである．

　なお，急変時には緊急訪問し，入院の手配を行ったりするなど，臨機応変

Ⅰ 医療・介護の社会資源，多職種連携　*57*

に対応し多くの場合，24 時間体制で対応していることが在宅診療の特徴である（参考：日本訪問診療機構ホームページ）．

　平成 27 年 7 月 1 日時点で在宅療養支援診療所（強化型在宅療養支援診療所・連携強化型在宅療養支援診療所を含む）の数は全国で 14,562 件（保険局医療課調べ）となっているが届けのみで実際には在宅療養支援診療所として稼動していない診療所もあるので事前に確認しておく必要がある．

＜利用のはじめ方＞

　入院中やかかりつけの医療機関がある場合は，その医療機関の医師や看護師，医療ソーシャルワーカー（medical social worker：MSW）に相談する．

　すでに在宅で療養中の場合には，患者や家族が電話などで近隣の地域包括支援センターか訪問看護ステーションなどに相談してみる．すでに介護保険サービスを利用している場合は，担当の介護支援専門員（以後ケアマネジャー）に相談してみるのもよいだろう．

メモ❶ 保険対象外の費用（交通費）

　私が在宅療養されている方と関わっているときに，本人，家族から予想外だったと言われたことがあるのが，訪問診療に関わる**交通費**である．医療保険などの保険点数などは，後期高齢者の場合を含めある程度の金額になると高額療養費（表 3-17，18 参照）という形で一定の金額以上にならない仕組みとなっているが，訪問診療に関わる交通費など保険適用にならないものに関しては，訪問回数の分，診療所から自宅の距離の分など請求されることが多い．緊急時に医師がタクシーで訪問した際にはその実費分など請求されることもある．

　診療所などのホームページなどに明示されている場合もあるが，本人の病状説明などが中心になり保険対象外の金額などの確認がおろそかになることが多々ある．交通費などは各診療所によって，それぞれ変わってくるので確認しておきたいポイントのひとつである．

58 | 第3章　在宅緩和ケアの保険制度，支援制度

2. 訪問歯科診療

　訪問歯科診療とは，通院困難な患者に自宅などで，むし歯や歯周病の治療，入れ歯や義歯の作成，修理，口腔ケアなどを行う診療である．

　歯の治療を行うことにより，きちんと食事を摂取できるということは生活の質を高めるだけでなく，健康状態の維持向上につながる．

　最近では，歯周病と糖尿病，心臓病，脳梗塞，肺炎の関係性も明らかになっており，訪問歯科診療も在宅療養に大きな役割を担っているのである．

＜利用のはじめ方＞

　かかりつけの歯科が訪問歯科診療を行っていない場合や，訪問歯科診療を行っている歯科がわからない場合は，地域の歯科医師会や地域包括支援センター，ケアマネジャー（介護支援専門員）に相談してみるとよいだろう．

3. 訪問薬剤管理指導

　薬剤師が，自宅などを訪問し，薬剤の管理の相談や飲み方の指導などを行うサービスである．

　医療保険，介護保険ともに制度があり保険対応してもらえる．

＜利用のはじめ方＞

　かかりつけの医師や，薬剤師，ケアマネジャーに相談することで必要に応じて利用できる．普段利用している調剤薬局が訪問対応してくれない可能性もあるので注意する必要がある．

＜自己負担＞

　表3-1を参照．

4. 訪問看護

　訪問看護は，看護師が患者の自宅を訪問して療養生活の支援を行う看護サービスである．病状の観察，看護・介護方法のアドバイス，清潔ケア，リ

JCOPY 498－05728

Ⅰ 医療・介護の社会資源，多職種連携　59

表 3-1 居宅療養管理指導

通院が困難な利用者へ医師，歯科医師，薬剤師，管理栄養士，歯科衛生士などが家庭を訪問し療養上の管理や指導，助言等を行うサービス．

居宅療養管理指導　基本報酬　介護保険（2018 年 4 月改定）

薬剤師が行う場合		
（1）病院又は診療所の薬剤師	単一建物居住者が 1 人	558 単位
	単一建物居住者が 2 人～9 人	414 単位
	単一建物居住者が 10 人以上	378 単位
（2）薬局の薬剤師	単一建物居住者が 1 人	507 単位
	単一建物居住者が 2 人～9 人	483 単位
	単一建物居住者が 10 人以上	344 単位
管理栄養士が行う場合		
	単一建物居住者が 1 人	537 単位
	単一建物居住者が 2 人～9 人	483 単位
	単一建物居住者が 10 人以上	442 単位
歯科衛生士が行う場合		
	単一建物居住者が 1 人	355 単位
	単一建物居住者が 2 人～9 人	323 単位
	単一建物居住者が 10 人以上	295 単位

ハビリテーション，終末期のケア，床ずれの予防・処置，カテーテル管理などを主治医の指示に基づいて行う．保険は医療保険または介護保険を利用する．また病気に関することだけではなく，患者を支える家族が在宅療養で抱える不安や疑問についても看護師として対応してくれる．必要に応じて関係機関への橋渡しも行う．末期のがん患者の外泊時にも訪問看護を利用することができる（表 3-2）．

JCOPY 498－05728

第3章　在宅緩和ケアの保険制度，支援制度

表3-2　提供される看護サービス

病状の観察	日常生活の看護と介護技術の実施と相談	介護用品の紹介，指導
バイタルの測定やフィジカルアセスメント	清潔，食生活，排泄，体位保持など	福祉用具の利用相談と利用指導など
在宅リハビリテーションの実施と相談	生活環境の調整と指導	行政機関や他サービス利用に関する情報提供や調整
体位交換や関節などの運動・動かし方の指導，ADL訓練，生活の自立・社会復帰への援助など	かかりつけ医への連絡調整，住宅改修の相談，療養環境の相談，福祉用具導入のアドバイスなど	自治体の在宅サービスや保健・福祉サービスの紹介，ボランティアサービスの紹介，各種サービス提供機関との連絡調整など
医療的処置の実施と相談	終末期看護	その他，医師の指示による処置と介護に関する相談
吸引，酸素吸入，カテーテル管理，呼吸管理，褥瘡予防，内服管理など	痛みのコントロール，利用者と家族への精神的支援など	服薬指導，検査，介護者の介護負担に関する相談や精神的支援など

（ナース専科．VOL26. No.10より）

<特にがん患者の在宅療養には訪問看護サービスが不可欠>

　ここ数年，在院日数の短縮化や，価値観の多様化などから病院で過ごすことより住み慣れた自宅での療養を希望する人が増加している．末期がんに限定されるものではないが，特に心身の状態が変化しやすい末期がんの患者が在宅で療養を続けていくためには，変化を的確に判断して主治医やケアマネジャーなどに情報提供してくれる訪問看護師の存在が不可欠である．

<利用のはじめ方> （図3-1）

　訪問看護を利用する場合は主治医が発行する「訪問看護指示書」が必要である（表3-3）．かかりつけの医療機関の主治医や看護師，医療ソーシャルワーカー，あるいはケアマネジャーに相談する．

　入院中の場合は，退院前に訪問看護師を決めて入院中の病院に来てもらう

I 医療・介護の社会資源，多職種連携

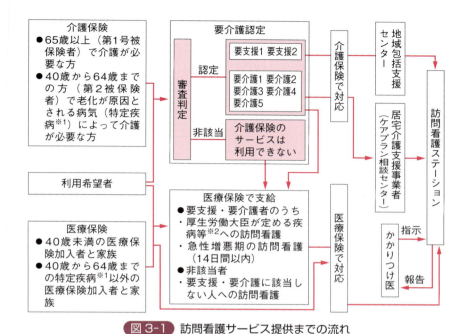

図3-1 訪問看護サービス提供までの流れ

※1 特定疾病
　筋萎縮性側索硬化症，後縦靱帯骨化症，骨折を伴う骨粗鬆症，シャイ・ドレーガー症候群，初老期における認知症，脊髄小脳変性症，脊柱管狭窄症，早老症，糖尿病性神経障害・糖尿病性腎症・糖尿病性網膜症，脳血管疾患，パーキンソン病，閉塞性動脈硬化症，慢性関節リウマチ，慢性閉塞性肺疾患，両側の膝関節または股関節に著しい変形性関節症，がん末期

※2 厚生労働大臣が定める疾病等
　末期の悪性腫瘍，多発性硬化症，重症筋無力症，スモン，筋萎縮性側索硬化症，脊髄小脳変性症，ハンチントン病，進行性筋ジストロフィー症，パーキンソン病関連疾患（進行性核上性麻痺，大脳皮質基底核変性症，パーキンソン病…ホーエン・ヤールの重症度分類がステージ3以上であって生活機能障害度がⅡ度またはⅢ度のものに限る），多系統萎縮症（線条体黒質変性症，オリーブ橋小脳萎縮症，シャイ・ドレーガー症候群），プリオン病，亜急性硬化性全脳炎，後天性免疫不全症候群，頸髄損傷または人工呼吸器を使用している状態

62 第3章 在宅緩和ケアの保険制度，支援制度

表3-3 訪問看護指示書

訪問看護指示書

指示期間（令和　　年　　月　　日　～　　年　　月　　日）

患者氏名		生年月日	明・大・昭・平・令　　年　　月　　日生（　　歳）
患者住所			電話（　　　　）　　　―
主たる傷病名			

現在の状況（該当項目に○）	症状・治療状態							
	投与中の薬剤の用法・用量							
	日常生活自立度	寝たきり度	J		A		B	C
		痴呆の状況	無し	I	II	III	IV	M
	要介護認定の状況	要支援（　1　2　）　要介護（　1　2　3　4　5　）						
	褥瘡の深さ	NPUAP分類　III度　IV度　　　　DESIGN分類　D3　D4　D5						

装着・使用医療機器等

1. 自動腹膜灌流装置　　　2. 透析液供給装置　　3. 酸素療法（　　/min）
4. 吸引器　　　　　　　　5. 中心静脈栄養　　　6. 輸液ポンプ
7. 経管栄養　　（経鼻・胃瘻：チューブサイズ　　，　　　　日に1回交換）
8. 留置カテーテル　（サイズ　　　　　，　　　　　　　日に1回交換）
9. 人工呼吸器　　（陽圧式・陰圧式：設定　　　　　　　　　　　　）
10. 気管カニューレ　（サイズ　　　）　　　11. ドレーン（部位：　　　）
12. 人工肛門　　　　13. 人工膀胱　　　　　14. その他（　　　　　）

留意事項及び指示事項
　I　療養生活指導上の留意事項

　II　1. リハビリテーション
　　　2. 褥瘡の処置等
　　　3. 装着・使用医療機器等の操作援助・管理
　　　4. 感染症の有（　　　　　　　　　　　　）・無
　　　5. その他

緊急時の連絡先

不在時の対応法

特記すべき留意事項（注：薬の相互作用・副作用についての留意点，薬物アレルギーの既往等あれば記載してください。）

他の訪問看護ステーションへの指示
（無　有：指定訪問看護ステーション名　　　　　　　　　　　　　　　　　）

　上記のとおり，指定訪問看護の実施を指示いたします。

令和　　年　　月　　日

医療機関名
住　　　所
電　　　話
（ＦＡＸ）
医 師 氏 名　　　　　　　　㊞

訪問看護ステーション　　　殿

I 医療・介護の社会資源，多職種連携 **63**

とよい．病棟担当の看護師や医師，リハビリテーションの担当者らから自宅療養に必要な情報を収集してくれる．

＜訪問回数・時間＞

医療保険での訪問回数は週に3回を限度としているが，厚生労働大臣が定めた疾病など（① 末期悪性腫瘍，② 神経難病など）や，慢性疾患の急性増悪期についてはこの限りではない．

※患者の状態によって指示書は以下の通り．

末期がんの人は，通常の訪問看護指示書で連日の訪問も1日に複数回の訪問も可能である．慢性疾患などで通常の訪問看護指示書での訪問看護利用者が，症状の悪化によって主治医が週4回以上の頻回な訪問の必要性を認めた場合，主治医がその旨を記載した特別訪問看護指示書（表3-4）を発行することで1カ月に1回限り14日を限度に連続訪問が可能になる．ただし，気管カニューレを使用している者，真皮を越える褥瘡の者に限り，特別訪問看護指示書は1カ月に2回算定できる．

介護保険での訪問回数は必要に応じて週何日であっても1日に複数回であっても利用可能であり，ケアプランに依存し，限度額範囲であれば1割から3割の負担で利用できる．ただし，介護保険の要介護者であっても，末期がんや頸髄損傷，人工呼吸器を使用している状態などの場合は医療保険で賄われる．末期がんなどの終末期の対応の場合，訪問看護を頻回に利用する可能性があり介護保険の場合は利用回数が多くなり利用限度額を超えると保険適応できなくなってしまうが，医療保険の場合は利用限度額の範囲にこだわらず保険対応できるのである．

1回あたりの訪問時間は，医療保険では特に決められていない（必要な看護内容によって訪問時間を90分以内で設定する）．介護保険での訪問時間は30分〜1時間30分で，時間に応じた利用料が介護保険法で決められている．

JCOPY 498-05728

第3章　在宅緩和ケアの保険制度，支援制度

表3-4　特別訪問看護指示書

特 別 訪 問 看 護 指 示 書
在宅患者訪問点滴注射指示書

※該当する指示書を○で囲むこと

特別看護指示期間：令和　　年　　月　　日　〜　　月　　日　※有効期間14日間
点滴注射指示期間：令和　　年　　月　　日　〜　　月　　日　※有効期間7日間のうち3日以上

患者氏名	生年月日　M・T・S・H・R 　　年　　月　　日生（　　歳）

病状・主訴

褥瘡の深さ	NPUAP分類　Ⅲ度　Ⅳ度　　　　DESIGN分類　D₃　D₄　D₅

留意事項及び指示事項（注：点滴注射薬の相互作用・副作用についての留意点があれば記載して下さい。）

※薬剤アレルギー：　　無し　　有り（　　　　　　　　　　　　　　　　）

点滴注射指示内容（投与薬剤・投与量・投与方法等）

緊急時の連絡先等（かかりつけ医の携帯番号等）

上記のとおり，指示いたします。

令和　　年　　月　　日

医療機関名
電　　　　話
（ＦＡＸ）
医 師 氏 名　　　　　　　印

訪問看護ステーション　　　殿

Ⅰ 医療・介護の社会資源，多職種連携 **65**

＜自己負担額＞

訪問看護の自己負担分と交通費が必要である（表3-5）.

●医療保険の場合（1割負担から3割負担）

交通費は距離に応じて発生することが多い. 時間外利用や休日利用には保険外の自己負担が必要な場合があるので訪問看護ステーションに確認しておく.

●介護保険の場合

介護保険の費用は介護保険法により要介護度に時間単位で定められている.

交通費については，訪問看護ステーションの通常のサービス範囲内は自己負担が発生しないことが多いが患者の住所がある市区町村と訪問看護ステーションの市区町村が違う場合は自己負担が発生する可能性があるので予め確認しておくとよいだろう.

5. 訪問リハビリテーション

訪問リハビリテーションは，利用者が住み慣れた環境でできる限り自立した日常生活が送ることができるよう，理学療法士，作業療法士，言語聴覚士などが利用者の自宅などに訪問し心身機能の維持回復や日常生活の自立に向けたリハビリテーションを行う.

また，ご家族への介護方法の指導や，住宅改修や福祉用具に関する助言も行う.

＜利用のはじめ方＞

医師からの指示が必要になる. かかりつけ医療機関やケアマネジャーに相談していく.

＜自己負担＞

表3-6を参照.

JCOPY 498－05728

66 | 第3章 在宅緩和ケアの保険制度, 支援制度

表 3-5 訪問看護利用料金表

A. 医療保険

1. 料金表				
①	訪問看護基本療養費 (1日につき)	緩和ケア・デイケア 専門看護師	月に1日	¥12,850
		看護師等	週3回までを限度	¥5,550
		※准看護師は別設定	週4回以上	¥6,550
②	訪問看護情報提供療養費			¥1,500
③	訪問看護管理療養費		月の初日	¥7,400
			2日目以降 12日まで	¥2,980
④ 加算	24時間対応体制加算			¥6,400
	退院時共同指導加算			¥8,000
	退院支援指導加算		退院日	¥6,000
	在宅患者連携指導加算		月に1回	¥3,000
	在宅患者緊急時等カン ファレンス加算		月に2回	¥2,000
	特別管理加算	在宅悪性腫瘍患者指 導管理	月に1回	¥5,000
		在宅気管切開患者指 導管理		¥5,000
		気管カニューレを使 用している状態		¥5,000
		留置カテーテルを使 用している状態		¥5,000
⑤	夜間・早朝訪問看護加算		1日1回ずつ算定可 能	¥2,100
	深夜訪問看護加算			¥4,200
	訪問看護ターミナルケア 療養費			¥25,000

B. 介護保険 (訪問看護ステーション利用)

※末期がんの場合は医療保険が適用される

1. 単位表			
① 基本	20分未満	予防300単位/回	介護311単位/回
	30分未満	予防448単位/回	介護467単位/回
	30分以上1時間	予防787単位/回	介護816単位/回
	1時間以上1時間30分	予防1,080単位/回	介護1,118単位/回

(つづく)

I 医療・介護の社会資源，多職種連携　**67**

② 加算	特別管理加算（在宅酸素・胃瘻・気管切開・ドレーン…）	月1回	500単位/回
	※24H対応・体制型のステーションが算定可能	月1回	250単位/回
	緊急時訪問看護加算	月1回	574単位/回
	ターミナルケア加算		2,000単位/回

※早朝（6〜8時）と夜間（18〜22時）は25％増，深夜（22〜6時）は50％増
※1単位10円であるが，地域によっては若干の地域加算がある．

2. 概算表　1回/週（月4回利用）訪問看護利用…介護の場合		
時間	単位	自己負担 ①のみ
20分未満	311×4	約1,244円
30分未満	467×4	約1,868円
30〜60分	816×4	約3,264円
60〜90分	1,118×4	約4,472円

※1割負担の場合

表3-6　支払い例①

要介護2（要介護1〜5の方は料金は同じ）
保険対象

内訳	単位
訪問リハビリ1（1単位20分） 1回1時間以上利用の場合	290×3 870
訪問リハマネジメント加算I（月に1回のみ算定）	230
訪問リハ社会参加支援加算	17
訪問リハ提供体制加算	6

※1割負担の場合　　　　　　　1回1時間合計　約1,123円

JCOPY 498−05728

68 | 第3章　在宅緩和ケアの保険制度，支援制度

6. 在宅患者訪問栄養指導

　在宅訪問管理栄養士が通院が困難で在宅での食事療法が必要な人に食事内容などの指導をしていくことをいう．

　介護保険・医療保険ともサービスを受けられるので必要に応じ医療機関などに相談してみるとよいだろう．

　治療食の相談や，食事摂取が困難な人への食事形態（刻み食やトロミを付けるかなど）の相談など食事療法に関するさまざまな相談にのってくれるので非常に有効なサービスだが，全国的に在宅訪問管理栄養士の数も，サービス利用者も少ないのが現状である．

＜利用のはじめ方＞

　医療保険・介護保険とも医師による特別食の判断，指示書が必要になるので，かかりつけの医療機関に相談していく．また介護保険での利用の際はケアマネジャーにも相談していく．

＜自己負担＞

　表3-1を参照．

7. 訪問介護（ホームヘルプ）

　訪問介護サービスは，要支援・要介護の認定を受けた方に対して，訪問介護員（ホームヘルパー）が自宅を訪問することで支援を受けるサービスである．介護保険ではそのサービスを「身体介護」と「生活援助」に区別している．また，介護タクシーなどで行う「通院等乗降介助」も訪問介護に含まれる．

- ●**身体介護**：食事，入浴，排泄の介助，衣類やシーツの交換など．
- ●**生活援助**：住居の掃除，洗濯，買い物，食事の準備，調理など．
- ●**通院乗降介助**：介護タクシーで通院などの車両の乗降の介助など（要介護認定などがある場合のみ）．

　下記のように本人の生活に直接関わらないものは対象外である．

JCOPY 498−05728

Ⅰ 医療・介護の社会資源，多職種連携　**69**

① 本人のため以外の家事（本人が使用していない部屋の掃除，家族のための洗濯，本人以外の家族の食事）

② 普段の生活に差し支えがないもの（庭の掃除，水やり，草むしり，自動車の洗車）

③ 普段はやらないような家事（家具の移動，部屋の模様替え，窓ガラスの拭き掃除，年末の大掃除や正月の料理）

④ ペットの世話

⑤ 預貯金の引き出し，預け入れ

また，家族が同居している場合には利用が制限される場合もある．

＜ヘルパーの医療的ケア＞

一部の医療的ケアは介護職でも可能になった．口腔・鼻腔・気管カニューレ内までの痰の吸引や経管栄養であるが，条件が伴うのでケアマネジャーやヘルパーに確認する必要がある．

＜利用の始め方＞

ケアマネジャーに相談する．

＜自己負担＞

表 3-7 参照．

8. 訪問入浴介護

家族（介護者）の介護だけでは自宅で入浴することが困難な寝たきりの高齢者や重度の身体障がい者に対して，定期的に利用者宅を訪問し，事業者が持ち込んだ浴槽を使って室内で入浴サービスを行う．このサービスは，難病や末期がんの患者，特に医療的ケアを必要としている人に提供されることが多い．介護保険の認定を受けている人であれば利用できる．

訪問スタッフは看護師 1 名を含む 3 名で，看護師は入浴前後の血圧や全身状態のチェックを行う．

70 第3章 在宅緩和ケアの保険制度，支援制度

表 3-7 訪問介護 身体介護と生活援助の単位数（2018年4月改定）

身体介護中心型	
20分未満	165単位
20分以上30分未満	248単位
30分以上1時間未満	394単位
1時間以上1時間30分未満	575単位
以降30分を増すごとに算定	83単位
生活援助中心型	
20分以上45分未満	181単位
45分以上	223単位
通院等乗降介助	
1回	98単位

※ 1割負担の場合は単位を円に変更した金額がおおよその金額となるが，地域や，夜間，早朝，事業所の体制などによって金額が変わる．

表 3-8 訪問入浴料金

要支援1～2	要介護1～5
約900円	約1,300円

※ 1割負担の場合

＜利用のはじめ方＞

ケアマネジャーに相談する．

＜自己負担額＞

表3-8参照．

Ⅰ 医療・介護の社会資源，多職種連携　*71*

B 通所系サービス

1. 通所リハビリテーション（デイケア）

　利用者がもっている能力に応じて自立した日常生活ができるよう，病院，診療所，または，老人保健施設に通って，理学療法や作業療法，その他のリハビリテーションを行うことで，利用者の心身の機能回復をはかるものである．

＜主なサービス＞

　主なサービスは，リハビリテーション，入浴や食事の提供，排泄の介助である．居住地の場所によっては，送迎のサービスを受けることもできる．

＜利用のはじめ方＞

　ケアマネジャーに相談する．

＜通所リハビリ支払い例＞

　表 3-9 参照．

表 3-9　支払い例②

要介護 2 の通所リハビリテーション（大規模型Ⅱ）6 時間以上 7 時間未満利用

保険対象

内訳	単位
通所リハⅢ 262	750
リハマネジメント加算Ⅰ	330
提供体制加算4	24
入浴	50
中重度者ケア体制加算	20

※ 1 割負担の場合

自費

内訳	円
食事（おやつ付）	650
教養娯楽費	350
日用品費	150

合計　約 2,324 円

JCOPY 498-05728

2. 通所介護（デイサービス）

利用者がもっている能力に応じ自立した生活ができるよう，必要な日常生活上の世話および心身の機能の維持および利用者の家族の身体的および精神的負担の軽減をはかることを目的としたサービスである．

＜主なサービス＞

入浴や食事の提供，排泄の介助や個人や集団でのレクリエーションがある．

利用時間はおおよそ，9時から16時の間でサービスを提供する事業所が多いが，3時間程度でリハビリを中心に提供する施設なども増加している．施設ごとに特色や送迎の対応など違いもあるのでケアマネジャーと相談しながら利用を検討していくとよいだろう．

3. 認知症対応型通所介護（デイサービス）

認知症と診断された人を対象に行うデイサービス．通常のデイサービスと同様のサービスが受けられる．地域密着型サービスとなるため住所地のある地域のサービス事業所のみ利用できる．

通常のデイサービスが認知症の人を受け入れていないわけではないのだが，このサービスでは認知症の人を対象としたサービスに特化しているので認知症の対応で悩まれている場合など利用を検討していくのもよいだろう．

4. 地域密着型通所介護（小規模デイサービス）

平成28年から定員18名以下のデイサービスは地域密着型デイサービスに移行した．10人程の定員にしている事業所も多く，通常のデイサービスと比べ，利用者一人一人に目が届きやすい印象があるが，看護師の設置義務がないので緩和ケアで利用する場合には注意していく必要がある．

5. 療養通所介護（療養型デイサービス）

療養通所介護は，介護保険による，末期がんや難病の患者など，医療ニー

I 医療・介護の社会資源，多職種連携　73

ズと介護ニーズを併せもつ中重度者に対するサービスである．対象は「難病等を有する重度要介護者」とされ，痰吸引，在宅中心静脈栄養，人工呼吸器，がん末期などの終末期など医療依存度が高く一般の通所介護ではサービス提供を受けることが難しいと考えられる利用者が対象とされる．

サービス提供にあたり，医療依存度が高い人の入浴，排泄，食事などの介護や，日常生活上の世話および機能訓練を行うため，スタッフは看護師が中心となる．

しかし，事業所の視点からみればこのサービスを提供するには，緊急時に対応してもらえる医療機関の設置，「安全・サービス提供管理委員会」の設置が求められ，サービスの質の確保が常に求められる．このため，現在，多くのニーズがありながら療養通所介護を提供する事業所は少ない．在宅療養を安心・安全に続けるためには今後増えることが期待されるサービスである．

＜利用のはじめ方＞

デイサービスについては基本的にはケアマネジャーに相談していくが，訪問看護ステーションと併設の場合も多く，その場合には訪問看護ステーションに相談していくのもよいだろう．

＜デイサービス支払い例＞

表 3-10 参照．

表3-10　支払い例③

要介護３の通所介護（通常規模）８時間以上９時間未満利用

保険対象

内訳	単位
通所介護Ⅰ 33	898
サービス提供体制加算Ⅱ	6
入浴	50

※１割負担の場合

自費

内訳	円
食事（おやつ付）	600

合計　約 1,554 円

74 第3章 在宅緩和ケアの保険制度，支援制度

＜短期入所（ショートステイ）＞

短期入所生活介護と短期入所療養介護の2種類がある．

● 短期入所生活介護

要介護者・要支援者が介護老人福祉施設（特別養護老人ホーム）などに短期間入所して，その施設内において行う入浴・排泄，食事などの介護，日常生活上の世話，機能訓練を受けることをいう．

● 短期入所療養介護

要介護者・要支援者が介護老人保健施設や介護療養型医療施設に短期間入所し，看護・医学的管理のもとでの介護，そのほか必要な医療や日常生活上の世話，機能訓練を受けることをいう．

＜利用のはじめ方＞

ケアマネジャーに依頼する．介護者の入院や急な所用で短期入所を利用したいというケースがしばしばあるが，入所するには予めその施設で定められた判定会議などを通過しないと利用できないところが多い．特に末期がんであると，その人に必要な医療行為に関する予備知識や緊急時の対応など，施設側が事前に利用者と調整しなければならないことも多い．普段から短期入所を利用していると施設側も緊急時にも対応してくれることもあるので，あらかじめ計画的に利用しておくことも在宅療養を支える手段になるだろう．

＜ショートステイ支払い例＞

表3-11参照．

C 地域密着型サービス

地域密着型サービスとは，高齢者や認知症の人など介護が必要な状況になっても，できるだけ住み慣れた地域で安心して生活できるように介護サービスを提供するものである．

Ⅰ 医療・介護の社会資源，多職種連携 **75**

表 3-11 支払い例④

要介護 2 の短期入所生活介護（1 日あたり）

保険対象

内訳	単位
単独短期生活Ⅰ2	693
短期生活サービス提供体制加算Ⅲ	330

※ 1 割負担の場合

自費

内訳	円
個室代1日	2,000
食事（おやつ付）1日	1,690

合計　約 4,713 円

1. 小規模多機能型居宅介護

　小規模多機能型居宅介護は介護保険のサービスである．利用者が可能な限り自立した日常生活が送れるよう，施設への「通い」を中心として「宿泊」や「訪問」も組み合わせ，家庭的な環境と地域住民との交流のもとで日常生活上の支援や機能訓練を行っていく．

　1 事業所あたりの登録人数は 29 名以下で，1 日あたりの通いが概ね 15 名以下，宿泊が 9 名以下とされている．

　通いのサービスだけではなく，宿泊や訪問といった在宅生活に必要なサービスが，顔なじみのスタッフによって受けることができる利点がある．

＜利用のはじめ方＞

　担当のケアマネジャーに相談していくのだが，小規模多機能型居宅介護を利用の際には，利用先の小規模多機能型居宅介護のケアマネジャーが担当することと決められており，すでに担当のケアマネジャーがいる場合でも小規模多機能居宅介護のケアマネジャーに担当を変更することが求められる．

　また，小規模多機能型居宅介護を利用することは，他の事業所のサービスを使うことに制限が加わるので，あらかじめ本人と家族の理解が必要である．

2. 看護小規模多機能型居宅介護

　平成 27 年の改定時に複合型サービスから名称変更となる．前述の小規模多機能型居宅介護との違いは，「訪問」の内容が小規模多機能型居宅介護は

JCOPY 498−05728

76 第3章 在宅緩和ケアの保険制度，支援制度

介護職員の訪問のみだが，看護小規模多機能型居宅介護の場合には，看護師の訪問，つまり訪問看護も加わる．泊まりのサービスを利用している際にも，普段から訪問看護を提供してくれる訪問看護事業所が対応することにより泊まりのサービスも安心して受けられるだろう．

ただ，全国に357事業所と（厚生労働省　老人保険課調べ平成29年3月末）まだまだ，非常に数が少ないのが現状である．

<利用のはじめ方>

基本的には小規模多機能型居宅介護と同様ケアマネジャーに相談していくが，緩和ケアなどが目的で利用する場合は主治医の診療が可能かどうかも含め検討していくとよいだろう．

<小規模多機能型居宅介護のメリット>

在宅療養を支援していくなかで，ショートステイやデイサービス，ヘルパーなどを併用して支援していくケースも多いが，介護力や本人の状況によっては，介護保険の適応になる支給限度額を超えてサービスを利用しなければ在宅生活を継続していけないケースも出てくる．

そのような時に小規模多機能型居宅介護であれば月の基本単位数が固定されており，ショートステイ，デイサービス，ヘルパーが支給限度額を気にせず固定料金で利用できるのである（どれだけのサービスを利用できるかは事業所の空き状況などによっても変わってくる）．終末期の状態であれば訪問看護も医療保険対応となり限度額などを気にせず利用することができ，もちろん看護小規模多機能型居宅介護の場合も制限，限度額を気にせず訪問看護を利用できるのである．

3. 定期巡回・随時対応型訪問看護介護

重度者を始めとした要介護高齢者の在宅生活を24時間支える仕組みの一つとして平成24年に創設される．

訪問看護師と訪問介護員が一体的または密接に連携をはかりながら利用者

JCOPY 498−05728

宅を定期的，随時訪問し排泄介助や，体位変換などを行っていくサービスである．

サービス内容が重複することから，通常の訪問介護，訪問看護，夜間対応型訪問介護は同時利用できないので注意が必要である．

また「定期巡回・随時対応型訪問看護介護」自体のサービス単位数が高いため，その他のサービスと併用する場合は区分支給限度額にも注意していく必要がある．

＜利用のはじめ方＞

ケアマネジャーに相談．緩和ケアなど訪問診療と同時に利用するのであれば看護小規模多機能型居宅介護同様，主治医との連携も重要になってくるので主治医とも相談してから利用したほうがよいだろう．

4. 地域密着型通所介護（小規模デイサービス）

訪問系サービス（A）に記載．

5. 地域密着型介護老人福祉施設

多様な住まい（E）に記載．

6. 認知症対応型共同生活介護（グループホーム）

多様な住まい（E）に記載．

D その他の介護保険サービス

＜福祉用具のレンタル・購入＞

介護保険を利用すると，定められた福祉用具のレンタルや購入が1〜3割で利用できる．介護用ベッドなど要介護度によっては利用を制限されるものもある．

第3章　在宅緩和ケアの保険制度，支援制度

＜レンタル＞

　電動式のベッド（特殊寝台），付属のテーブルや褥瘡予防のマット，車椅子や杖などがある（表3-12）．

＜購入＞

　ポータブルトイレ，浴室で使用する椅子や浴槽に簡単に取り付けられる手すり，リフトのつり具などがある．購入した場合は，利用者が一度金額負担して，申請すると介護保険の負担割合に合わせて7〜9割が戻ってくる償還払いと，自治体によっては予め一割負担で済む受領委任払いがある．時期は自治体によって差はあるが，申請後おおよそ2〜3カ月後までには戻る．利用限度額は10万円で，年度単位で計算される．

　がん患者は介護保険申請後の認定調査時には，身体状況の悪さが見た目では理解されにくいため，要介護度が低いことが多い．このため症状が進行して必要なものをレンタルしたいと考えたときに対象にならないことがある．しかし症状が進行してから変更申請を出しても，結果がでるまで1カ月かかり待てない場合や，介護保険の申請前にレンタルの必要性が予想される用具は，主治医意見書の特記事項にその旨を記入してもらえるよう外来受診時に主治医に依頼しておく．主治医が認めたものは利用できることが多い（表3-13）．

　末期がんの人は，要介護度の見直しを行うべき時期が慢性疾患の高齢者よりも早い．疾患による身体状況の変化の特性に合わせた再認定の仕方や，進行の速さを見越した要介護認定のありかたを今後期待したいところである．

I 医療・介護の社会資源，多職種連携　79

表 3-12 福祉用具

福祉用具レンタル（業者によって差があるため，参考の金額．利用料金は 1 カ月分）

		希望レンタル価格	自己介護保険適応 自己負担（1 割分）
特殊寝台及び 特殊寝台付属品	電動ベッド（1 モー ター～3 モーター）	8,000 ～ 14,000 円	800 ～ 1,400 円
	ベッドサイドレール	1,000 ～ 3,000 円	100 ～ 300 円
	介助バー	1,000 ～ 4,000 円	100 ～ 400 円
	サイドテーブル	3,000 ～ 4,000 円	300 ～ 400 円
	マットレス	2,000 ～ 5,000 円	200 ～ 500 円
	介助用ベルト	価格は未定	
床ずれ防止用具	褥瘡予防マット	4,000 ～ 10,000 円	400 ～ 1,000 円
	体位変換器 （クッション・マット）	2,000 ～ 10,000 円	200 ～ 1,000 円
スロープ		4,000 ～ 15,000 円	400 ～ 1,500 円
歩行補助杖		1,000 ～ 2,000 円	100 ～ 200 円
歩行器		2,500 ～ 4,000 円	250 ～ 400 円
徘徊感知機器		10,000 ～ 12,000 円	1,000 ～ 1,200 円
車いす及び車い す付属品	自走式・介助式	5,000 ～ 12,000 円	500 ～ 1,200 円
	電動車いす・ 電動カート	20,000 ～ 30,000 円	2,000 ～ 3,000 円
トイレ用手すり		3,000 ～ 4,000 円	300 ～ 400 円
移動用リフト		16,000 ～ 25,000 円	1,600 ～ 2,500 円
自動排泄処理 装置	本体のみレンタル*	8,000 円	800 円

*付属品のセンサー付パット等は自己負担

福祉用具購入

		購入価格	自己介護保険適応自己 負担（1 割分）
腰掛便座	ポータブルトイレ	30,000 ～ 80,000 円	3,000 ～ 8,000 円
特殊尿器		70,000 ～ 80,000 円	7,000 ～ 8,000 円
移動用リフトの つり具		40,000 ～ 60,000 円	4,000 ～ 6,000 円
入浴補助用品	シャワーベンチ	10,000 ～ 20,000 円	1,000 ～ 2,000 円
	浴槽手すり	8,000 ～ 20,000 円	800 ～ 2,000 円
	バスボード	20,000 ～ 23,000 円	2,000 ～ 2,300 円
簡易浴槽		100,000 ～ 200,000 円	10,000 ～ 110,000 円

※利用限度額 10 万円を超える分は自己負担

80 第3章 在宅緩和ケアの保険制度，支援制度

表3-13 末期がんの場合の主治医意見書・情報提供書（記載例）

電動ベッド（特殊寝台）
→末期がんで急速に状態が悪化し，短期間で寝返りや起き上がりが困難な状態に至ると確実に見込まれるため，「特殊寝台」が必要.

車いす
→末期がんで急速に状態が悪化し，短期間で歩行が困難な状態に至ると確実に見込まれるため，「車いす」が必要.

エアマット（床ずれ防止用具）
→末期がんで急速に状態が悪化し，短期間で寝返りが困難な状態に至ると確実に見込まれるため，「床ずれ防止用具」が必要.

＊あくまで記載例であり，給付の決定はそれぞれの役所が行う

＜住宅改修＞

(1) 手すり：廊下・トイレ・浴室・玄関・玄関から道路までのアプローチなどに，転倒防止や移動補助用具を設置する.

(2) 段差の解消：居室・廊下・トイレ・浴室・玄関などの各室間の段差などを解消するために，敷居を低くしたりスロープを設置したり，浴室のかさ上げや通路などの傾斜を解消する．また段差解消に付帯して必要となる工事も可能.

(3) 床または通路面の材料の変更：居室を畳敷きから板張り，ビニール系床材に変更したり，浴室の床をすべりにくい材質のものへと変更する．また，通路面を滑りにくい材料へと変更する.

(4) 引き戸などへの扉の取り替え：開き戸を引き戸や折り戸，アコーディオンカーテンなどに取り替える工事であり，扉全体の取り替えのほか，ドアノブの変更や戸車の設置，扉の撤去を含む．引き戸の新設も可能.

(5) 洋式便器などへの便器の取り替え：和式便器から洋式便器（暖房便座・洗浄機能付きも含む）へ取り替える.

　これらの工事を20万円まで1割から3割の自己負担割合で利用することができる．また改修を行うのに工事前の写真が必要であり，見積もりを事前

JCOPY 498-05728

Ⅰ 医療・介護の社会資源，多職種連携　81

> **メモ❷ 福祉用具関連団体・ウェブサイト**
>
> - 公益財団法人 テクノエイド協会　http://www.techno-aids.or.jp/
>   福祉用具法の指定法人であり，福祉用具の研究開発に関する助成などを行っている．
>   「福祉用具情報システム（TAIS）」は2019年8月現在で810社，13,391件の登録があり，検索可能．「介護実習・普及センター情報」という全国の福祉用具展示場リストは機種選択の際の実物確認の参考になる．そのほか「生活便利用具（自助具）データベース　システム」など役立つ情報が多い．
>
> - 一般社団法人 日本福祉用具供給協会　https://www.fukushiyogu.or.jp/
>   福祉用具の事業者団体．福祉用具に関する研究・調査・啓発・普及などの活動を行う．福祉用具に関する事故・リコールの情報が掲載されている．
>
> - 一般社団法人 全国福祉用具専門相談員協会　http://www.zfssk.com/
>   介護保険のわかりやすい説明や申請の流れが掲載されている．
>
> - 国際福祉機器展　https://www.hcr.or.jp/
>   展示された1,600点超の製品の情報を検索することができる．

に役所の介護保険担当部署課に提出するなどの手続きがある．必要な手続きを踏まないと介護保険の適用にならず，全額自己負担になってしまうこともある．そのため，末期がん患者の場合，必要なときに住宅改修が間に合わない場合もありうる．

　ご本人が自宅でどのくらい改修をすると快適に過ごせるかを家族が事前に判断することは難しい．そのような場合は，病院や施設の理学療法士や作業療法士に相談してみるとよいだろう．自宅にうかがって，ご本人と一緒に家の中の動線を確認して，どんなことが得意でどんなことにお手伝いが必要な

82　第3章　在宅緩和ケアの保険制度，支援制度

のかアドバイスをしてくれることもある.

＜共生型サービスについて＞

　2018年4月から「共生型サービス」が始まった.

　介護保険優先の原則のなか，障害福祉サービスを利用していた人が65歳以上になり使い慣れた障害福祉サービスが使えなくなることがあることや，福祉に携わる人材に限りがあるなかで，地域の実情に合わせて人材をうまく活用しながら適切にサービス提供を行うという観点から創設された.

　介護保険と障害福祉のサービスについてみるとそれぞれ固有のサービスはあるがデイサービスなど相互に相当するサービスもあり，障害福祉事業所としての指定を受けていない事業所のサービスであっても，介護保険事業所としての指定を受けていれば市町村の判断により，障害福祉サービスとして給付を行うことができるのである. ただ一方で，現行の介護保険制度上は，障害サービスを受けているというだけでは，介護保険サービスを提供できる仕組みとはなっていない.

　ホームヘルプサービス，デイサービス，ショートステイなどが高齢者や障害児者がともに利用できる共生型サービスとして利用できる可能性がある（参考　社保審—介護給付分科会　第142回（H29.7.5）資料4　共生型サービス）.

E　多様な住まい

1. 介護保険施設（特別養護老人ホーム・介護老人保健施設・介護療養型医療施設・介護医療院）

＜特別養護老人ホーム（介護老人福祉施設）＞

　常に介護が必要で，寝たきりや認知症，家庭環境などで自宅での介護が困難な人が対象の施設で，食事や入浴など日常生活の支援や健康管理などのサービスを受けられる施設であり，終身で利用する人が多いのも特徴でもある.

　平成27年4月から新規に利用できるのは原則要介護3以上の人となる.

JCOPY　498－05728

Ⅰ 医療・介護の社会資源，多職種連携　83

　有料老人ホームなどと比べ一般的に利用料が安いこともあり待機者も多く，入所するのがなかなか難しいのが現状である（入所には各施設において判定会議が行われ，要介護度が高い人，独居や高齢者世帯の人，在宅での介護保険サービスを多く利用している人など緊急性が高い人が優先的に入所できるようになっている）．

＜※地域密着型介護老人福祉施設入所者生活介護＞

　定員 30 名未満の小規模な特別養護老人ホーム（介護老人福祉施設）である．

　入所方法や自己負担などは通常の特別養護老人ホームと同じだが地域密着型サービスであるため利用者の住所地のある地域の施設にしか入所できない．

＜介護老人保健施設（老人保健施設）＞

　病院から在宅への中間施設的な役割も担っており，病状が安定しリハビリを重点的に行い在宅復帰を目指す施設である．医師も常勤で配置され医学的な管理のもとで看護，介護，リハビリを受けることができる施設である．

メモ❸ **特定入所者介護サービス費（介護負担額限度額認定）**

　介護保険施設を利用する場合，介護保険対象の介護サービス費は所得などに応じ 1 割から 3 割負担となるが，「食費」と「居住費」に関しては全額自己負担となる．

　この「食費」と「居住費」を所得の少ない住民税非課税世帯などに対して負担の限度額を決め負担限度額以上の支払いを免除される制度を特定入所者介護サービス費（介護保険負担限度額認定）という．

　この認定を受けるには各市区町村役所の窓口にて申請する．収入だけではなく預貯金や有価証券なども審査対象になるので詳しくは各市区町村の窓口に確認するとよい．

　※入所だけではなく短期入所（ショートステイ）にも適用される．

　※毎年の更新が必要である．

JCOPY 498−05728

84　第3章　在宅緩和ケアの保険制度，支援制度

<介護療養型医療施設（療養型病床群設置許可病院）>

介護保険施設の中では医療依存度の高い人が入所できる施設であり，他の介護保険と比べ医師や看護職員の数が手厚く配置されているのが特徴である（介護医療院も同様）．

平成29年度末で施設自体の設置期限が終了予定だったが経過措置にて6年間設置期限が延長された．この間に介護医療院（新設）への転換が求められている．

<介護医療院（平成30年4月〜新設）>

医療療養型病床と介護療養型医療施設の転換先として新設された．

医療の必要な要介護高齢者の長期療養・生活施設として位置づけられており，日常的な医学的な管理や看取り・ターミナル期の対応，日常生活の世話などを行う施設である．

2. 有料老人ホーム（介護付有料老人ホーム・住宅型有料老人ホーム・健康型有料老人ホーム）

<介護付有料老人ホーム（特定施設入居者生活介護）>

食事・入浴・介護などのサービスや機能訓練を受けることができる．

介護有料老人ホームの事業者が自ら介護を行う「一般型」と特定施設の事業者はケアプランなどのマネジメント業務を行い，介護を委託する「外部サービス利用型」の2種類がある（参考：厚生労働省ホームページ）．

また自立や要支援1の人も入居できる混合型と要介護1〜5の人が入居できる介護専用型がある．

平成24年から「看取り介護加算」が創設されたが介護付き有料老人ホームでの看取り件数には大きな変化はないようである．

看取りに関わる看護師の人員配置基準が利用者30名以下で1名以上，利用者が31名以上の場合利用者50名ごとに1人と看護師の配置基準が少ないのも原因のひとつだろう．

JCOPY 498-05728

I 医療・介護の社会資源，多職種連携 | *85*

＜住宅型有料老人ホーム＞

住宅型有料老人ホームは，自室が自宅とみなされ自宅にいるのと同様に介護保険サービスなどが受けられる．介護用ベッドのレンタルから訪問看護までケアマネジャーなどと相談しながらサービスを決めていくのである．

住宅型有料老人ホームと同じ建物に，通所介護などのサービスも併設している場合もある．

＜健康型有料老人ホーム＞

介護の必要がない高齢者が入居できる有料老人ホーム．

介護が必要になった場合には退去しなくてはならない可能性があるので確認が必要である．また全国的にみても数が少ないのが現状である．

＜サービス付き高齢者専用住宅＞

外部からのサービスを自由に利用できるなど，住宅型有料老人ホームと似ている部分が多いが，住宅型入居の際の入居金がいらない（敷金・礼金の設定があるところもある）など料金が低額に設定されていることが多い．

居室はもちろん個室で，施設はバリアフリー化されている．

また，義務付けられているサービスは「安否確認サービス」「生活相談サービス」となっている．その他のサービスの利用について自由度が高い反面，通所介護（デイサービス）や訪問介護（ヘルパー）などが施設と併設している場合，併設事業所の利用をすすめられることもある．その場合，同一事業所内でのサービスということで，外部に依頼し同じサービスを利用するよりも安価に利用することができるというメリットもあるが，何らかの理由で同一施設内のサービスではなく外部の事業所にお願いしたいという希望があれば入所前に施設側に相談しておいた方がよいだろう．

＜認知症対応型共同生活介護（グループホーム）＞

認知症の診断を受けた要支援2〜要介護5の人が認知症のケアの専門のスタッフの支援を受けながら1ユニット（5〜9名）で共同生活をおくる施

JCOPY 498−05728

86 | 第3章　在宅緩和ケアの保険制度，支援制度

設である．居室は原則個室でありプライバシーも守られている．

　地域密着型サービスの1つなので住所地がある地域のグループホームしか利用できない．

　自己負担金は，それぞれの施設，要介護度によっても変わるが概ね12万円～となる．

＜介護保険サービスの自己負担割合について＞

　介護保険サービスは要介護度ごとに定められた，1カ月あたりの支給限度額の範囲内であれば1～3割の自己負担割合で利用可能だが表3-14のように，所得金額により負担割合が変わるので注意が必要である．

　また，40～64歳の2号被保険者の人は一律に1割負担となる．

　負担割合の確認については保険者である各市区町村役場などの介護保険窓口に確認するほか，新たに要介護認定を受けた場合は認定申請日以降に「介護保険負担割合証」が送られてくる．すでに要介護認定を受けている人は全員毎年7月に8月以降の負担割合が記載された「介護保険負担割合証」が送られてくる．

＜介護保険料を滞納している場合＞

　いったんサービス利用料全額を負担し後日，保険者である市区町村から払い戻しをうける償還払いが適応になることや，自己負担割が3割になることもある（表3-14）．

表3-14 介護保険利用者自己負担割合

1割負担	2割負担	3割負担 (2018年8月〜)
第2号被保険者(40〜65歳) 第1号被保険者で,2割,3割負担に該当しない人.	第1号被保険者(65歳以上)の人で合計所得金額が160万以上,同一世帯の第1号被保険者の年金収入とその他の合計所得が単身で280万円以上で,2人以上世帯で346万円以上の人.	第1号被保険者(65歳以上)合計所得金額が220万円以上,年金を合わせた収入が340万円以上の単身世帯,2人以上世帯で463万円以上の人.

〈川田雅一〉

Ⅱ 医療保険と介護保険制度

「がん」の人が在宅医療を希望した場合には,金額がどのくらいかかるかは重要な問題である.在宅医療にかかる金額は,医療費の自己負担,薬局への支払い,介護保険の自己負担などが主なものである.

1. 医療保険

在宅医療にかかる医療費などは,訪問診療,往診,訪問看護,薬代などの費用があげられる.医療費については,1〜3割の自己負担であり,概算については高額な抗がん剤を使用する場合などもあるのでさまざまである.しかし,医療保険の適用となることから高額療養費制度などにより上限額が定められている.

88 | 第3章　在宅緩和ケアの保険制度，支援制度

2. 介護保険

＜介護サービス費＞

　通常，介護保険は65歳以上の人が利用できる制度であるが，がん末期の場合には，40歳以上であれば介護保険による在宅サービスも利用できる．介護サービスを利用するには，要介護認定を受けなければならないが，がん末期の人は状況により早急に介護サービスを必要とする時には，申請時点から利用を開始するなど相談の上で進めることもある．

　介護保険の自己負担は1〜3割負担であり，要介護度に応じて利用できるサービス費用の区分支給限度基準額が決まっている．自己負担金額については，具体的な要介護度とケア内容や量によって異なる．ケアマネジャーに，基準額の範囲内で利用できるようニーズに合わせたケアプランを作成してもらうことになる（表3-15）．

＜高額介護サービス費＞

　高額介護サービス費とは，介護サービスの利用者負担が，ひと月で上限額を超えた場合に，その超えた金額を支給される制度である．ひと月というのは，同一月の1日から月末までであり，月をまたいだ30日ではない．2017

表3-15　介護保険　区分支給限度基準額

	限度額（単位）	限度額（円）
要支援　1	5,003	50,030
要支援　2	10,473	104,730
要介護　1	16,692	166,920
要介護　2	19,616	196,160
要介護　3	26,931	269,310
要介護　4	30,806	308,060
要介護　5	36,065	360,650

※自己負担が1割の場合

II 医療保険と介護保険制度　**89**

（平成 29）年 8 月に，「世帯のだれかが市区町村民税を課税されている方」の上限が 37,200 円（月額）から 44,400 円（月額）に引き上げられたが，利用者負担が 1 割負担のみの世帯は，年間上限額を 446,400 円（37,200 円 × 12 カ月）に設定された．ただし，保険料の未納があると支給できないこともあるので注意が必要である（表 3-16）．

3. 高額療養費制度等
＜高額療養費制度＞

高額療養費制度とは，医療機関や薬局の窓口で支払った金額が，ひと月で上限額を超えた場合に，その超えた金額を支給される制度である．ひと月というのは，同一月の 1 日から月末までであり，月をまたいだ 30 日ではない．また，金額は保険診療分のことであり，差額ベッド代や文書料などの保険適用外の料金は含まれない．手続きは，本人の加入している保険者（国民健康保険，協会けんぽ，健康保険組合，共済組合など）に申請が必要である

表 3-16 高額介護サービス費の月額負担上限額（平成 29 年 8 月から）

対象となる方	平成 29 年 7 月までの上限額	平成 29 年 8 月からの上限額
現役なみ所得者に相当する人がいる世帯の人	44,400 円（世帯）	44,400 円（世帯）
世帯のだれかが市区町村民税を課税されている人	37,200 円（世帯）	44,400 円（世帯）※
世帯の全員が市区町村民税を課税されていない人	24,600 円（世帯）	24,600 円（世帯）
前年の合計所得金額と公的年金収入額の合計が年間 80 万円以下の人など	24,600 円（世帯） 15,000 円（個人）	24,600 円（世帯） 15,000 円（個人）
生活保護を受けている人	15,000 円（個人）	15,000 円（個人）

※ 利用者負担が 1 割負担のみの世帯は，年間上限額（446,400 円）を設定

JCOPY 498−05728

90 第3章 在宅緩和ケアの保険制度，支援制度

が，保険者により異なり，国民健康保険などでは，手続きが不要で自動で通知されることもある．加入している保険者がわからない場合には，保険証の表面を確認するとよい．また，申請の期間については，診療月の翌月から2年間で時効となるため注意が必要である．

現行では，窓口負担を高額療養費の上限額までに抑える限度額適用認定の手続きを勧める（表3-17, 18）．

＜限度額適用認定証＞

2007（平成19）年4月から70歳未満の人が入院する際に「限度額適用認定証」などを病院の窓口に提示することにより，窓口での支払いを自己負担限度額に抑えることができたが，外来診療では窓口負担が限度額を超えた場

表3-17 高額療養費上限額：69歳以下の人（平成29年8月現在）

適用区分		自己負担上限額	
		外来・入院（世帯ごと）	多数該当
区分ア	年収約1,160万円〜 健保：標報83万円以上 国保：旧ただし書き所得901万円超	252,600円＋（医療費−842,000円）×1％	140,100円
区分イ	年収約770万円〜約1,160万円 健保：標報53万〜79万円 国保：旧ただし書き所得600万〜901万円	167,400円＋（医療費−558,000円）×1％	93,000円
区分ウ	年収約370万円〜約770万円 健保：標報28万〜50万円 国保：旧ただし書き所得210万〜600万円	80,100円＋（医療費−267,000円）×1％	44,400円
区分エ	年収　　　〜約370万円 健保：標報26万円以下 国保：旧ただし書き所得210万円以下	57,600円	44,400円
区分オ	住民税非課税者	35,400円	24,600円

JCOPY 498−05728

Ⅱ 医療保険と介護保険制度　91

表 3-18 高額療養費上限額

70 歳以上の人（平成 29 年 8 月から平成 30 年 7 月診療分まで）

適用区分		自己負担上限額	
		外来（個人ごと）	外来・入院（世帯ごと）
① 現役なみ所得者　年収約 370 万円〜 標報 28 万円以上 / 課税所得 145 万円以上		57,600 円	80,100 円 +（医療費 − 267,000 円）×1 % 【多数該当: 44,400 円】
② 一般所得者　年収約 156 万円〜約 370 万円 標報 26 万円以下 / 課税所得 145 万円未満		14,000 円 【年間上限 144,000 円】	57,600 円 【多数該当: 44,400 円】
③ 住民税非課税等	Ⅱ　住民税非課税世帯	8,000 円	24,600 円
	Ⅰ　住民税非課税世帯 【年金収入 80 万円以下】		15,000 円

70 歳以上の人（平成 30 年 8 月診療分から）

適用区分		自己負担上限額	
		外来（個人ごと）	外来・入院（世帯ごと）
① 現役なみ所得者　年収約 1,160 万〜 標報 83 万円以上 / 課税所得 690 万円以上		252,600 円 +（医療費 − 842,000 円）× 1 % 【多数該当: 140,100 円】	
② 現役なみ所得者　年収約 770 万円〜約 1,160 万円 標報 53 万円以上 / 課税所得 380 万円以上		167,400 円 +（医療費 − 558,000 円）× 1 % 【多数該当: 93,000 円】	
③ 現役なみ所得者　年収約 370 万円〜約 770 万円 標報 28 万円以上 / 課税所得 145 万円以上		80,100 円 +（医療費 − 267,000 円）× 1 % 【多数該当: 44,400 円】	
④ 一般所得者　年収約 156 万〜約 370 万円 標報 26 万円以下 / 課税所得 145 万円未満		18,000 円 【年間上限 144,000 円】	57,600 円 【多数該当: 44,400 円】
③ 住民税非課税等	Ⅱ　住民税非課税世帯	8,000 円	24,600 円
	Ⅰ　住民税非課税世帯 【年金収入 80 万円以下】		15,000 円

JCOPY 498−05728

92 第3章 在宅緩和ケアの保険制度, 支援制度

合でも, いったんその額の支払いが必要であった. しかし, 2012 (平成24) 年4月からは, 外来診療についても「限度額適用認定証」を提示すれば, 自己負担限度額を超える分を窓口で支払う必要がなくなった. 限度額適用認定証の手続きは, 本人の加入している保険者 (国民健康保険, 協会けんぽ, 健康保険組合, 共済組合など) に申請が必要である. 保険者によっては, 交付までの期間を要するため, 入院や高額な診療が決まった時は早めに手続きをしておくことが大切である. また, 国民健康保険の場合には, 保険料の未納があると利用できないこともあるので注意が必要である.

ただし, 70歳以上の人は, 限度額の上限まで支払えば済む制度になっているので, 限度額適用認定証の手続きの必要はない.

<高額介護合算療養費制度>

高額介護合算療養費制度とは, 世帯内の同一の医療保険の加入者が, 毎年8月から1年間にかかった医療保険と介護保険の自己負担を合算し, 限度額

表3-19 高額介護合算療養費: 69歳以下の人 (平成29年8月現在)

適用区分		限度額
区分ア	年収約 1,160 万円〜 　健保: 標報 83 万円以上 　国保: 旧ただし書き所得 901 万円超	212 万円
区分イ	年収約 770 万円〜約 1,160 万円 　健保: 標報 53 万〜79 万円 　国保: 旧ただし書き所得 600 万〜901 万円	141 万円
区分ウ	年収約 370 万円〜約 770 万円 　健保: 標報 28 万〜50 万円 　国保: 旧ただし書き所得 210 万〜600 万円	67 万円
区分エ	年収　　　　〜約 370 万円 　健保: 標報 26 万円以下 　国保: 旧ただし書き所得 210 万円以下	60 万円
区分オ	住民税非課税者	34 万円

II 医療保険と介護保険制度　93

を超えた場合に，その超えた金額が支給される制度である．限度額は世帯員の年齢構成や所得区分に応じて設定されている．高額療養費制度が月単位で負担を軽減するのに対して，高額介護合算療養費制度は，年単位で負担を軽減する制度である．世帯に70歳未満と70歳以上の人が混在する場合には，まず70歳以上の自己負担合算額に限度額を適用した後，残る負担額と70歳未満の自己負担合算額を合わせた額に限度額を適応する．

　なお，70歳以上の現役なみ所得者については，2018（平成30）年8月から現役世代と同様に，細分化した上で限度額を引き上げられる（表3-19，20）（厚生労働省ホームページ）．

表 3-20 高額介護合算療養費

70歳以上の人（平成30年7月まで）

	限度額
現役なみ 年収約370万円〜 標報：28万以上 課税所得：145万以上	67万円
一般　年収　〜約370万円 標報：26万円以下 課税所得：145万円未満	56万円
住民税非課税者	31万円
住民税非課税者 （所得が一定以下）	19万円

70歳以上の人（平成30年8月から）

	限度額
年収約1,160万円〜 　標報：83万円以上 　課税所得：690万円以上	212万円
年収約770万円〜 約1,160万円 　標報：53〜79万円 　課税所得：380万円以上	141万円
年収約370万円〜約770万円 　標報：28〜50万円 　課税所得：145万円以上	67万円
一般　年収　〜約370万円 　標報：26万円以下 　課税所得：145万円未満	56万円
住民税非課税者	31万円
住民税非課税者 （所得が一定以下）	19万円

〈荻津　守〉

Ⅲ 身体障害者福祉法，障害者総合支援法，身体障害者手帳の交付，障害年金等

「がん」の人が身体障害者手帳の交付を受けられることもある．身体障害者手帳を申請し交付されると，身体障害者福祉法や障害者総合支援法等に基づく日常生活用具の給付や障害福祉サービス，税金の減額免除，公共交通機関の免除・割引などを活用することができる．特に40歳未満の人は，介護保険制度によるサービスの対象外となるため本制度の活用の意義は大きい（介護保険制度によるサービスを受けられる場合は，介護保険制度が優先される）．

＜身体障害者福祉法＞

身体障害者福祉法は，1949（昭和24）年12月，法律第283号として成立，1950（昭和25）年4月施行された身体障害者の福祉を図るための法律である．「障害者自立支援法と相まって，身体障害者の自立と社会経済活動への参加を促進するため，身体障害者を援助し，及び必要に応じて保護し，もつて身体障害者の福祉の増進を図ること」（1条）を目的としている．対象となる「身体障害者」とは，身体上の障害がある18歳以上の者で，都道府県知事から身体障害者手帳の交付を受けたもの（4条）としている．

＜身体障害者手帳の交付・申請＞

身体障害者手帳の申請時期は，症状固定が原則であり，通常は3カ月から6カ月後の申請となる．しかし，疾患によっては，すぐに申請できることもある．

身体障害者手帳は，肢体不自由，視覚，聴覚または平衡機能，音声機能，言語機能または咀嚼機能，心臓機能，腎臓機能，呼吸器機能，膀胱または直腸機能，小腸機能，免疫機能，肝臓機能に障害のある人に，その程度により1級から6級の区分で交付される．身体障害者手帳の交付申請の窓口は，住所地の市役所または町村役場となっており，必要書類などは，申請書・本人

III 身体障害者福祉法，障害者総合支援法，身体障害者手帳の交付，障害年金等 | 95

および家族状況記録票（市町村により異なる場合もある）・診断書・写真
（4cm × 3cm）・印鑑（ゴム印不可）・個人番号（マイナンバー）のわかるも
のである．診断書に関しては，身体障害者福祉法の第15条指定を受けてい
る医師の診断書であり，指定を受けていない主治医の記載は無効なので注意
が必要である．診断書の料金は，医療機関により5,000円から20,000円と
さまざまであり，申請前に主治医に身体障害に該当するか否か確認の上で判
断するのも一方法である．

＜障害者総合支援法＞

　従来の障害者自立支援法は，「地域社会における共生の実現に向けて新た
な障害保健福祉施策を講ずるための関係法律の整備に関する法律」（平成24
年）により，「障害者の日常生活及び社会生活を総合的に支援するための法
律」（通称：障害者総合支援法）となった．障害者総合支援法は，2012（平
成24）年6月，法律第51号として成立，2013（平成25）年4月に施行さ
れた．障がい者が障がいの程度や心身の状態などに応じて受けられる福祉
サービスを定め，地域社会における日常的な生活を総合的に支援するための
法律である．障がいのある人もない人も住み慣れた地域で生活するために，
日常生活や社会生活の総合的な支援を目的としている．この法律に基づき，
障がいのある子どもから大人までを対象に，必要と認められた福祉サービス
や福祉用具の給付や支援を受けることができる．

＜福祉サービス＞

　障害者総合支援法による福祉サービスとして，居宅介護・重度訪問介護・
同行援護・行動援護・重度障害者包括支援・療養介護・生活介護などの支援
を利用できる．利用の手続きとしては，身体障害者手帳の交付後に障害支援
区分の認定を受けてサービスの支給決定後に利用開始となる．利用者負担に
ついては，原則として，サービスの提供に要した費用の1割が負担となる
（表3-21）.

JCOPY 498-05728

96 第3章 在宅緩和ケアの保険制度，支援制度

表3-21 障害者総合支援法による福祉サービスの月額負担上限額：18歳以上の障害者

負担区分	対象		月額負担上限額
生活保護	生活保護受給者		0円
低所得1	市民税	本人収入80万円以下	0円
低所得2	非課税世帯	本人収入80万円超	0円
一般1	市民税	所得割16万円未満	9,300円
一般2	課税世帯	所得割16万円以上	37,200円

＜医療費の助成等＞
● 重度心身障害者医療費の助成

　重度心身障害児者の健康を確保するため，診療を受けた場合や，薬局で調剤を受けた場合などに支払う自己負担分が助成される．ただし，入院時の食事負担分や差額ベッド代や保険適用外のものなどは対象外となる．対象となるのは，身体障害者手帳の1〜2級に認定となった人である．基本的に，月額500円程の自己負担となるが，低所得者らや市町村によっては自己負担がない場合もある．

● 後期高齢者医療制度の適用

　年齢が65歳から74歳までの人で，身体障害者手帳の1・2・3級と4級の一部に該当する人（音声言語機能の著しい障がいまたは下肢機能の著しい障がいに該当する人など）は，申請により後期高齢者医療助成制度の被保険者となる．

＜日常生活用具の給付・貸与＞

　障がい者らの日常生活をしやすくするため，各市町村が必要と認める日常生活用具が給付・貸与される（一部，費用の自己負担がある）．
① 介護・訓練支援用具：特殊寝台，特殊マットなどの身体介護を支援する用具

Ⅲ 身体障害者福祉法，障害者総合支援法，身体障害者手帳の交付，障害年金等　97

② 自立支援用具：入浴補助用具，入浴や移動などの自立支援を支援する用具

③ 在宅療養等支援用具：電気式痰吸引器などの在宅療養を支援する用具

④ 情報・意思疎通支援用具：人工喉頭などの情報伝達，意思疎通を支援する用具

⑤ 排泄管理支援用具：ストーマ装具などの排泄管理を支援する用具および衛生用品

⑥ 居宅生活動作補助用具：居宅生活動作を円滑にする用具

＜割引，減免，助成など＞

　障がいの区分や等級によって，公共交通機関などの運賃割引，重度心身障害者タクシー料金助成，タクシー割引制度，福祉車両貸し出しなどの助成制度が利用できる．また，税金の減免や手当や生活福祉資金の貸付などを受けられることもある．

＜障害年金＞

　病気やケガが原因で障がいが残り，日常生活や働くことが困難な場合に，障がいの程度によっては障害年金を申請できる．ただし，その障がいのもととなる病気の初診日から1年6カ月を経過していることや保険料の未納がないことなどの条件がある．人工肛門の造設や咽頭部摘出を行った場合や，生活に著しい制限を受ける状態になった場合には年金事務所や市町村役場へ相談することを勧める．加入している年金保険によって条件が異なり，国民年金（障害基礎年金）は障害等級が1・2級しかないが，厚生年金（障害厚生年金）は1～3級や一時金もある．なお，障害等級は，身体障害者手帳の等級とは別であるので注意が必要である．

＜傷病手当金＞

　会社員らが病気などによって働けなくなり，事業主から報酬が受けられない場合に，標準報酬月額の3分の2程度が傷病手当金として保障される．

JCOPY 498-05728

ただし，病気により4日以上仕事ができないことや，休職中の給与が支払われないなどの条件がある．

〈荻津　守〉

Ⅳ 市町村の支援制度（地域包括支援センター）

　地域包括支援センターは，地域住民の心身の健康の保持および生活の安定のために必要な援助を行うことにより，地域住民の保健医療の向上および福祉の増進を包括的に支援することを目的として，包括的支援事業などを地域において一体的に実施する役割を担う中核的機関として設置されている．設置主体は，市町村または市町村から委託を受けた法人（在宅介護支援センターの設置者，社会福祉法人，医療法人，公益法人，NPO法人，その他市町村が適当と認める法人）である．職員体制としては，社会福祉士・保健師・主任介護支援専門員らを配置して，3職種のチームアプローチにより多面的（制度横断的）支援を展開する．介護保険サービスに関しては，要支援1と要支援2の人は，地域包括支援センターが担当する．要介護1から要介護5に変更になった場合には，居宅介護支援事業所のケアマネジャーに変更となる．

業務の内容
＜包括的支援事業＞
① 介護予防ケアマネジメント
・二次予防事業対象者に対する介護予防ケアプランの作成など
② 総合相談
・住民の各種相談を幅広く受け付けて，制度横断的な支援を実施
③ 権利擁護
・成年後見制度の活用促進，高齢者虐待への対応など
④ 包括的・継続的ケアマネジメント支援
・「地域ケア会議」などを通じた自立支援型ケアマネジメントの支援

・ケアマネジャーへの日常的個別指導・相談
・支援困難事例などへの指導・助言

＜介護予防支援事業＞
・指定介護予防支援事業として，要支援者のケアマネジメントの実施
（厚生労働省ホームページ）

〈荻津　守〉

Ⅴ 民間の保険の活用，特約の確認

　一般的に，「がん」と診断されてから外来治療や入院治療などの費用負担は大きいと言われている．診療費の負担に関しては，公的医療保険が適用され軽減されるとはいえ長期的に負担を強いられることとなる．さらに，公的医療保険が適用されない費用として，入院中の食事療養費や差額ベッド代や高度先進医療などがあげられる．また，療養に関する諸費用や生活資金についても考えなければならない．

　民間の保険は，こうした費用負担の軽減や補助として大きな役割を担っている．民間の保険としては，生命保険の特約やがん保険などが活用できるが，商品によって保障内容が大きく異なるため，保険の内容や条件を確認しておくことが大切である．チェックポイントとしては，医療保険として通院や入院や手術に関する給付金，特約として「がん」と診断された場合の保障やがんの種類，高度先進医療などの保障，保障期間や条件などを確認しておくと安心に繋がると思われる．また，民間保険の約款は細かく複雑であることから，わからないことは保険会社に確認や問い合わせをすることを勧める．

〈荻津　守〉

100 第3章 在宅緩和ケアの保険制度，支援制度

VI 地縁組織（自治会・町内会）

1. 地縁組織とは

　地縁とは，住む地域・土地に起因する縁故関係のことで，現在または過去に住んでいた場所によってもたらされる人間関係のことである．地縁組織は，一般的に自治会，町内会，婦人会，青年団，PTAなどが代表的なものである．特に「自治会・町内会」は一部の地域を除いてほぼ全国に存在し，明治後期から昭和初期に組織化，設立されたものが多い．広い意味で非営利組織であり，地域の互助的な役割から行政事務の補完的機能など多種多様な役割をもつ．加入は世帯単位で，強制力はないが全戸加入を原則としている．また会費を徴収し，前述のような，行政事務の補完的機能，伝統的には宗教的祭礼組織の性格も持っている．組織の規模や，構成員数には幅があり，地域や団体の性格により年齢構成にも違いがある．基本任意加入であり，その設立を義務づけたり，促したりする法律・制度は存在しない．

2.「自治会・町内会」の現状

　過去には戦後GHQによる解散命令が出されるなど，前近代的組織であり，行政の下請け的な性格があったが，その後復活して今日に至っている．戦後の民主主義の進展により，コミュニティ協議会や，まちづくり協議会，さらに志縁組織（ボランティア団体やNPO，スポーツクラブ，趣味サークルなど，目的に応じて組織化されたもの）などの設立により地域での影響力は相対的に低下傾向にある．1991（平成3）年に地方自治法が改正され，一定の要件を満たし市区町村長の認可を受ければ法人格を取得できるようになり，不動産登記の登記名義人になれる認可地縁団体制度が導入された．

3.「自治会・町内会」の課題

　最高裁第3小法廷2005年4月26日判決，埼玉県営住宅本田第二団地（新座市）の自治会からの退会をめぐる裁判では，「自治会は強制加入団体で

JCOPY 498−05728

はなく，退会は自由である」との判断を下した．それ以外でも，自治会費，寄付金の上乗せなどについても無効との判断がなされ，その存在価値は低下している．組織率も低下傾向にあり，日本の近代化，都市化，民主化に対応し，ITなどを利用した広く地域住民に支持される魅力ある組織への脱皮がのぞまれる．

4. 地縁組織の将来

　古くから日本には，「結（ゆい）」や「催合（もやい）」「町衆（まちしゅう）」「惣（そう）」など，多くの地縁組織が存在した．それらは，田植えや屋根ふき，道普請など，地域の共通課題を相互扶助的発想により解決し，地域の安定や安心に寄与していた．時代の要請によってそれらの組織は生まれ衰退していった．今，急速な少子高齢化の進展により私たちを取り巻く環境は大きく変わろうとしている．限界集落など自治会・町内会などが組織できなくなる地域が増え，年間3万人もの人が孤独死する現状や災害の大規模化が問題となっている．そのようななか，地縁組織はその機能低下や影響力の低下が危惧されてはいるが，「自治会・町内会」においては，全国での組織率は高く，まだまだその規模に達するものは他になく，影響力はいまだに大きいものがある．国が進める「地域包括ケアシステム」構築にもなくてはならない存在である．また，「在宅緩和ケア」推進に関しても，当該人が地域で生活するにあたって，住民意識への働きかけ，地域の温かいサポート態勢づくりの基本的役割が期待される（表3-22）．

102 第3章 在宅緩和ケアの保険制度，支援制度

表 3-22 コミュニティ組織の比較

	地縁型住民組織	テーマ型地域別住民組織		テーマ別市民活動組織
● 具体的名称	自治会・町内会	コミュニティ協議会 住区協議会 住区住民会議 まちづくり協議会	リサイクル推進協議会 ふれあい推進協議会　　　　　　等	○○を考える会 □□ボランティアグループ NPO法人△△研究会
● 設立	歴史的な組織もあるが，明治後期，大正期，昭和初期が多い	1970年代のコミュニティ条例，80年代のまちづくり条例等に基づき設立されている．	必ずしも条例にはよらないが，ネットワーク組織として設立されている．	1970年代～現在まで多岐にわたって結成されている．NPO法人は1998年のNPO法以降，設立されている．
● 地域の限定	地域を限定すると共に，重なりはなく，行政区域全体を網羅している．	地域を限定し，重なりはないが，行政区域全体を網羅しているとは限らない．		地域を限定している組織もあるが，一般的には明確な区域はない．したがって重なりもある．
● 会員・会費	地域の全世帯が会員で，全員参加が原則．会費徴収がある．	地域の住民すべてが会員という考え方もあるが，一般的には参加する意志のある人が会員と考えられる．会費徴収は原則なし．		個人の自由意志によって参加．会費徴収は，組織によって異なる．
● 役割・機能・ネットワーク	・地域の互助的役割から行政事務の補完機能まで多種多様． ・連合町内会等，自治体内における重層的組織がある．	コミュニティセンターの運営管理，ハードなまちづくり等が目的でスタートしたが，次第にテーマの広がりが出てきている．	特定のテーマにおいて，自治体と個別組織とのゆるやかな連携，連結調整の役割を果たしている．	・特定のテーマに特化した組織でコミュニティビジネスを実施している事例もある． ・国際的なネットワークを有する組織もある．
● 一般的評価				
A. 地域の限定性	高 ◆――――――――――――――――――→ 低			
B. 地域の代表性	高 ◆――――――――――――――――――→ 低			
C. テーマの専門性	低 ◆――――――――――――――――――→ 高			
D. 活動の自主性	低 ◆――――――――――――――――――→ 高			
E. 運営の民主性	低 ◆――――――――――――――――――→ 高			

1) コミュニティ組織の状況については，地域による差異が極めて大きく，客観的な考察は難しい．たとえば，団地自治会が先駆的な活動を実施している事例もあるし，テーマ別市民活動組織のリーダーが同時に町内会のリーダーを兼務して，両者の連携を強めている事例もある．
2) 本比較表は，今後の新しい自治的コミュニティと近隣自治のあり方を考えるためにあえて整理をしたものである．
（大森　彌，他．自立と協働によるまちづくり読本．東京：ぎょうせい；2004[1]．p.137 より）

〈青田賢之〉

VII 民生委員・児童委員，福祉協力員

1. 民生委員・児童委員，福祉協力員とは

　民生委員は，大正時代に遡る100年近い歴史と実績を有し「民生委員法」を根拠としている．厚生労働大臣から委嘱された非常勤地方公務員とされ，無報酬でボランティアとして活動する．市町村の福祉事務所などと連携をはかりながら，地域社会に根差した相談援助を行う．

　児童委員は，「児童福祉法」を根拠とし，担当区域の児童福祉問題の解決にあたる．厚生労働大臣から委嘱を受けた民生委員が兼務することになっており1994年より活動を強化するために主任児童委員が設けられた．

　福祉協力員は，市町村の社会福祉協議会が任命する，民間の福祉活動協力者のことで，地域で生活している高齢者や障がい者などに，福祉に関する情報の提供を行ったり，日常的な見守りなどの活動を行う．また，社会福祉協議会や民生委員・児童委員，行政などに協力し，地域福祉，生活，環境の向上への提言なども行う．

2. 民生委員・児童委員，福祉協力員の現状

　高齢者や障がい者への支援，生活保護など，成人を対象とする業務が多くの割合を占めるなか，地域の子どもの健全育成や，児童相談所との連携，虐待対応など，子どもの福祉に関する人的資源確保の要請から主任児童委員が設けられるなど，時代の変化のなかでその活動も変わりつつある．

3. 民生委員・児童委員，福祉協力員の課題

　民生委員・児童委員は社会の問題の多様化，複雑化に対し，地域にあって当該者に寄り添い，相談援助を行う地域福祉の最前線の担い手であるが，なり手不足は自治会同様問題である．また，個人の能力や熱意にも差があるのが現状である．福祉協力員は民生委員・児童委員ほどの権限は持たないが，市町村の社会福祉協議会に任命されるところから，当該社会福祉協議会に

104 第3章　在宅緩和ケアの保険制度，支援制度

よって設置されている地域とそうでない地域に分かれる．なり手の資質の問題もあり，行政が委嘱する民生委員・児童委員との棲み分けや，存在の根拠なども課題である．

4. 民生委員・児童委員，福祉協力員の将来

　少子高齢化や社会の問題の多様化，複雑化に最前線で対応する民生委員・児童委員，福祉協力員は公に認められた地域福祉の資源として今後，ますます必要とされるであろう．「地域包括ケアシステム」構築にも重要な存在である．また，「在宅緩和ケア」推進に関しても，当該人が地域で生活するにあたって，地域福祉の専門職として相談援助などの働きかけ，地域のサポート態勢づくり，行政や社会福祉協議会，他の地域福祉資源との連携等の役割が期待される．

〈青田賢之〉

Ⅷ ボランティア，NPO

1. ボランティア，NPO とは

　ボランティアは，かつて「篤志家」「有志者」「志願者」とよばれていた．1640年代，イギリスで治安の悪化に対して，市民の有志者が自警団を組織し，その人たちを volunteer とよんだのが始まりとされている．これが自ら国を守る「志願兵」となり，さらに社会的問題解決に自主的に取り組む人を指す言葉となった．ボランティアの本質は「自発性」「社会性」「公益性」「無償性」などとされる．「自発性」は主体的，自主的に自由意志に基づき取り組むことを，「社会性」は，社会に存在するさまざまな課題に対して働きかけ，社会に影響を与えたり，新たな人間関係を生じたりすることであり，「公益性」は，その行為の効果が広く社会に開かれていることを指し，「無償性」は経済的な対価ではなく，使命の実現や社会的な自己実現に価値を見出す活動を指す．

ただ，ボランティアは個人あるいは小規模なグループでの活動が多く，また，時間的経済的に恵まれた人たちの活動と思われがちだった．そういった社会の評価の転機になったのは，阪神淡路大震災であった．被災地に集まったボランティアは150万人にのぼり，社会に起きた問題を，「お互い様」という平衡視線でとらえなおした画期的な出来事であった．

この背景には，週休2日制や労働時間の短縮により，時間的制約が少なくなったことや，高学歴化，女性の社会参加，既存の社会システムの限界，都市化による地域社会の関係の希薄化などがあり，市民が自ら地域課題の解決を行うボランティアへの関心の高まりがあった．

社会的にも大きな影響を与えるようになったボランティアに，法人格を与え，NPOとして社会に対しより積極的にかかわってもらおうとしたのが特定非営利活動法人促進法（NPO法）である．

NPOとは，nonprofit organization あるいは，not-for profit organization という英語に由来し，民間の非営利組織のことで，福祉や環境，国際協力，人権問題，まちづくりなどに，市民が主体的に取り組んでいる組織をいう．ここでいう非営利とは，無償で事業を行うことではなく，事業で得た利益を法人の会員間で分配しないことをいう．NPOを正確に定義することは難しいが，NPO研究で先駆的なアメリカのジョンズ・ホプキンス大学のレスター・サラモン教授のものを紹介する．「① 正式に組織されていること．② 民間であること．③ 利益配分をしないこと．④ 自己統治されていること．⑤ 自発的であること．⑥ 非宗教的であること．⑦ 非政治的であること」．国によってNPOの指し示す意味合いも多少違いがある．日本においては，広い意味での民間非営利組織（以下NPO）は，財団法人，社団法人，学校法人，社会福祉法人，協同組合，さらに，自治会なども含まれる．しかし，ここでは市民活動を中心とした，特定非営利活動促進法（以下NPO法）によって法人格を認証された組織をもってNPOとしたい（表3-23）．これは，先述の阪神淡路大震災に全国から集まったボランティアに対して，法人格を持って組織化してもらい，より責任ある活動を継続して行ってもらいたいとの社会的要請が根底にあるからである．また，本書においては，広い特定非営利活動

106 第3章 在宅緩和ケアの保険制度，支援制度

表 3-23 特定非営利活動とは

特定非営利活動とは以下のような活動であって，不特定かつ多数のものの利益の増進に寄与することを目的とする活動を指す
① 保健，医療または福祉の増進を図る活動
② 社会教育の推進を図る活動
③ まちづくりの推進を図る活動
④ 観光の振興を図る活動
⑤ 農山漁村または中山間地域の振興を図る活動
⑥ 学術，文化，芸術またはスポーツの振興を図る活動
⑦ 環境の保全を図る活動
⑧ 災害救援活動
⑨ 地域安全活動
⑩ 人権の擁護または平和の推進を図る活動
⑪ 国際協力の活動
⑫ 男女共同参画社会の形成の推進を図る活動
⑬ 子どもの健全育成を図る活動
⑭ 情報化社会の発展を図る活動
⑮ 科学技術の振興を図る活動
⑯ 経済活動の活性化を図る活動
⑰ 職業能力の開発または雇用機会の拡充を支援する活動
⑱ 消費者の保護を図る活動
⑲ 前各号に掲げる活動を行う団体の運営または活動に関する連絡，助言または援助の活動
⑳ 前各号に掲げる活動に準ずる活動として都道府県または指定都市の条例で定める活動

(2011 年 6 月 15 日改正の特定非営利活動促進法第 2 条別表)

の分野の中から特に「保健・医療・福祉」にかかわるボランティア，NPO を中心に説明できればと思う．

2. ボランティア，NPO の現状

ボランティアについては，老人ホームでのボランティア活動や，地域での食事サービス，施設・在宅での傾聴ボランティア，病院での案内ボランティア，要支援者・要介護者の外出支援ボランティアなどが盛んに行われるよう

になってきた．また，参加者の年齢構成も高齢者の比率が大きく伸びている．1980（昭和55）年には60歳以上のボランティア活動参加者は，20.1％であったものが，1996（平成8）年には46.0％となっている．60歳代では7割前後の方がボランティア活動に参加したいと答え，現在では質・量ともにボランティア活動の中核をなす存在となっている．

NPO法人の活動領域において，「保健・医療・福祉増進」が全体の41.5％を占め，ほかの領域を大きく引き離している（図3-2）．これは，超高齢社会に向かっている日本で，高齢者の介護を社会的に担うためのシステムとして2000年に導入された「介護保険」によるところが大きい．それまで，有償・無償のボランティアによって提供されていた家事援助や，宅老所・サロン活動が制度に則りサービスを提供するようになった．介護保険は，規制緩和を進め，多様な事業者の参入により，サービスの質や効率の向上をめざした．それまで，行政の「措置（行政命令）」で行われていた高齢者介護は，「契約」による選択の時代に大きく舵を切った．介護保険に参入するためには，都道府県や市町村が国の定める基準により，事業者の指定を受けなければならない．つまり，法人格，人員基準，設備基準，運営基準な

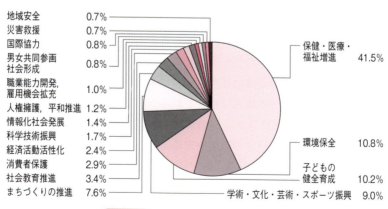

図3-2 NPO法人の主な活動分野
（内閣府市民活動推進課「平成21年度市民活動団体等基本調査」http://www.npo-homepage.go.jp/data/report27.html より作成）

108 | 第3章　在宅緩和ケアの保険制度，支援制度

どを満たしていれば，市民活動団体も参入できるようになったのである．市民活動団体にとって，NPO法人になり，指定事業者になることによって，介護報酬を得て経営を安定させ，さらなる拡大への道を開く端緒となった．また，障がい者福祉の分野では，2003年4月より支援費制度が始まり，身体障がい者，知的障がい者も利用者としてサービス事業者と直接契約となり，サービス利用も増え，支援にかかわる事業者の規模も拡大した．その後，2005年に「障害者自立支援法」が成立しサービス利用の抑制が行われた．その一方で，規制緩和が行われ，通所サービスに社会福祉法人だけでなくNPO法人も参入できるようになり，法定外だった小規模作業所も公的制度に組み込まれるようになった．

3. ボランティア，NPOの課題と将来

　ボランティアは長く無償の慈善活動とみられてきた．そしてそこには無償が故の無責任さや，組織の脆弱さが指摘されてきた．しかし，近年ボランティアを取り巻く環境や意識の変化，社会問題の複雑化によってボランティアの活動も多様化してきている．今までの無償性を純粋に守る団体はその割合を減らし，何らかの経費や報酬を得て活動する「有償ボランティア」が数を増やしている．組織の維持，活動の活性化，魅力の向上など理由はあるが，ボランティアにあるべき精神性が問われ，ボランティアという名の下での労働も危惧されている．ただ，あくまでボランティアは自主性に基づいた活動であるから，労働者とはいえず，法律による保護の対象外となる．当然ボランティア保険などへの加入は推奨されるべきであろう．より組織化されたNPO法人と，無償ボランティアのはざまで，立場の不鮮明さは残るが，組織と個人，小規模グループの隙間を埋める役割も持っている．

　NPOに関しては，社会的信用，資産管理，法人資産，行政との委託や協働による事業遂行など多くのメリットがある反面，迅速な意思決定が難しい場合が出てきたり，事務処理，税務申告，情報開示など，ボランティアに比べ組織化による活動の煩雑化がある．また，自治会のあり方でも問題になった，行政の下請け化も指摘されている．委託事業に依存し本来の活動に支障

をきたす事案も散見される．「保健・医療・福祉」にかかわる NPO に関しては，前述のように NPO 全体の4割を占め，介護保険との関連で事業性の高い活動が行われている．しかし，社会福祉法人，医療法人，有限・株式会社など，多様な事業体が参入する介護保険分野では，市民活動団体がかつて経験したことのない，市場原理による熾烈な競争が展開している．その中で，NPO 本来のミッションが見失われ，経営体としての色合いばかりが濃くなったり，収益ばかりが重視されるようでは，その社会的信用が失われかねない．

　ボランティアへの期待は今後ますます高まって行くと思われる．戦後の日本における寿命の延びは，生涯における生き方の劇的な変化をもたらした．平均寿命が80歳を超えて，労働時間と余暇時間がほぼ同じになった今日，より多くの市民がボランティア活動に生きがいを見出すものと思われる．地域の小さなボランティアから国際貢献まで，多種多様なボランティアメニューが必要であろう．地域のボランティアセンターが，メニューを整理し必要に応じて，市民が安心してボランティア活動に勤しむことができるよう努力が必要である．

　NPO は，組織的な社会貢献を期待され，今後もその重要性は変わらない．しかし，我が国における NPO に対する施策は，寄付の扱い，税制上の優遇措置などにおいて欧米諸国に比べ十分とはいえない．活動環境の改善のためにも，社会的認知度をたかめ，信頼される活動をこれからも続けていかなくてはならない．さらに事業の継続・発展のためには，より高度なマネジメントが要求される．「保健・医療・福祉」系の，特に介護保険参入 NPO においては，NPO 本来のミッションと，収益事業体としてのガバナンスを両立させていかねばならない．時期的に，高度経済成長時代をリードしてきた団塊の世代の受け皿として，その貴重なキャリアをいかに生かすことができるか，活躍の場を提供できるかも NPO に期待される大きな役割である．

〈青田賢之〉

Ⅸ 宗教家

1. 宗教家とは

　宗教の定義は宗教学者の数ほどあるといわれるほど難しい．柳川啓一は『現代社会と宗教』の中で，宗教とは，「思考と感覚によって確かめることのできる日常の世界を『俗』と規定し，これと質を異にする，経験を超越した領域を『聖』として区別して，聖の世界によって，人間とそれを取り巻く状況とが，真実の意味と価値を与えられるとする精神文化の一形式をいう」と漠然と定義し，さらに狭い意味で宗教を示す4つの要素を以下のように書いている．「一つは，どういうものを信じなければいけないかということをまとめた『教義』．第二に，尊敬の態度を示すためにはどういうような形式で崇拝しなければいけないかということ，普通『儀式』と呼ばれるもの．第三に，そういうものをきめる団体がある．これが『教団』である．第四番目に，重要な要素として『創始者』というのがある」．「教義」，「儀式」，「教団」，「創始者」をもって宗教とよんでいる．宗教家とは，創始者の教義に対する信仰を深め，儀式の執行を行い，教団組織の維持発展に努める者となる．そして，その多くが自分の存在を問うなどの根源的問いに答え，今そこにある苦痛から解放されることを望む人々を救済してきた歴史を持つ．イエスや釈迦が起こした奇跡によって多くの人が病気や飢えから救われ，他の多くの宗教家も奇跡による救済を行ってきた．

2. 宗教家の現状

　宗教家がその活動を通して，時代時代の人々の救済を行ってきたことは周知の事実であろう．それでは，科学万能を謳歌する現代においてはどうであろうか．かつてのような宗教者による「疾病」や「飢え」の解決は減っている．しかし，正月に全国の神社仏閣にお参りする人々の気持ちはいかなるものだろうか．成田山新勝寺は正月三が日に300万人の参詣者で賑わい，1年で1,000万人の参詣者を受け入れている．非科学的な治療行為を掲げる新宗

教は今なお世界中に存在する．日本人は「特定の宗教を信じない」とか，「無宗教」とかいわれるが，がんで余命宣告された時の心境はいかがなものか．やはり神仏にすがりたいのではなかろうか．では，それに答える宗教家はどうであろうか．宗教家の活動は時代とともに大きく変化している．宗教家が本来の機能を果たしていないとの指摘も多い．しかし根源的な疑問には科学はいまだ答えを持っていない．いや科学では証明できない領域なのかも知れない．「疾病」や「飢え」の解決への期待は時代とともに薄れてきたかもしれない．しかし，社会が複雑化し，人々が激しい変化の中で生きなくてはならない今日，現代人は大きな精神の危機に瀕しているのではないか．厚生労働省が公開している死亡原因では 2016 年度は，がん，心疾患，肺炎，と続き，8 位に自殺者となっている．自殺者は年間 3 万人もおり，世界保健機関（WHO）の 2015 年の統計では全体で 18 位と世界的に見ても高い水準で推移している．日本においてはまだまだ大きな流れになってはいないが，宗教家は「禅」「ヨガ（瞑想）」「メンタルケア」「終末期医療（ビハーラ）」「グリーフケア」「スピリチュアル・ケア」などの活動を行い，「臨床宗教師」など新しい取り組みも始まっている．

3. 宗教家の課題

「メンタルケア」「グリーフケア」「スピリチュアル・ケア」などは，主に欧米で発達してきた．それぞれ，人の精神的な部分にスポットを当てる支援のありようである．「メンタルケア」に関して言えば，フロイトの「精神分析」，ユング派の心理療法，カール・ロジャースの「来談者中心療法」などその中心的手法は心理学者やカウンセラーが主に担った．「グリーフケア」は，配偶者や近親者，親しい友人との死別による深い悲しみを分かち合い，精神的立ち直りを支援し，社会に適応できるよう復帰を促すことを言い，主に医師やグリーフアドバイザーが助言を行う．「スピリチュアル・ケア」は，「死」に対する根源的な痛みや，恐れに対する精神的支援である．「スピリチュアル」とは身体的，心理的，社会的因子を包含した人の「生」の全体像の一因子とみなされ，生きている意味や目的に関わることが多い．「スピリ

JCOPY 498－05728

チュアル・ケア」とは，人間存在への問いに答えるものであり，全人的（哲学的，宗教的）基盤に立った教育を受ける必要がある．そして，「スピリチュアル・ケア」を行う者はしっかりとした宇宙観，人間観，人生観を持ちそれによって「救われて」いなければならないとされる．「禅」「ヨガ（瞑想）」に関しては，仏教の長い歴史に支えられた行法があり，人の精神的安寧に役割を果たすことだろう．「終末期医療（ビハーラ）」などの活動も各地で取り組みが始まっている．「臨床宗教師」は死期が迫った患者や家族に対して，宗教や宗派にとらわれず，布教伝道もせずに，公共性のある立場から，専門的な心のケアを行う宗教者を言う．欧米の，特定の宗教に属さず病院などで心のケアをする宗教者＝「チャプレン」の日本版をめざしている．しかし残念ながら，「禅」「ヨガ（瞑想）」を除けば，日本の精神的ケアは欧米に大きく後れを取っている．心の問題，特に「死」に対する恐怖の克服などは，その国や地域，伝統，文化などによって対応はさまざまである．日本

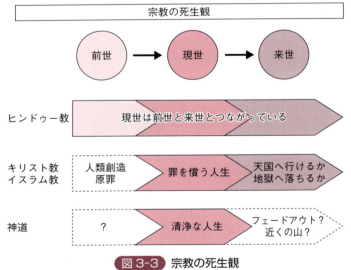

図 3-3 宗教の死生観

（島田裕巳，監．世界思想史研究会，編．手にとるように宗教がわかる本．東京：かんき出版；2008[15]）

には日本の精神的ケアがあるはずである．一刻も早く日本版「メンタルケア」「グリーフケア」「スピリチュアル・ケア」「終末期医療（ビハーラ）」「臨床宗教師」などの法整備，教育機関整備，それらに対する国民への周知を行い，専門職を育ててゆかねばならない（図3-3）．

4. 宗教家の将来

　精神世界にその根拠を持つ宗教家の果たす役割は，これからますます大きくなることと思う．先述した通り，社会が複雑化し，人々が激しい変化の中で生きなくてはならない今日，現代人は大きな精神の危機に瀕している．病院，在宅を問わず，疾病の様態によらず，宗教者は，医療者や介護者，地域の支援者とともに，精神的なケア，精神的な支えにならなくてはならない．人はいずれ「老」い，「病」にかかり，「死」を意識せざる負えない状況を迎える．科学技術や経済の変動，洪水のような情報にさらされる毎日ではあるが，心を喪失しないよう，心豊かな日常を送り，落ち着いて人生の最後を迎えられるようにするために，宗教家に課せられた課題は大きい．

文献（Ⅵ〜Ⅸ）
1) 大森　彌，他．自立と協働によるまちづくり読本．東京：ぎょうせい；2004.
2) 恒松制治，他．新地方自治の論点106．東京：時事通信社；2002.
3) 山田晴義，新川達郎．コミュニティ再生と地方自治体再編．東京：ぎょうせい；2005.
4) 山田晴義，編．コミュニティの自立と経営．東京：ぎょうせい；2006.
5) 根本悦子．たすけあいの地域づくり．東京：学陽書房；1997.
6) 野上芳彦．実践ボランティア講座．東京：柏樹社；1996.
7) 巡　静一，早瀬　昇，編．基礎から学ぶボランティアの理論と実際．東京：中央法規出版；1997.
8) 筒井のり子．ボランティア・テキストシリーズ⑦ボランティア・コーディネーター──その理論と実際．大阪：大阪ボランティア協会；1990.
9) 田中尚輝．高齢化時代のボランティア．東京：岩波書店；1994.
10) 雨森孝悦．テキストブックNPO．東京：東洋経済新報社；2012.
11) 岡本榮一，編．ボランティア・NPO用語辞典．大阪：大阪ボランティア協会；2004.

第3章　在宅緩和ケアの保険制度，支援制度

12) 日本 NPO センター，編．知っておきたい NPO のこと．日本 NPO センター；2004.

13) 山岡義典，編．NPO 基礎講座．新版．東京：ぎょうせい；1997.

14) 田中尚輝．ボランティアの時代．東京：岩波書店；1998.

15) 島田裕巳，監．世界思想史研究会，編．手にとるように宗教がわかる本．東京：かんき出版；2008.

16) 加藤智見．図解宗教のことが面白いほどわかる本．名古屋：中央出版；2001.

17) 田中雅博．進行がんになった医師で僧侶が語る「がんで死ぬのは怖くない」仏教と医療の再結合・スピチリチュアルケア．京都：阿吽社；2015.

18) 柳川啓一，編．現代社会と宗教．東京：東洋哲学研究所；1978.

19) 小口偉一，堀　一郎，監．宗教学辞典．東京：東京大学出版会；1973.

〈青田賢之〉

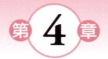

アドバンス・ケア・プランニング
（愛称：人生会議）

A いのちの終わりを認識したとき

　治癒が不可能な状態と診断された時に，患者は何を望むのだろうか？　そして，そのような患者さんを目の前にした時に，医療従事者はどうしたらよいのだろうか？　治癒不能ながん患者に対する早期からの緩和ケアにおいては，症状マネジメントに加えて，治療とケアのゴールを明らかにすること，がん治療に関する意思決定支援と生活支援，終末期医療に関する計画など，意思決定支援とアドバンス・ケア・プランニング（advance care planning：以下 ACP と略）を行うことの重要性が示唆されている[1,2]．また，抗がん治療中止に関するコミュニケーションにおいて 95％以上の患者が望んでいることとして，苦痛や心配事に耳を傾ける，苦痛が緩和可能であることを伝えることと並んで，今後発生が予想される症状や状態を説明することがあげられており[3]，診断時のみならず，治療の中止が必要な時期の患者においても ACP が重要であることが明らかとなっている．

B ACPとは？

　ACP は「患者・家族・医療従事者の話し合いを通じて，患者の価値観を明らかにし，これからの治療・ケアの目標や選好を明確にするプロセス」であり，その過程においては，身体的なことにとどまらず，心理的，社会的，スピリチュアルな側面を含むこと，治療やケアの選好は定期的に見直されるべきであること，代理決定者の選定や医療・ケアの選好などの話し合いの結果を文書化してもよいことなどが重要であるとされている[4]．言いかえれば，「自分が重篤な病気や状態になった時に，もしくはそうなったときに備

116 第4章 アドバンス・ケア・プランニング

えて，どこでどのようにどうやって過ごしたいかを，家族（代理決定者）や医療従事者とあらかじめ話し合うプロセス」といってもよいかもしれない．近年諸外国においてたとえ意思決定能力がなくなった後でも，患者の意向が尊重された形で医療を提供するための試み，つまり ACP の普及啓発に関する努力や研究報告が多数見られるようになってきた．

C ACP はどのようにして生まれてきたのか―その歴史的背景とアドバンス・ディレクティブ（AD），リビングウィル（LW）などとの違い

アドバンス・ディレクティブ（advance directive: 事前指示，以下 AD と略）は，患者あるいは健常人が，将来判断能力を失った際に，自らに行われる医療行為に対する意向を前もって示すこととされている．AD には，1）医療行為に関して患者が医療者側に指示をする，2）患者が自らが判断できなくなった際の代理決定者を表明する，という 2 つの内容を含むもので，1）を文章で表したものが一般にリビングウィルとよばれ，「将来意思決定能力がなくなったときに，生命維持治療をしてほしいか，してほしくないかについて主治医や家族に知らせる指示書」と定義されている．ACP は，これら AD，リビングウィルの双方を包括する概念である．1970 年代の米国では，患者の権利運動の流れもあり，国をあげて AD が推進されてきたが，その効果を検証した臨床研究では，終末期患者の 50 ％が心肺蘇生や人工呼吸器の使用など望まない治療を受けていたこと[5]，患者の希望を医療の内容に充分に反映できなかったこと[6]，終末期ケアの改善には役立たない[6-11]とする報告が相次いで明らかになった．その原因として指摘されたのは，AD を書いておくのみでは現場で起こる複雑な医療問題に細かく対応できないこと[7]や代理決定者が，事前に患者や医療従事者と患者の AD の内容やその背景，理由などについて十分話し合っていないために，AD に沿った意思決定ができないことなどがあげられる[12, 13]．最も重要なのは，AD に書かれた内容ではなく，それを記入するまでのプロセスとされており，① あらかじめ代理決定者（意思表示できなくなったときに，自分の代わりに判断してくれる人）を選定し，② 患者と代理決定者が，病状を共有した上で，患者が生

JCOPY 498－05728

活や療養で何を大切にしていて，何を希望しているかを話し合い，③それを医療従事者とも共有することで，代理決定者は医療従事者とともに，直面する複雑な医療状況に対応することが可能になるとされている．この①〜③のプロセスこそが，ACP そのものである．

D 国民は ACP についてどう思っているのか？

厚生労働省平成 29 年度人生の最終段階における医療に関する意識調査報告書[14] によれば，事前指示書の作成に賛成である国民は約 7 割，ACP の考え方に賛成である国民は約 65 ％であり，反対と回答したのは 2 ％であった．実際に人生の最終段階における医療について家族や医療介護関係者と話し合ったことがある人は約 3 ％，話し合いの相手は家族が 94 ％，友人が 15 ％，医療介護関係者が 4 ％であった．また，話し合っていない理由としては，きっかけがなかった 56 ％，必要性を感じていなかった 27 ％，知識がなく何を話したらいいかわからなかった 22 ％，であり，話し合いたくないからと回答したのは 6 ％であった．以上から，啓発普及を行い，適切に話し合いのきっかけ作りをすれば，大きな変化がもたらされる可能性が見えてくる．

E ACP はいつ，どのように行ったらよいか？

一般的に早すぎる（健康な時や病状が安定している時など）時期に詳細な生命維持治療に関する話し合いを行うと不明確，不正確なものとなってしまうと言われており，また，遅すぎると，行われないため，患者の準備状態を判断した上で，タイミングを逃さない実施が必要[15] であると言われている．健康な成人に ACP を実施した研究からは[16]，対象者の意向は曖昧で，行うたびにその意向は変わり，遠い未来に対する仮の選択になること，判断は不確実で，対象者はその判断が何をもたらすかわかっていないことが明らかになっている．ACP を実践するモデルとして専門家が提案しているのが図 4-1 のモデルである．対象者が健康な時，もしくは病気療養中でも状態が安定しているときは，話し合いの結果が変化しにくく，侵襲性も低いと思われる

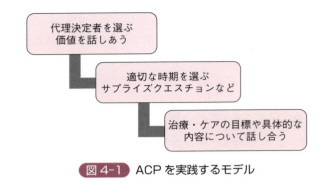

図 4-1 ACP を実践するモデル

「代理決定者の選定」や「もし自分の命が短いことを自覚した時，どのようなことがいちばん大切か？　してほしいことと，してほしくないことは何か」などについてその理由も含め話し合っておくことがよいとされている．

それ以降の詳細については，患者の準備状態（レディネス）に合わせて行われるが，一般に生命の危険がある病気をもち，人生の最終段階について考えておくことが必要な時期であると言われている．このような時期は，緩和ケアが必要になる時期とも重なっていて，以下の2つの緩和ケアが必要な患者を見つけるためのスクリーニングツールを準用することができる．

- **サプライズ・クエスチョン**：「この患者さんが1年以内に亡くなったら驚くか？」と医師自身が自問自答し，「驚かない」と思うのならば，緩和ケアの提供を始めたほうがよい，とするものである．プライマリ・ケアおよび急性期病院で複数の調査がなされているが，サプライズクエスチョンの感度は 60 〜 70 %，特異度が 80 〜 90 % とされている [17-19]．
- **SPICT（Supportive and Palliative care Indicators Tool）**：SPICTは，緩和ケアアプローチを提供することでメリットがあると思われる患者の同定をサポートするツールである．進行がん，呼吸器疾患，心・血管疾患，神経疾患，認知症，肝疾患，腎疾患を持つ患者，虚弱状態にある患者，在宅で医療依存度の高いケアを受けている患者を対象としており，全身状態の悪化を示す全般的な指標と，進行した状態を示す臨床指標が含ま

れ，文献レビューと，英国および他国の臨床家の合意を元に作成されている[20-22]．

F ACP を通じて得られるもの

近年諸外国で包括的な ACP の臨床実践モデルができ，その有用性が臨床研究で明らかとなってきている．例えば，オーストラリアで行われたランダム化比較試験では，ACP 群と通常ケア群で比較すると，ACP 群では終末期における患者の希望が尊重され（86 % vs 30 %，P < 0.001），遺族の満足度が高く（P < 0.001），遺族の抑うつ，外傷後ストレス症候群や，不安障害が減少することが明らかになっている[23]．

G ACP に際しての心構えと実践の具体的な方法

1. 患者・家族の生活と価値観を知り，患者にとっての最善の選択をともに探索する

医療従事者は，患者にとって最善の医療を行うために，また，こころの負担を最小限にするためにも，意思決定の責任の一端を引き受け，患者・家族とともに意思決定を行うことが大切である．そのためには，患者の今までの人生の過ごし方，生活，価値観などについて共有し，治療やケアのゴールを明確にし，「これからどのように過ごしていきたいか」を話し合う必要がある．

2. ACP を円滑に行うために―最善を期待し，最悪に備える（Hope for the best, Prepare for the worst）コミュニケーション[24]を心がける

がん患者・家族と，今後の治療・ケアや療養の場の調整を行う時には，「もし悪くなったらどうするか」だけが話の焦点となり，患者にとって悪い話題ばかりになることがある．時に患者は，「縁起でもない」「希望がない」と感じて，外来から足が遠のくことすらある．病気の早期から一貫して，患者の最善を期待し，患者が現在大切にしていることや，希望が最大限達成で

120 第4章 アドバンス・ケア・プランニング

きるような支援やコミュニケーションを行う一方で，（あってほしくはないけれど）最悪の事態を想定し，「もしもの時にどうするか」について，患者の考えや価値観，具体的な選択肢を話し合うことが重要である．

3. あなたのことを心配している，支援したいと考えていることを直接伝える

意思決定は，時につらい現実を患者に突きつけることにつながる．患者と今後のことを話し合う時に，「今の状態でずっと良い状態でいられることを願っているけれど，もしかすると，可能性として，病気が進行することがある．そうなった時の○○さんのことが心配になっている」ということを率直に伝えるとよいとされている．「そのうえで，あらかじめ，もしもの時のことを相談し，準備をする」というスタンスが重要である．

4. 代理決定者とともに行う

終末期においては，患者の意思決定能力がなくなり，代理決定者と意思決定を行わざるをえなくなることがある．しかしながら，代理意思決定者の多くは患者とあらかじめ病気やその治療について話し合っていないことが多いと言われている（患者も家族もお互いの負担になることを避けたいと考えるあまり先送りしてしまう傾向がある）．そのため，事前に代理決定者を患者に選定してもらい，その人とともに，ACPのプロセスを進めていくことが望ましいと言われている（事前指示書の介入がうまくいかない1つの理由として，事前指示書が，患者のみで作成されているため，その背景にある価値観が代理決定者と共有されない点があげられている）．患者には，あらかじめこのように尋ねて代理決定者について考えてもらう．

「万が一，体調が悪くなった場合，ご自分の意向を医療従事者に伝えることができなくなることがあります．そのような場合に，○○さんが大切にしていることがよくわかっていて，○○さんになりかわって，治療などの判断ができる方はどなたになりますか？」

「もし，よろしければ次回の外来までにその方に○○さんのお気持ちを伝

えて，一緒に外来に来ていただくことは可能ですか？」

代理決定者には，可能ならば外来にともに通院してもらうことをお願いし，もしもの時に，患者になり代わって，患者の推定意思（患者だったらどう判断するか）を代弁してもらうように依頼する．こうすると，代理決定者は自分に課せられる大きな役割を自覚し，その時点から，外来以外の日常生活の場でインフォーマルなアドバンス・ケア・プランニング（患者と代理決定者の価値観の共有）が継続的に行われることにつながる．

5. レディネスを確かめるための質問をし，話し合う準備ができていると判断できたら，もしも，の時について話し合いを始める（経験を尋ね，探索する）

多くの患者は，これからの病状の進行や先行きの見通しについて不安をもっているが，それを顕在化させることに，恐れをもっていることがある（口に出すことで，改めて現実と直面してしまいつらくなると話す人もたくさんいる）．また，「家族や医療者に余分な心配をかけたくないから」と，相談できないでいることもある．非侵襲的なコミュニケーションを行うために，以下のように，経験を尋ねるコミュニケーションを用いて，患者の準備状態を確かめて，準備ができていると判断できたら話し合いを始める．「経験がある」と，患者が答えた時には，（その話題は話してもよいというサインだと理解して）その内容を深く探索していく．患者がいつでもコミュニケーションを中止できるように配慮して行う必要がある．

・「万が一のことを考えてお聞きするのですが，病状がもし進行してしまったらどうしようと考えることはありますか？」
・「今はもちろん問題ないと思うのですが，もしも，病状が進行して，身の回りのことができなくなったらどうしようと考えたことがありますか？」
　「もしよかったら，どんなことを考えたかを教えていただけますか？」
　「それは，どうしてですか？」
　「そのことについてご家族で話し合ったことはありますか？」
・コミュニケーションの中では，常に患者の感情に注目し，つらそうな表情

122 第4章 アドバンス・ケア・プランニング

や行動があったらそこで中止し，話題を変更することを心がける．

6. 「大切にしていること」「してほしいこと」「してほしくないこと」，そしてその理由を尋ねる

実際に病状が進行した場合，「どこでどのように過ごしたいか」「どのような治療を望むか」について話し合う時には，「してほしいことや」「大切にしたいこと」に加えて，「してほしくないこと」について話し合い，その理由と背景にある価値観を患者―代理決定者―医療者間で共有することが必要である．具体的な希望や選択の背景にある「価値」を共有すると，複雑な臨床現場で起こる意思決定において貴重な道しるべになる．実際には，以下のように尋ねていく．

「○○さん，これからの生活で一番大切にしたいと思っていらっしゃることはどんなことですか？　もしよろしかったら教えてください」

「今後治療やケアを受けていくうえで，これだけはしたくない，してほしくないということがありますか？　もしよければ具体的に教えてください」

「そうですか，そうお考えになる理由をよろしければ教えていただけますか？」

実際の，治療・ケアの選択や話し合いのプロセスについては，人生の最終段階における医療・ケアの決定プロセスに関するガイドライン[25]，健康成人に対する ACP について[26]，人工的水分・栄養補給の導入を中心とした高齢者ケアの意思決定プロセスに関するガイドライン[27]，血液透析の開始と継続に関する意思決定プロセスについて[28]，救急・集中治療における終末期医療について[29] などが，厚生労働省や各学会から出されているので，それぞれ参考にするとよい．

7. 自分だけで抱え込まず，看護師やソーシャルワーカーをはじめとするメディカルスタッフや緩和ケアチームに相談する

患者―医師関係が良い医療従事者ほど，患者の受ける気持ちのつらさを

F. ACP に際しての心構えと実践の具体的な方法 | 123

慮って，悪い知らせ（治癒が困難なこと，予後，終末期の療養場所など）を伝えることをためらう傾向がある．このような時には，看護師をはじめとするメディカルスタッフ，地域のがん診療拠点病院の緩和ケアチームの力を活用するとよいかもしれない．また，療養場所の選択にあたっては，ソーシャルワーカーや緩和ケアチームが地域の緩和ケアに関するリソースを熟知していることが多く，重要な役割を果たしている．

文献

1) Temel JS, Greer JA, Muzikansky A, et al. Early palliative care for patients with metastatic non-small-cell lung cancer. N Engl J Med. 2010 19; 363: 733-42.

2) Yoong J, Park ER, Greer JA, et al. Early palliative care in advanced lung cancer: a qualitative study. JAMA Intern Med. 2013, 25; 173: 283-90.

3) Umezawa S, Fujimori M, Matsushima E, et al. Preferences of advanced cancer patients for communication on anticancer treatment cessation and the transition to palliative care. Cancer. 2015; 121: 4240-9.

4) Rietjens JAC, Sudore RL, Connolly M, et al. Definition and recommendations for advance care planning: an international consensus supported by the European Association for Palliative Care. Lancet Oncol. 2017; 18: e543-51.

5) Investigators TSP. A controlled trial to improve care for seriously ill hospitalized patients. The study to understand prognoses and preferences for outcomes and risks of treatments (SUPPORT). The SUPPORT Principal Investigators. JAMA. 1995; 274: 1591-8.

6) Covinsky KE, Fuller JD, Yaffe K, et al. Communication and decision-making in seriously ill patients: findings of the SUPPORT project. The Study to Understand Prognoses and Preferences for Outcomes and Risks of Treatments. J Am Geriatr Soc. 2000; 48: S187-93.

7) Brett AS. Limitations of listing specific medical interventions in advance directives. JAMA. 1991; 266: 825-8.

8) Teno JM, Stevens M, Spernak S, et al. Role of written advance directives in decision making: insights from qualitative and quantitative data. J Gen Intern Med. 1998; 13: 439-46.

9) Teno JM, Licks S, Lynn J, et al. Do advance directives provide instructions that direct care? SUPPORT Investigators. Study to Understand Prognoses and Preferences for Outcomes and Risks of Treatment. J Am Geriatr Soc. 1997; 45:

JCOPY 498-05728

124 第4章 アドバンス・ケア・プランニング

508-12.

10) Perkins HS. Controlling death: the false promise of advance directives. Ann Intern Med. 2007; 147: 51-7.

11) Teno J, Lynn J, Wenger N, et al. Advance directives for seriously ill hospitalized patients: effectiveness with the patient self-determination act and the SUPPORT intervention. SUPPORT Investigators. Study to Understand Prognoses and Preferences for Outcomes and Risks of Treatment. J Am Geriatr Soc. 1997; 45: 500-7.

12) Danis M, Southerland LI, Garrett JM, et al. A prospective study of advance directives for life-sustaining care. N Engl J Med. 1991; 324: 882-8.

13) Schaden E, Herczeg P, Hacker S, et al. The role of advance directives in end-of-life decisions in Austria: survey of intensive care physicians. BMC Med Ethics. 2010; 11: 19.

14) 厚生労働省. 平成29年度人生の最終段階における医療に関する意識調査報告書. http://www.mhlw.go.jp/toukei/list/dl/saisyuiryo_a_h29.pdf)

15) Billings JA, Bernacki R. Strategic targeting of advance care planning interventions: the Goldilocks phenomenon. JAMA Intern Med. 2014; 174: 620-4.

16) Sudore RL, Schillinger D, Knight SJ, et al. Uncertainty about advance care planning treatment preferences among diverse older adults. J Health Commun. 2010; 15 Suppl 2: 159-71.

17) Moroni M, Zocchi D, Bolognesi D, et al. The 'surprise' question in advanced cancer patients: a prospective study among general practitioners. Palliat Med. 2014; 28: 959-64.

18) O'Callaghan A, Laking G, Frey R, et al. Can we predict which hospitalised patients are in their last year of life? A prospective cross-sectional study of the Gold Standards Framework Prognostic Indicator Guidance as a screening tool in the acute hospital setting. Palliat Med. 2014. 28: 1046-52.

19) Hamano J, Morita T, Inoue S, et al. Surprise questions for survival prediction in patients with advanced cancer: a multicenter prospective cohort study. Oncologist. 2015; 20: 839-44.

20) SPICT website https://www.spict.org.uk/the-spict/spict-jp/. last accessed 16/April/2018.

21) Hamano J, Oishi A, Kizawa Y. Identified palliative care approach needs with SPICT in family practice: a preliminary observational study. J Palliat Med. 2018 Feb 9. [Epub ahead of print]

22) De Bock R, Van Den Noortgate N, Piers R. Validation of the supportive and

JCOPY 498-05728

F. ACP に際しての心構えと実践の具体的な方法 | *125*

palliative care indicators tool in a geriatric population. J Palliat Med. 2018；21：220-4.

23) Detering KM, Hancock AD, Reade MC, et al. The impact of advance care planning on end of life care in elderly patients: randomised controlled trial. BMJ. 2010；340: c1345.

24) Back AL, Arnold RM, Quill TE. Hope for the best, and prepare for the worst. Ann Intern Med. 2003；138: 439-43.

25) 人生の最終段階における医療・ケアの決定プロセスに関するガイドライン．http://www.mhlw.go.jp/file/04-Houdouhappyou-10802000-Iseikyoku-Shidouka/0000197701.pdf

26) 神戸大学医学部．これからの治療・ケアに関する話し合いーアドバンス・ケア・プランニング．https://square.umin.ac.jp/endoflife/shimin01/date.html

27) 高齢者ケアの意思決定プロセスに関するガイドライン～人工的水分・栄養補給の導入を中心として～ https://www.jpn-geriat-soc.or.jp/proposal/pdf/jgs_ahn_gl_2012.pdf

28) 日本透析医学会血液透析療法ガイドライン作成ワーキンググループ．透析非導入と継続中止を検討するサブグループ維持血液透析の開始と継続に関する意思決定プロセスについての提言．透析会誌．2014；47：269-85.

29) 救急・集中治療における終末期医療に関するガイドライン～3学会からの提言 http://www.jsicm.org/pdf/1guidelines1410.pdf

〈木澤義之〉

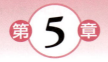

希望ある在宅緩和ケアのために
―私たちにできること―

　ある人が「住み慣れた自宅または自宅に近い環境で自分らしく最期まで暮らしたい」と願うとき，求められるのが在宅緩和ケアである．そこには，本人と家族の思い，家族の役割，病院の役割，そして地域の多職種チームの役割，心地よい環境などさまざまな要因が絡み合う．看取りの過程で，見送った家族やスタッフは「もっとこうすればよかったのでは」という思いを抱くことがある．見送られた本人にとってどうだったのか，と思うときもある．本人の願いを叶えるためにどんなケアが良いのか，限られた時間と資源の中で何ができるのか，それを丁寧に行うことで，少しでも希望ある在宅緩和ケアに近づくことができるのではないか．他の章で具体的なことは述べられるので，この章では希望ある在宅緩和ケアのために，どのような考えで，どのように準備すればいいのか，どのような環境が望ましいのか，私たちにできることについて述べたい．

A 本人の思い

＜どうしてもやっておきたいこと＞

　Aさんは，福祉の実践者であり教育者の男性だった．膵臓がんで，すでに黄疸が出ていた．固形物は入らない状態だった．Aさんは自分の病状について理解し，最期は自宅で過ごしたいと希望していたが，県外の大学の講義にどうしても行くと言って予定を入れていた．その日が近づいて来るにつれて，Aさんの病状は進行していった．出発の前日に訪問したところ，行けば帰れなくなる可能性が高い状況だったが，奥さんもそれに従い，何かあったときのために先方の病院に宛てて情報提供書を書いた．使われないことを願って書いたものだった．講義の前日にホテルに到着したが，その夜急変

し，病院へ救急搬送され帰らぬ人となった．奥さんも「出発のとき，自分が
この人を看取るのだと覚悟をしていました」と後で話しておられた．

　Aさんのように，「どうしてもやっておきたいこと」がある人がいる．桜
を見たい，もう一度お風呂に入りたい，少しでも口から食べたい，などさま
ざまな願いがある．やり残したことはないか，会いたい人はいないか，食べ
残したものはないか，人生の最終段階に入る前にできれば聞いておけるとよ
い．本人の願いがあれば，在宅チームとしてはその思いをなるべく尊重して
方策を提案する．もちろん，リスクを説明し急変があり得ることは伝えた上
で，医療者が立ち会うなどできる限りの準備をして，もしものときに家族が
引き金を引いたと感じないような配慮も忘れないようにしたい．

＜本人の意思表示が困難なとき＞

　障害や疾病などにより，本人の意思表示が困難なときもある．そんなとき
はどうすればいいのだろう．人生の中途で知的障害が進行した場合には，元
気なころの本人の暮らしの様子を家族らから聞き，職業，好きな音楽，食べ
物，本人が好きだったことなどをある程度把握した上で，本人に声をかけな
がらひとつひとつ試していくやり方がある．

　Bさんは，交通外傷による脳挫傷をきたした遷延性意識障害の女性で，気
管切開，胃瘻による経管栄養が必要な状態だった．Bさんの娘は，少しでも
食べさせたいと願っていた．検討の結果，基本的な栄養は胃瘻から摂取し，
言語聴覚士の訪問指導として，座位保持の上で味わい程度の経口摂取を試み
ることになった．ガーゼでつつんだ少量の食べ物を口に入れて，味わっても
らい，ガーゼごと食べ物を出すことを毎週行っていったところ，食べ物に
よって飲み込み方が異なり，ガーゼを出すように促してもなかなか出さない
ものがあることがわかった．Bさんがよく飲み込み，口から出したがらない
のは柑橘類だった．

　重度の知的障害と肢体不自由を併せ持つ重症心身障害児者の場合，会話の
やり取りは難しい．しかし，自分の周りで起こっていることはわかってい
て，さまざまなサインを出す．不快なときは，泣く，表情が硬くなる，心拍

128 第5章 希望ある在宅緩和ケアのために

（脈拍）が上がるなどのサインがみられやすい．快の（心地よい）ときは，表情が穏やかで，心拍も落ち着く．本人に声をかけてひとつずつ何かを試み，どのようなときに不快や快のサインがあったのかを丹念に受け止めていけば，本人の思いにつながる可能性がある．

B 家族の役割

家族の存在は，在宅緩和ケアにとって重要である．家族には，介護者としての役割と，身内としての役割がある．

＜介護者としての役割＞

介護者としての役割には，見守り，家事，身体介護，そして医療的なケアがある．

見守りは，「私はいつもここにいます」という大切なメッセージである．患者にとっては大変心強いことであるが，長時間となると見守る家族にとっての負担は大きい．見守り中に病状の変化があったときには，次の行動をとることが求められるため，ただ傍らにいるだけでは済まないときがある．そのため，何かあれば在宅チームに連絡が取れる手段を確保しておくほうがよい．

掃除や洗濯，調理などの家事は日常的なものであるが，家事を担ってきた人が病気となると状況は一変する．高齢の女性Cさんが寝たきり，要介護状態となった．Cさんは夫と2人暮らしで，これまで家事のすべてを担ってきた．在宅療養開始にあたり，夫は「未知の領域」である食事作りを始めた．別居している家族の支援もあり，簡単な食事が作れるようになった．

家事は，すべてではないが，介護保険のホームヘルパーに「生活援助」として依頼することができる．介護保険では，同居家族がいる場合は生活援助として家事をヘルパーが行うことは制限されるようになったが，同居家族が障害や疾病，高齢や介護疲れなどで家事を行うことが困難な場合は利用できることがあるので，ケアマネジャーに確認する．

食事介助，排泄介助，体の清潔，入浴介助などのケアを身体介護と言う．

JCOPY 498−05728

飲み込みがよくない，麻痺がある，寝返りができない，などさまざまな状態
の患者のケアには，知識と介護技術が必要である．やり方がわからないとき
は，ホームヘルパーや訪問看護師の援助や指導を受けるとよい．

　薬の管理と使用や，痰の吸引，経管栄養や導尿などの医療的ケアも家族が
担うことがある．これらは，家族に医療関係者らがいる場合を除き，家族に
はあまりなじみのない分野である．がん性疼痛の場合，医療用麻薬を使いは
じめると医療用麻薬は食事に関係なく時間ごとに服用するのが原則である
が，副作用対策の飲み薬や突発的な痛みに使う臨時の麻薬（レスキュー）も
あり，一気に薬の種類が増える．薬が飲めなくなったときには，貼り薬や坐
薬などを使う．薬の管理を途中まで患者本人が行っていた場合は，家族が管
理を引継ぐ必要がある．薬の管理や使用上の注意については，訪問看護師や
訪問薬剤師，医師らから充分に指導を受けておく．たんの吸引，経管栄養な
どの医療的ケアが必要となる場合にはあらかじめ技術の習得が必要である．

＜身内としての役割＞

　家族は，身内としての役割も担う．身内の役割の具体的例をあげる（表5
-1）．本人の余命が限られている状態で，本人が望む生き方を支えることは
家族にとって初めての経験となることが多い．告知の際や，病状が急変した
ときなどは，家族は患者との距離が近いがゆえに動揺し，不安を感じること
もある．そんなとき，なるべく早いうちに，信頼できる誰かに悩みを伝える
ことができると，その人の負担は軽減される．誰に相談するのかはさまざま

表5-1　身内としての家族の役割（例）

・医師からの説明の際に患者と同席する
・患者本人の意向を聴く
・身辺整理を一緒に行う
・旅行に行く
・患者に家族として感謝の気持ちを伝える
・費用の負担

130 第5章 希望ある在宅緩和ケアのために

であるが，親しい友人のこともあるだろうし，医師，看護師，ソーシャル
ワーカー，宗教者，市民団体など緩和ケアに詳しい人たちのこともあるだろ
う．また，在宅医療や訪問看護，介護保険や障害者総合支援法のサービスな
どを受ける方法や，利用によって生ずる費用負担などについての情報提供も
必要である．

＜家族がいるから難しいこともある＞

　逆に家族がいるから在宅での緩和ケアが難しいこともある．本人が希望し
ていても，家族が希望しないこともありうるからである．家族には，これま
でのさまざまな事情や想いがある．そこを乗り越えることができないと，そ
の家での在宅緩和ケアは難しい．その場合は，自宅以外の暮らしの場所を探
すことが必要になる．

C 病院の役割

　現在は，急性期の病院に地域連携部門（地域医療連携室，患者サポートセ
ンターなどの名称でよばれ，病院と別の医療機関や施設，地域サービスをつ
なぐところ）が整備され，取り組みが進んでいる．
　病院は在宅緩和ケアについてどのような役割を担うのだろうか．入院中の
患者が在宅移行する場合と，外来通院から在宅移行する場合に分けて述べる
ことにする．

＜退院して在宅ケアに移行する場合＞

　まだ退院支援の仕組みが整っていなかった頃の話である．Dさんは胃がん
の男性だった．ある日，入院中のDさん本人と家族が，外泊中に当院を訪
れ，「家に帰りたいから在宅医になってほしい」と言う．話を聞いたところ，
病棟の医師や看護師に家に帰りたいと相談したが，病棟では介護保険や在宅
医療の仕組みがよくわからず，どこに依頼し，どのように準備すればいいの
か，イメージが難しかったようだ．そこで，当院からその病院の地域連携部
門に連絡をとり，介護保険，ケアマネジャー，訪問看護ステーションの調整

JCOPY 498-05728

C.　病院の役割 131

をし，在宅医として必要な情報も病院に依頼した．準備ができ次第 D さん
は退院となり，最期まで自宅で過ごすことができた．

　今は早期から緩和ケアという概念が提唱されているが，実際の現場では，
どのタイミングで緩和ケアについての情報提供がなされるのか，病状や，医
療者，本人と家族の理解もさまざまである．また，地域では在宅緩和ケアに
かかわるさまざまな職種がそれぞれの事業所から集まるため，その患者のた
めに固有の在宅チームをつくるには，それなりの準備が必要である．そのた
め，在宅緩和ケアの準備には患者・家族の気持ちにていねいに寄り添いなが
らも，ポイントを押さえて準備を進めていく必要がある．

＜外来通院中に在宅ケアが導入される場合＞

　一方，在院日数の短縮や化学療法の進歩などに伴い，病院へ外来通院して
いる間に在宅ケアに移行する場合が増えている．

　E さんは脳腫瘍の男性で，片道 1 時間はかかる病院に通院し化学療法を続
けていた．E さんは就労中に発症し傷病休暇中で，両親，妻，子どもと暮ら
していた．通院はいつも妻が付き添い，病状説明も E さんと妻が聞いてい
た．通院は車椅子を利用していたが，2 人介助でトイレは行ける状態だっ
た．すでに訪問看護が導入されており，通院が難しくなった時のために当院
へ打診があった．病院の地域連携室に当院から状況を聞いたところ，病状は
本人と妻にはすべて説明をしているが，まだ人生の最終段階をどこで過ごす
かの確認はとれていなかった．そこで，初回の訪問診療時に，在宅でカン
ファレンスを開き，今後の方針と，スタッフの役割分担などについて話し
合った．E さんは，通院治療中ではあったが，治療終了となったときには在
宅療養を希望した．その後，E さんの両親はセカンドオピニオンを希望し，
県外の病院に相談に行ったが，今の治療以外に手だては難しいという結果
だった．

　ある日，E さんは意識レベルが低下し永眠された．家族は，慌てることな
く在宅チームに第一報（ファーストコール：後述）をいれてくださり，在宅
で看取ることができた．看取りの往診の最中，知らせを聞いた人たちが次々

JCOPY 498−05728

132 | 第5章 希望ある在宅緩和ケアのために

とかけつけ，その言葉がけを聞きながら死亡診断書を書いた．Eさん家族は多くの人たちに支えられていたのだということを感じた．しかし，Eさんはもう少し治療をがんばるつもりだったのかもしれない．両親の思いは，どうだったのだろうか．

　このように病院の外来で治療を継続中の状態から在宅が導入される場合，治療を中止する話はまだ病院主治医からでていないので，本人にどの程度の情報提供がされ，本人や家族がどのように感じているのか，人生の最終段階をどこでどのように過ごすのか，意思決定はどうするのか，などさまざまな課題がある．外来通院中に医療情報と患者・家族の思いをどのように病院の主治医や看護師，地域連携室と連携していくのか，模索が続いている．治療中の患者についての病院と在宅チームが情報共有をするような仕組みが広がってくることを期待したい．

D 調整のキーワードは「カイコ　ホケコ」

　在宅緩和ケアの導入はどのようにすればよいのか．在宅緩和ケアは多職種連携が肝心なので，ただ在宅医を確保すればいいというわけではない．そのため，病院と地域がやり取りをし，調整をする必要がある．

　当院が地域の病院との連携の中から得た「在宅緩和ケア開始時・調整のポイント」を示す（表5-2）．その心は語呂合わせで「カイコ　ホケコ」である．

表5-2 在宅緩和ケア開始時・調整のポイント

● **その心は　「カイコ　ホケコ」**
  カ　介護保険の申請
  イ　医師（在宅医）の確保
  コ　告知状態（病名告知・予後告知）の把握
  ホ　訪問看護の確保
  ケ　ケアマネジャーの確保
  コ　後方病院（何かあったときの入院先）の確保

JCOPY 498-05728

まず，40 歳以上の場合には，**カ）介護保険の申請**をする．あわせて**ケ）ケアマネジャー**も確保しておくとよい．そして**イ）医師（在宅医）**を確保し，**ホ）訪問看護を確保**する．できれば，在宅医が連携している訪問看護をしらべてから確保したほうがよいかもしれない．忘れてはならないのは，**コ）告知状態の把握**である．在宅医の多くは，その疾患や障害について患者が最初に出会った医師ではない．そのため，病院の主治医からの情報を得て，経過，現在の病状や予後について把握しておく必要がある．特に，悪性疾患や難病の場合，患者と家族に対する伝え方に差があったり，医師が伝えたと考えている内容と，患者家族が受け取っている内容にズレがあることは実際にありうるので，「ご自分の病状についてはどのように聞いておられますか」と確認しておく必要がある．また，人生の最終段階になると，患者や家族も揺れることがある．遠くからやってきた親戚に「どうしてこの状態で入院させないのか」と言われることもある．そんなとき，何かあった時に入院できる病院（**コ）後方病院の確保**）が決まっていると不安も解消される．普段から近隣の緩和ケア病棟や病院と連携しておき，後方病院として確保しておくとよい．実際に入院されることは少ないが，安心感が増す．

　このようなポイントを念頭におきながら早め早めに調整できると，本人と家族の不安は軽減され，地域への移行がさらに円滑になることが期待される．

E　在宅チームの役割

　在宅チームを作るうえで欠かせないのが，訪問看護師，在宅医，そしてケアマネジャーである．加えて，医療麻薬を在宅で使うにあたり，訪問薬剤管理指導を行う薬剤師の存在は心強い．ここでは，訪問看護師，在宅医，ケアマネジャー，薬剤師の役割について述べ，在宅チームに入る多職種の役割などについては，第3章 在宅緩和ケアの保険制度，支援制度，第6章 在宅緩和ケアの準備を参照されたい．

＜訪問看護師＞

　24 時間体制の訪問看護ステーションは在宅緩和ケアの要である．通常，

訪問看護師は医師よりも訪問頻度が多い．在宅医と連携しながら，訪問看護師は，ファーストコール（患者宅からまず第一報が入る）を担い，臨時の訪問にも対応する．身体のケアをしながら観察し，医療的な処置，排便コントロールなども行うだけでなく，患者や家族の心のケアも行う．また，看取りの際，亡くなった患者の体をきれいにして着替えをすること（エンゼルケア）は大切な役割である．その際，家族にもできる限り参加してもらい，旅立ちの衣装のことを聞いたり，語りかけながら化粧をすることは，グリーフケアにもなる．

＜在宅医＞

在宅療養支援診療所は，2006 年度に制度化された在宅医療の中心となる診療所である．在宅療養支援診療所の要件を示す（表 5-3）．しかし，在宅療養支援診療所の届け出はしていても年間の看取り数がゼロのところも少なくなく，実績も基準に含み，複数の医師で 24 時間確実に往診ができる機能強化型在宅療養支援診療所が 2012 年に制度化された．

在宅医は，訪問看護師らと連携しながら，定期的な訪問診療，臨時の往診，薬の処方，検査，看取りなどを担う．また，暮らしや介護についての意見を求められる時もある．看取りの時は，家族をねぎらい，本人にも「お疲れさまでした」と声をかける．

表 5-3　在宅療養支援診療所の要件

① 診療所である
② 診療所において 24 時間連絡を受ける担当職員をあらかじめ指定し，連絡先を文書で患家に提供している
③ 患者の求めに応じて，24 時間往診・訪問看護ができる体制を確保する（他医療機関・訪問看護ステーションとの連携可）
④ ③の患者について 24 時間往診・訪問看護を行う担当医師・担当看護師らの氏名，担当日などを患家に文書提供する
⑤ 緊急入院受入体制の確保（他医療機関との連携可）
⑥ 地方社会保険事務局長に年 1 回，在宅看取り数などの報告をしている

F. 心地よい環境とは | 135

＜ケアマネジャー＞

ケアマネジャー（介護支援専門員）は，患者（主に介護認定で要介護状態の人）やその家族からの相談に応じ，暮らしの状態などをアセスメントした上で，適切なサービスが受けられるように調整をする役割を担う．特に末期がん患者の場合，訪問入浴の手配，褥瘡予防のためのエアマット，介護者の腰を守る介護用の電動ベッド，歩行が困難な人の外出を支援する車いすなどについては，必要な時に利用できるように手配しておいたほうがいい場合がある．患者や家族の話を聞きやすい中立な立場でもあるので，それぞれのサービスについての苦情を聞き，適切な対応をすることもある．

＜薬剤師＞

在宅医療では，院外処方が一般的となるが，出された薬がどのように保管されているのか，飲み忘れや飲みすぎはないか，副作用はどうか，など薬に関する課題は少なくない．特に，薬を取りに行けない高齢者世帯や，医療用麻薬が導入されて一気に薬の種類が増えたときなどは，家庭の中だけではその管理が立ち行かなくなるときがある．そんなとき，薬剤師が訪問して薬を届け，指導をし，残薬の確認や一包化など丁寧に関わることでその問題が解決していく．これを訪問薬剤管理指導（介護保険では居宅療養管理指導）と言う．残薬を無駄なく使うことで，医療費の節約にもつながる．

F 心地よい環境とは

起きて半畳寝て一畳ということわざがある．人間にとって必要な広さは，起きているときは半畳で，寝ても畳一畳あれば足りるという教えである．しかし，人は歩けるうちは，別のところに移動する．同じ場所にいて，気温，日差し，風，音，人の目などの面から居心地がよくなければ，歩いて移ることができる．たまには海や山に行くとか，旅に出かけることもできよう．しかし介護が必要な状態となると，自分で移動することは格段に困難になる．本当に，一畳のスペースに自分がいるとなると，心地よい環境とはどんなものだろうか．

JCOPY 498－05728

136 第 5 章　希望ある在宅緩和ケアのために

　30 年後の医療の姿を考える会（秋山正子代表）主催の第 12 回市民公開シンポジウム（2018 年 3 月 11 日・東京）が開かれた．園田眞理子さん（明治大学理工学部建築学科教授）の話は環境を考える上で示唆に富んでいたので紹介する．

　『東日本大震災のような災害は，誰が強くて誰が弱いのかを，たちどころにあぶり出す．避難所に避難しても，動物的な強さを持つ人はやがて離脱，移動していく．家族などの関係者のところに行ける人は出ていく．そして最後には，もの云わぬ人，云えぬ人が残る．人生の最初と最後は，人間は植物に近い．環境に支えられて命をつないでいくしかない．

　では，「沈黙」してきた人には，バリアフリーがあればいいのか，環境を整えましょう，それでいいのか．例えば自閉症のある人には，感覚の著しい過敏や鈍麻があり，持っている感覚が定型発達の人と違う人たちがいることがわかってきた．光を見ると吐いてしまう人，がたつき音や換気扇の低周波の連続音が苦手な人がいる．雨が痛い，風が痛いという人や，臭いにも惑わされる人もいる．実際は言語化できない感覚として，自然や人工的な環境との間にいくつもの摩擦を抱えている．

　一般に言う「バリアフリー」とは，広さや，幅，段差，手すりなどに工夫を加えて，何か動作を行うことを目的にする．動くことは，Doing である．実は，もう一つ足りないことがある．それは，「そこに居る環境」を保障することである．光や，音，熱や空気のことを考えることである．居ることは Being である．これらを考えないと，心地よさの実現は難しい．Doing 主体の考え方は，治療したり，介護をする施設で取り入れられている．能動的であり，機能的である．一方，Being 主体の考え方は，そこに憩い，佇むだけで，心が癒され，心地よい．受動的であり，住まいの考え方である．』

　バリアフリーは重要であるが，「そこにいるだけで安らげる」空間の力を考えることも大切である．

G　思い出を共有する

　キム・フォップス・オーカソン作の『おじいちゃんがおばけになったわ

G. 思い出を共有する | 137

け』という絵本がある．突然亡くなってしまったおじいさんが，忘れ物を探しに「おばけ」になって孫のエリックのもとにやってくるという話である．おじいさんは，自分が子どものころからの思い出を語り出す．ワクワクしたこと，失敗したことなどを話したあと，エリックと一緒に過ごしたときのことを語っていく．遊園地で目が回るまでジェットコースターに乗ったこと，庭に大きな落とし穴を掘ったこと，釣りに行って1匹も釣れなかったこと……．やがて，おじいさんは，孫のエリックにさよならを言って，二度と出てこなくなる．この絵本は，「身近な人の死を受け入れる」ということと同時に，思い出とつながりの大切さを教えてくれている．

Fさんは，前立腺がんの男性である．2回目の訪問の時に「何かやりたいこと，行きたいところはないですか？」と伺ったところ，Fさんは語り始めた．「毎年この季節は，スキーと温泉に行きます．家内と私は少しスキーをやりますが，雪質研究会という楽しい集まりがあります．仲間たちと1泊2日で行きます．行きたいところは，○○ホテルです．ここは，本当にいい．雪もいい，景色もいい．そしてホテルがいい，お湯がいいんですよ」と少し興奮気味に話すFさん．傍らにいた奥さんも「朝風呂にはいると朝日が見えるんですよ．ぜひ行ってください」と言葉を添えた．Fさんは「アルバムを持ってきて」と奥さんに頼んだ．そこには，スキー場やホテルで撮影された，気の置けない仲間たちとの思い出がつまっていた．Fさんは，そのホテルに行くことはできなかったが，そのホテルの名前を耳にすると，Fさんのことを思い出す．

人生は走馬灯の如しとも言われる．これまで過ごしてきた人生のさまざまな情景が脳裏に現れては過ぎ去っていくさまを人は死に際に見ると言うが，死に際でなくとも思い出を懐かしそうに語ってくれる人は多い．それはいつ，どんなときに語られるのだろうか．その場に居合わすことができた人にとっても，それは豊かな時間となることだろう．

H 先進事例に学ぶ

＜かあさんの家＞

　宮崎県にホームホスピス「かあさんの家」（市原美穂代表）というところ
がある．ここは，住み慣れた地域，家にできるだけ近い環境で過ごしてもら
いたいという思いで立ち上げられた，ケア付きのもう一つの家である．一人
暮らしであっても，認知症でがんの人であっても，かあさんの家では，人生
の最期まで過ごすことができる．普通の民家を借り上げて，家具や食器もほ
とんどその家にあるものを使う．食事はスタッフが台所で作り，その匂いが
漂い，みんなが食卓を囲む．血縁はないかもしれないが，家族が暮らす家に
近い．宮崎市内のかあさんの家を訪れたとき，6名の入居者のうち胃瘻や気
管切開などの医療的ケアが必要な人も2名入居し，訪問看護師や研修を受け
た介護職が24時間ケアを行っていた．ゆったりと時間が過ぎていく．息遣
いが感じられるようなホームホスピスの姿がそこにあった．

＜マギーズセンター＞

　英国には，マギーズセンターというがんを抱えた人や家族，知人などを予
約なしであたたかく迎えてくれる場所がある．マギーズセンターは乳がんを
抱えた英国人女性マギーさんの願いがもとになり，1996年にエジンバラで
開設された．以来，英国には多くのマギーズセンターができている．マギー
ズ・オックスフォードを訪れたことがあるが，そこは病院の向かい側にある
素敵な建物で，自然の光が入り，複数のくつろげる部屋，オープンキッチ
ン，そして明るいサンデッキなど，建物自体が癒しの空間だった（図5-1）．
スタッフやボランティアの眼差しは優しく，お茶を飲み，本を読み，相談し
たり，体操やヨガなどさまざまなプログラムに参加することができる．マ
ギーズセンターの持つ環境の力と人の力によって，訪れた人が希望と自分の
中にある力を見いだし，がんとともに生きる道を見つけていく．2016年10
月には日本初のマギーズ東京（秋山正子・鈴木美穂　共同代表）が開設され，
活動を始めている．

H. 先進事例に学ぶ | *139*

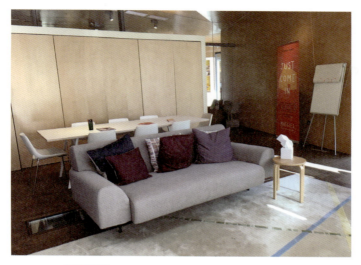

図5-1 マギーズ・オックスフォードの室内
ゆったりして，そこに座りたくなる椅子

おわりに

　在宅緩和ケアの対象となるのは，末期がん患者だけではないが，人生の最終段階を過ごす人と家族には，悲しいこと，つらいことがあるだろう．さまざまな苦痛をマイナスと捉えると，苦痛を減らすことは苦痛をゼロに近づけることになる．しかし，痛みを和らげるだけではプラスにはならない．痛みの緩和に加えて，思い出を共有したり，心地よい環境を考えることによって，懐かしさ，愛おしさ，感謝，あたたかさ，豊かさなどを感じるときがあれば，それはプラスな状態と言えるのではないか．体をきれいにする，美味しいものを食べる，言葉をかける，手を握る，好きな音楽を聴く，風と光を感じる……自分の大切な人が畳一畳に寝ていたら，どんなことをしてあげたいのか．自分が寝ていたら，どんなことをしてほしいのか．アイデアはつきないのではないだろうか．希望ある在宅緩和ケアのために，私たちにできることはたくさんある．

〈髙橋昭彦〉

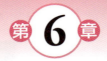

在宅緩和ケアの準備

　がん対策推進基本計画の重点課題に「がん患者が住み慣れた家庭や地域での療養や生活を選択できるよう，在宅緩和ケアを含めた在宅医療・介護を提供していくための体制の充実を図る」とある．実際に，病院では平均在院日数の短縮がすすみ，がん患者においては診断・治療・緩和ケアが外来で行われている場合が多い．

　住み慣れた地域で最期まで自分らしく生ききるためには，それを支える伴走者が必要であり，医療者をはじめとした，さまざまな職種が関わっていく必要がある．その構築に向けた支援について説明する．

A 意思決定支援

　入院中であれ，外来であれ，「どこでどのように過ごすか」という思いを引き出すことが重要である．この意思決定支援が患者のQOD（quality of death 尊厳ある死）を左右することになる．

　入院中のがん末期の患者においては，適切なタイミングで退院しないと，状態の変化によっては，退院できなくなってしまう可能性がある．また，外来通院中であっても，適切な時期に訪問診療などの体制が整っていないと，症状出現時に救急車で病院に行き，入院となってしまう．大切な残された時間の中で，「しなくてもいい入院期間」を過ごすことになる．

　そのようなことにならないために，「どこで最期を迎えるのか」「どのタイミングで入院を希望するのか」ということについて，本人と家族が話し合っておく必要がある．

1. 時期

　一番よいのは，普段から死について身近な人と話せていることである．自分が病になり，治らないと診断された時に，どのように過ごしたいのかを話し合っている患者も増えている．本人の在宅看取りの意思がしっかりしている場合は，独居や家族の不安が強い場合でも，周囲のサポートにより在宅看取りが可能になることが多い．

　しかし，日本人は昔より死をタブー化しているため，最期を過ごす場所まで意思表示している患者はごく少数である．そのため，多くの場合は，症状コントロールがこまめに必要な場合や，患者のADL（activities of daily living 日常生活動作）の低下がある場合，または治療が困難になった場合に在宅療養を整える時期となることが多いため，そのタイミングで意思決定支援を行う必要がある．

2. 誰が

　主治医が意思を確認することが多いが，患者・家族が医師に本音を語れない場合もある．その場合，病棟・外来の看護師が話を聞く必要がある．また，退院後の相談をする退院支援の専従看護師やMSW（medical social worker 医療ソーシャルワーカー）が患者・家族の希望を聞き，調整をするケースもある．

　在宅においては，ケアマネジャーや訪問看護師がその患者の生き方や価値観がわかっている場合もあるため，意思決定を支援することもある．

3. どのように

　まずは患者・家族が病状・今後の予測をどのように理解して受け止めているのかを把握する必要がある．病状と患者・家族の理解にズレがある場合には，在宅緩和ケアを希望しないケースが多い．再度医師から病状だけでなく，予後予測や今後の状態変化なども話をする必要がある．

　主治医から，「治療方法がないので在宅医療はどうでしょう」と勧められた場合，患者の気持ちとしては，「主治医に見捨てられた」「もうすることが

ないから在宅緩和ケアなのだ」という，後ろ向きな気持ちで在宅療養を受けることになってしまうため，注意が必要である．できれば，外来通院中より病院の医師とかかりつけ診療所の医師が連携をとり，最期まで患者を支えていくという「二人主治医制」が広まっていくことを願いたい．そうすれば，普段から連携が取れていることで患者が安心でき，かかりつけ診療所の医師も後方ベッドが確保でき，安心して在宅緩和ケアを実践できることになる．また，今まで診ていたかかりつけ医が在宅看取りをしてくれるのであれば，さらに患者は安心して療養できる．

　患者と家族の希望が在宅看取り希望と一致していればいいが，そうでない場合も多くある．患者本人が「自宅で最期まで過ごしたい」と思っていても，家族や親せきが「病院のほうが安心」と考えていたり，家族が「自宅で看取ってあげたい」と考えていても，患者本人が「家族に迷惑がかかるから病院で」という場合がある．その時には医療者が一歩踏み込んで言葉の裏側にある気持ち（本音）を引き出し，働きかけることが大切である．前者は，家族に在宅医療に関することや在宅看取りについて説明し，在宅でも病院と同じように緩和医療を受けられることや，自宅の方が本人の生きる力を生み出すことなどを説明することにより，家族の希望が変わることが多い．後者の場合には，家族が看てあげたいと思っていることや，介護サービスの利用で家族の負担を軽減していくことやレスパイトケア（介護者の休息のためのケア）について説明することで，本人の希望が変わることが多い．いずれの場合にも，気持ちが揺れるのは当然であり，その場になった時に違う決定をしてもいいと話しておくことが重要である．

B 介護保険について

　在宅緩和ケアにおいては，介護保険は必須である．リクライニングができる介護ベッドや外出用の車いすのレンタルなど，または寝たきりの状態であっても入浴できる訪問入浴が利用できる．介護保険で，環境・人・物の調整ができる．介護保険制度に関しては「第3章 在宅緩和ケアの保険制度，支援制度」を参照していただきたい．

ここで重要なのは，40歳以上64歳未満の第2号被保険者のがん末期患者は介護保険が利用できるという点である．また，40歳未満で介護保険が利用できない患者に関しては，自費でベッドをレンタルするという方法もある．

また，末期がん患者の場合には，訪問看護は医療保険になるということも説明する必要がある．

C 在宅療養支援体制づくり

在宅緩和ケアの希望があれば，早急に在宅支援チームを整える必要がある．相談窓口として，通院中や入院中の病院の相談窓口がある．がん相談支援センターは，がん診療連携拠点病院や小児がん拠点病院，地域がん診療連携拠点病院には必ず設置されている（https://ganjoho.jp/ 参照）．そこには，退院調整看護師やMSWがおり，介護保険制度についてや訪問診療・訪問看護などについて説明をしてくれる．また，高額医療費などの経済的なことに関しても相談もできる．

もし，地域がん診療連携拠点病院ではない病院に通院中の場合には，地域の相談窓口に相談してもいいだろう．

地域の相談窓口として，地域包括支援センターや各市町村の在宅医療・介護連携支援センターに在籍しているコーディネーターに相談することができる．医療と介護の連携のための相談窓口として設置しているため，訪問診療医や訪問看護などの医療のことだけでなく，介護保険を使った療養環境の整備などについても相談できる．

D 入院中の患者に対する退院支援

退院支援とは，「患者が自分の病気や障害を理解し，退院後も必要な医療・看護を受けながらどこで療養するのか，どのような生活を送るのかを自己決定する支援」[1] である

退院調整とは，「患者・家族の思い・願いを実現するために，患者・家族の意向をふまえて環境・人・物を社会保障制度や社会資源に繋いでいくマネジメントをする過程」[1] である．

入院中の病院の体制によって，退院調整の看護師や MSW が配置されている．

宇都宮宏子氏による退院支援の主な流れは以下の通りである．

1. 退院支援の第 1 段階〜入院時から 3 日以内

退院支援が必要かどうかをスクリーニングし，介入を開始する時期である．入院前の生活状況を確認し，入院の目的や治療計画から退院時の状態像を予測することが大切である．治療と同時に自宅に帰る準備をしていく必要性を，医療者間・患者・家族で共有することがポイントである．

2. 退院支援の第 2 段階〜入院 3 日から退院まで

受容支援と自立支援をチームで支援する時期である．

受容支援におけるポイントは，患者・家族の疾患への理解や受容へ支援を行い，どこに帰るのかを意思決定支援をしていく（A 意思決定支援 参照）．

自立支援におけるポイントは，退院に向けて具体的に生活の場をイメージし，病状・病態予測から考えられる「医療管理上の課題」と ADL / IADL（手段的日常生活動作）から考えられる「生活・介護上の問題」に分けてアセスメントする必要がある．

「医療管理上の課題」に対しては，がん末期の患者の場合，病院では医療処置が多くなってしまうが，それを最小限にしていく必要がある．なぜなら，家族が患者のそばにいて一緒に過ごす時間が大切であるのに，医療処置に追われて緊張状態が続くのは本末転倒であるからである（表 6-1）．

「生活・介護上の問題」に対しては，入院前の ADL / IADL 状況を把握し，現在の ADL / IADL を確認し，患者・家族と医療チームで話し合いをし，ゴールを設定していく必要がある．そのためには，今までどんな生活を送っており，退院時にはどうなっているのかの予測が重要である．筆者の経験からは，入院前は，這ってトイレに移動していた患者の家族に「トイレまで歩けるようになったら退院でいいです」と言われて，対応に困ったケースもある（表 6-2）．

D. 入院中の患者に対する退院支援 **145**

> **表6-1** 医療処置のある患者の退院支援のポイント

① 継続して行う必要がある処置を一覧にし，指導計画を立てる．
- 指導内容は，理解度や介護に対する意欲などを考慮して，患者・キーパーソンおよび協力者ができること，そして訪問看護師や介護ヘルパーに依頼した方がいいことなどを検討する．
- 医療処置が複数ある場合は，抵抗感の少ない処置から指導を始める．

② 処置は在宅での生活を考え，簡便に確実に実施できる方法を考える．
- 処置の内容はもちろん，時間も家族に合わせてアレンジする．患者・家族の24時間の生活パターンに合わせた指導をする．
- 在宅で使用する物品・方法で指導する．
- ベッド，吸引器などの物の配置を考え，病棟でもできる限り同じ配置をする．

③ 経済的負担を考えて，物品や栄養の変更をする．
④ 指導方法の統一をし，指導の進度を確認しながら行う．
⑤ 患者・家族に完璧を求めず，訪問看護師に指導を引き継ぐ．
⑥ 訪問診療を利用するかの検討と，在宅療養指導管理料をどこの病院で算定するかの確認をする．
⑦ トラブル対応も指導する．
⑧ 院内外泊，自宅への外泊をセッティングし，帰院後には何が大変だったかを確認する．

> **表6-2** 生活・介護指導のポイント

① 患者・家族の元々の生活スタイルを基盤とした指導を行う．
② 患者・家族の理解度に合わせた指導を行う．
③ 地域の社会資源に合わせた指導を行う．患者の生活状況・今後のサービスに合わせて指導を行う．

3. 退院支援の第3段階（退院調整の期間）

　地域サービス・社会資源との連携をする段階である．関連機関と連携して，退院前カンファレンスを開催する．

　ケアマネジャーと連携し，退院前カンファレンスを行った場合，病院は介護支援等連携指導料（400点）を算定できる．また，退院後の療養を担う医師または看護師などと共に，入院中の患者に対して退院後の在宅での療養上

第6章　在宅緩和ケアの準備

必要な説明や指導を行った場合には，退院時共同指導料2（400点）を算定できる．病院の医師と在宅療養を担当する医師が参加した場合には，加算（400点）が算定できる．

＜退院前カンファレンスの目的＞

・病院が持っている患者の情報を在宅サービスの担当者へ直接情報提供できる．
・病院・地域それぞれの関係者および患者と家族が退院までに必要となる準備やプロセスを確認できる．
・退院後の療養生活に向けて解決すべき課題を互いに共有し検討できる．
・退院後に必要となるサービスや支援内容を相互に理解できる．
・支援メンバーの相互の役割を明確にできる．

＜退院前カンファレンスでの確認事項＞

（1）患者の基本情報について
　　年齢，性別，住所，保険情報，介護・障害認定
　　住環境，家族状況
（2）患者の身体状態
　　a．病状・検査データ
　　b．入院中の経過
　　c．ADL・精神状態
　　d．必要な医療処置の内容・必要な物品
（3）病状の説明・告知
　　a．病名，予後の告知
　　b．患者・家族の理解の状況
（4）退院後の医療管理（訪問診療含む）
（5）訪問看護
（6）リハビリテーション
（7）環境調整

D. 入院中の患者に対する退院支援 | *147*

  a. 住宅の確保

  b. 住宅改修の必要性

  c. 介護・福祉機器の導入　ベッドや車いす

  d. 制度の利用　経済状況

（8）人的サポート

  a. ADL や介護状況

  b. 制度の利用　経済的負担　制度

（9）後方病院

  a. レスパイト（介護休養）ケア

  b. 入院が必要となった場合に対応できる病院

（10）書類

  a. 訪問看護指示書

  b. 診療情報提供書

  c. 看護サマリー

（11）薬剤と医療材料や衛生材料

  退院後から次回診察や訪問診療で処方できるまでの薬剤の手配

（12）退院時の移送方法

＜退院前カンファレンスのメンバー＞

〔本人・家族〕

【在宅チーム】

① ケアマネジャー，② 在宅医，③ 訪問看護師，④ 薬剤師，⑤ リハビリテーション専門職，⑥ 歯科医師，⑦管理栄養士，⑧ ホームヘルパー，⑨ 施設職員，⑩ 福祉用具担当，⑪民生委員・自治会長など

【病院内チーム】

① 主治医，② 病棟看護師，③ リハビリテーション専門職，④ 病棟薬剤師，⑤ 退院調整看護師，⑥ MSW，⑦ 各種チーム（緩和ケアチーム・褥瘡ケアチーム・認知症ケアチーム）など

  チームは患者の状態ごとにメンバーが変わるが，患者・家族に応じた在宅

JCOPY 498-05728

148 | 第6章　在宅緩和ケアの準備

チーム・病院内チームを組む必要がある.

＜退院時の確認事項＞

退院時には，退院前カンファレンスで話し合いをした確認事項に関して，看護サマリーや診療情報提供書または電話連絡で確認をする.

＜退院支援の評価＞

退院支援では，退院後に生じた問題の把握と対応，病院が行った退院支援の評価を目的に，在宅側のフィードバックをもらうことが重要である．訪問看護報告書などで確認することもひとつではあるが，実際に訪問して確認することも重要である．その際には，退院後訪問指導料（580点）が算定できる.

＜退院後の連携＞

退院後，症状コントロールのために，入院が必要な場合や薬の調整など，在宅療養支援診療所や訪問看護ステーションと連携を行っていくことも重要である.

緩和ケア病棟では，症状コントロールのみでなく，家族のレスパイトのための入院を受け入れている場合も多い．退院前カンファレンスの際に，後方病院の確保をしておくことが重要である.

E 多職種連携

在宅緩和ケアにおいて，多職種連携は病院内よりも重要になってくる．なぜなら，同じ場所で働いておらず，訪問する時間や残す記録などが違うからである．医療・介護においては，さまざまな職種がそれぞれの専門性を高めて，技術やサービスを高度化しており，単独では患者・利用者のすべての問題を解決することができない．その時に，いかに他の専門職と連携をするかが，医療・介護サービスの質に関係する.

JCOPY 498−05728

＜多職種連携におけるポイント＞

（1）患者・利用者・家族・コミュニティ中心である

　患者・利用者にとっての重要な関心ごとあるいは課題をしっかり把握し，関わるチームメンバーが一つの目的を持ち，共通の目標を設定する．

（2）職種間コミュニケーション

　専門職が連携するときに，互いが違った意味で言葉を使っていないか，専門用語を使いすぎて他の職種がわからないようなことはないか，ということを確認する．

＜多職種の役割＞

　表6-3を参照．

＜多職種連携の課題＞

　多職種連携での課題として，介護職と医療職の壁をなくすことであると筆者は考えている．よく言われるのが，「病院は敷居が高い」「医療者は専門用語を使っており，何を言っているのかわからない」ということである．互いの職種の理解を深めるだけではなく，患者・利用者を中心にして，事例ごとに何が自分にできることなのかを本音で話し合っていく必要がある．病院から退院時に「看護サマリー」をケアマネジャーに渡しているが，ケアプランに生かせないようであれば，意味がないのである．栃木県では，「入退院共通連携シート」を，2013年より，栃木県看護協会・とちぎケアマネジャー協会・栃木県医療社会事業協会で作成し，活用している（詳しくは，栃木県看護協会ホームページ http://www.t-kango.or.jp/）．退院前カンファレンスの時に，それを利用し話し合いを行っていくのが理想的であると考えている．また，担当の利用者が入院した時には，ケアマネジャーが病院へ入退院共通連携シートにて情報提供をすることで，入院前の生活状況の把握ができるようになっている．介護報酬としては，3日以内に情報を病院へ提供すると入院時情報連携加算（200単位）が取れるようになっている．

150 第6章 在宅緩和ケアの準備

表6-3 多職種の役割

職種	役割	特徴
医師	● 急性期医療・外来診療を通じた医学的な方針の決定 ● 訪問診療 ● 介護認定の意見書を書く	診断や投薬の指示・処方ができる.
看護師	● 退院後を見据えた急性期のケア ● 在宅療養におけるリスクや課題の発見と整理	医療の視点と生活の視点の両方を持ち,コーディネートができる.
訪問看護師	● 医師の計画・指示に沿って,医療的なアセスメント・処置を行う.	病院での勤務経験がある人も多く,病院の事情にも地域の事情にも詳しい人が多い. ある程度,その地域での経験を必要とする.
薬剤師	訪問薬剤指導などで,実際の服薬に関わることもある.また,介護用品や栄養剤などの供給に関わることもある.	薬剤に関する知識がある.
管理栄養士	栄養指導を通して,退院後の自宅での食事に関わることができる. サ高住や老人ホームなどで,給食や配食のメニュー考案に関わる.	実際に「食事をつくる・買う」ところまで具体的に関われる.
MSW	どんな住まいで,どんな支援を受けながら暮らしていくかのコーディネートを行う.	幅広い社会資源や地域資源を把握しており,「つなぐ」ことを仕事にしている.
歯科医師	歯科治療や,「食べられなくなる」ことの予防に関わる.入れ歯の調整も,多くの高齢者にとって重要である.	多職種と連携が取れると,非常に活躍できる職種である.
理学療法士	機能や動作を支える運動能力のリハビリにあたる.	骨格・筋肉・関節の動きに関する知識はもちろん,歩行をはじめとするADLの評価や改善に関するさまざまな引き出しを持っている.

(つづく)

E. 多職種連携 | **151**

作業療法士	機能を支える細かい動作のリハビリにあたる．認知症のある人の作業療法や環境調整に関わることもできる．	日常生活に必要なさまざまな動作の評価や回復に関する専門性を有している．精神科領域での活躍の歴史も長く，認知機能の低下に対する引き出しも多い．
言語聴覚士	コミュニケーションや嚥下機能のリハビリにあたる．誤嚥のリスク評価なども行うことができる．病院や通所リハビリで関わり，NST（栄養サポートチーム）の一員となることもある．	「話す」「聴く」というコミュニケーション分野のほか，高齢社会において嚥下機能評価の専門家として注目が集まっている．脳卒中など，言語障害や高次脳機能に関する知見が深い．
保健師	保健（疾患予防），介護予防，疾病の早期発見，啓発，健康づくりなど，行政が行うさまざまな活動を企画し，取りまとめている．	行政や地域社会との繋がりを持ち，戸別訪問などを通して支援の必要な高齢者への早期介入のアプローチも行える．自治体の規模が大きいと，細やかな対応ができる人数が揃わない場合もある．
ケアマネジャー	ケアプランを立て，介護保険サービスを調整する．また，実際にサービスを受けている高齢者を定期訪問し，適切なサービスが提供されているか，プランが適切かを検討する役割も持つ．	利用者宅を月1回以上訪問することが定められており，ケアプラン策定の際に本人・家族とも打ち合わせを行うので，本人・家族の意向や状況を把握する機会が多い．基礎資格が多様であり，得意分野や考え方，評価のスキルなどが人によって大きく異なっている．
介護職	介護・生活支援のサービスを，具体的に提供する人．訪問・通所など，さまざまな場面で一番深く利用者と関わる．	最も利用者に近い所でサービスを提供しており，多職種にとっても参考になる情報に触れている．資格や教育システムが統一・確立していない点は課題である．
民生委員	地域の中で，支援が必要／見守りが必要な高齢者などを支える時に，中心的な役割を果たす．	その地域で生活している方々なので，地域住民と顔の見える関係ができており，誰よりも地域のことを理解している可能性が高い．

（日本医師会：地域包括ケアと多職種連携　指導者用ガイドブック）

＜ICT（情報通信システム）の構築について＞

　在宅療養を支える現場では，多職種がそれぞれ違う時間で関わっているため，全体の連携が困難であった．医療・介護連携におけるICTネットワークの目的は，患者の日々の状態，特に褥瘡・疼痛・不安なども問題点や対処の結果について多職種間で報告・検討・相談・助言・指示などを互いに行うことができることである．その実現には頻繁なやり取りが簡単にできるコミュニケーション機能が必須となる．栃木県では，2014年から「完全非公開型・医療介護専用SNS　MedicalCare　STATION」（以下MCS）を「どこでも連絡帳」（詳しくは http://dokoren.jp/）と命名して県医師会が各職種の団体と協力して運営している．

● 患者情報の共有

　患者の同意を得たうえで，患者ごとに「患者タイムライン」を作成し，担当するスタッフの間でカンファレンスができる．文章だけでなく，画像・レントゲン写真・ビデオファイルなども添付できる（図6-1）．

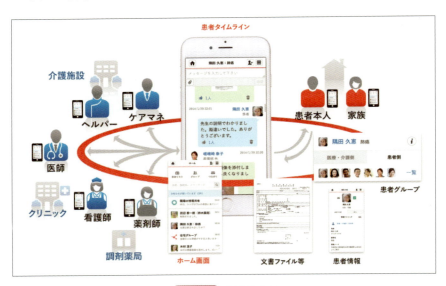

図6-1　MCSとは

(Medical Care STASION ホームページより．https://www.medical-care.net/html/about)

F 療養の場所の選択

　がん患者の療養場所の選択は，治療期か看取り期なのかによって変わってくるが，どちらにしても本人の望む場所で療養することが QOL（quality of life）を高めることになる．

　急性期病院で治療を開始し，治療の継続をするためには自宅または施設での療養となる．徐々に病状が悪化し，治療継続が困難になった場合には，最期をどこで迎えるかについても考えていくことになる．最期を迎える場所としては，自宅・病院・緩和ケア病棟（ホスピス）・施設などがある．施設に入所している場合には，その施設が看取りまで対応可能かどうかを確認しておく．また，がん末期の場合には，疼痛コントロールが必要になることが多いため，施設での対応がどこまでできるかを考慮していかなければならない．緩和ケア病棟に関しては，その病院の連携室などと相談をし，入院予約をすることが必要である．

　どこで最期を迎えるかということについては，本人と家族間でのすり合わせを行うことと，希望は変化することを心がけて対応する必要がある．いざ，本人が身の回りのことに介助が必要になった場合に家族がどこまで介護できるのかのアセスメントも必要である．家族と面談していてよく聞く言葉が「病院のほうが安心．食べられなくなったら点滴もしてくれるし，症状がでたら対応できないから」である．しかし，「病院でも在宅でも同じことができます．症状コントロールに関しても，自宅で薬を使用することが可能です．本人が望むところで過ごすのが一番本人のためになるのではないでしょうか」と伝えている．

　その場合には，家族のレスパイトケアに関しても，考慮していく必要がある．レスパイトケアとは，乳幼児や障がい児・者，高齢者などを在宅でケアしている家族の休息を図ることを目的に行う家族支援である．介護保険においてはショートステイで対応したり，医療保険では緩和ケア病棟や有床診療所での入院で対応したりその患者の状態に合わせて支援する．

154 第6章 在宅緩和ケアの準備

文献
1) 宇都宮宏子, 監修. 坂井志麻, 編. 退院支援ガイドブック. 東京: 学研メディカル秀潤社; 2015.
2) 河野順子, 福島未知子, 編. 入院時から始める退院支援・調整. 東京: 日総研出版; 2009.
3) 宇都宮宏子, 長江弘子, 山田雅子, 他編. 退院支援・退院調整ステップアップ Q&A. 東京; 日本看護協会出版会; 2012.
4) 看護管理. 第28巻第11号, 医学書院, 2018.
5) 和田忠志, 編. 在宅復帰支援. 東京: 南山堂; 2018.
6) 佐々木淳, 編. 在宅医療カレッジ. 東京: 医学書院; 2018.
7) 篠田道子, 編. ナースのための退院支援・調整. 東京: 日本看護協会出版会; 2017.

〈益子郁子〉

第7章

在宅緩和ケアの実際

Ⅰ 在宅での療養者，暮らしの中での支援

1. 在宅での療養者

　在宅とは，一般的に「自宅にいること」を指し示すことが多い．通常私たちは，自宅や家で自分の自由な時間を持ち，一つの居場所として生活を送っている．健康な状態である場合，何らかの健康障害が発生した場合においても，自宅で療養しセルフケアを通して回復に向かうことが多いだろう．近年は，自宅での療養を推進する上で，退院支援の分野の強化が図られ，充実してきたこともあり，在院日数の短縮化がさらに進み，在宅療養を選択するケースも緩やかに増加し始めている．

　療養場所を自宅へ移した後は，生活の場において医療，看護，介護を外部からのサービス支援を組み合わせて利用することとなる．日常の介護に関しては，時として家族も支援者の一員としての役割を担い，訪問看護師やホームヘルパーと療養者本人のさまざまな「お気に入り」を取り入れながら療養生活を送っていただく．家の中でのいつもの定位置であったり，自身の居室という空間，好みの家具，衣服や食器類，洗剤や石鹸など大小を問わず，住み慣れた・使い慣れた歴史のある環境で，療養を通して大切な人たちと，大切な時間を過ごしていただけるよう，療養者の生活スタイルの応じての視点に重きを置き支援に携わることが基本となる．

　時間の経過とともに，身体状況に変化をきたし始め介護量が増えてくると，療養者本人は周囲に対し自分の存在が「迷惑をかけているのではないか」「負担になっていないか」といった思考の傾向に陥る．緩和ケアを受け

JCOPY 498-05728

ている療養者は，特に「痛み」という主観的な症状を抱えながらも，精神的に複雑な状況にあることを十分理解し，また家族の意向や周囲の現状変化を常に把握しておく外側からの支援が重要となってくる．療養の場をどこにするかといった分岐点も，この時期に多い課題である．在宅での療養か，入院での療養かの決定は，療養者本人の意思を尊重した上で，家族の意向などを踏まえ決定をしていただくことになる．医師，看護師は丁寧に関わり，意思決定の阻害因子（知りたいことやつまずいている点，困りごとなど）となる情報を拾い上げ，一つずつステップをクリアする手伝いをチームで調整し，決定を支える姿勢で臨むことが重要となる．また，家族の心情として，医療的なケアや処置が増えていくことで，疎外感が生まれやすい傾向にあるが，家族だからでき，家族でしかできない「共に過ごす」「共に決める」という最大の役割を伝え，過程を見守る支援も不可欠である．決定の支援を行うにあたっては，リビングウィル，エンド・オブ・ライフケア（end of lifecare）やアドバンス・ケア・プランニング（advance care planning）についても，注目をされているところであり，療養の場，最期の場，誰とどのような時間を過ごすかなど，重要な内容・項目が多く踏まえてある．上記のように，在宅療養においても療養者の生活に重きを置き，最期の時まで療養を踏まえた生活をすることにフォーカスを当て，意思尊重が基本となることは言うまでもない．しかし，見守る家族や身近で支援をする人と共に多くの決定に携わっていくことで，残される人たちの「達成感」となり，大切な人の最期を共に迎え送り出す体験にもつながっていく．療養者本人のみでなく周囲の家族や大切な人たちと過ごし，逝き切り，見送る全過程を過不足なく支援していきたい．

2. 暮らしの中での支援

　誰でも自宅において日常生活を営んでいるが，療養者は少しずつ身体機能の低下をきたし，あるいは想定よりも早いスピードで身体状況が変化することもあり，その低下や変化によっては，通常営んでいた生活形態の変更を余儀なくされる．日々繰り返してきた暮らしを急に変化させることは，気力へ

の影響がとても大きく，時として余命の短縮をももたらすことになりかねない．日常生活の変更を支援する際には，予測される行程を踏まえ事前に変更の内容を伝えておくことが重要と考える．

<活動>

自宅での療養生活における活動は，日々の体調や疾患の進行時期，本人の意欲により制限を設けることはない．しかし，消費エネルギーの観点や四肢筋力の低下，介護者の意向や協力状況により限られてしまうこともある．身体的な痛みや苦痛の十分なコントロールが図られている場合，体調・体力などに応じた活動を取り入れることは，本人の生きる力や存在の意味を実感する出来事となり，後に残される家族らの記憶としても事象として残り，死別を乗り越える際の大きな糧となる．

日常での些細な活動（家族の中での役割遂行，一緒に過ごす空間への移動，屋内での趣味活動，買い物，散歩，ドライブなど）でもよいし，十分な計画・準備を行った上で，非日常的な活動（屋外での趣味活動，旅行，社会的な活動，イベントへの参加など）の後押しをすることも大切な支援となってくる．

屋外での活動支援の際には，安全な方法での「移動」がポイントとなるため，居室から屋外への動線に加え，目的地の環境も情報収集をし，使用する福祉用具や介護用品など事前の準備が大きな課題となる．また，外出先での緊急事態に備え，持参する用品，薬剤，連絡先，情報提供書なども配慮しなければならない重要な支援となる．

<食事>

通常食事は，朝・昼・夕と3回/日に分けて栄養を摂取することがスタンダードではあるが，回数や量，内容などにおいては，徐々に減少・低下をきたす．身体機能としての嚥下状況によっては誤嚥も発生しやすく，食形態の変更も必要となってくる．口腔内環境も重要なアセスメント因子となり，齲歯（虫歯）や口内炎の有無，義歯装着の状態，粘膜の乾燥ほか，歯磨きや含

158 | 第7章　在宅緩和ケアの実際

嗽などによる口腔ケアの実施により，食欲を維持し食事量の確保を可能とすることができる．体調に応じて，歯科医師，歯科衛生士による口腔内へのアプローチを試みること，また言語聴覚士から嚥下機能の評価，栄養士による食形態の指導も有用となる．内容については，活動量に対して栄養価の高い物を中心に考える時期，食べたい物を食べたい時間帯での提供する嗜好中心となる時期，固形物以外での配慮が必要な時期を経て，次第に取り込むこと自体が困難となる時期へと変化してくる．摂取する力が低下し，最終的に水分の補給・摂取が不可能な時期となると，介護を行う家族や身近で世話をする者は，「餓死」の状態を連想し，食べられないことを食べさせないことと捉えがちとなる．本人が「欲していない」「受け付けられない」身体状況であることを説明し，見捨てていることではないという周囲への配慮に加え，見守る辛さを受け止めた言葉をかけていくことも欠かせない支援となる．

＜排泄＞

　個人差により1日十数回に及ぶこともある排泄であるが，排尿・排便において，在宅療養者の半数以上は，自宅でのトイレでの排泄に意味を見出すことが多い．寝食の場所，羞恥心，後片づけなどの条件から，また家の中を歩いている・移動しているという生活の一環そのものを本人家族が味わい，確認をすることでの時間を積み重ねる行為といった意味合いからも，排泄の場所にトイレを選択する場合もある．しかし，最期まで継続できるケースは，かなり稀であることも事実であり，排泄用の福祉用具の導入，床上排泄への変更が必要になってくる．概ね起居動作や立ち上がり，移乗動作が困難となった時点で，転倒・転落のリスクを鑑み，ポータブルトイレの設置や尿器使用の検討を行い，本人の意向や動き，家族や介助者の介護量などに応じて選定を進めていく．また，汚染の観点から，さらには臨死期に向かう過程において紙オムツ（各種パット類，パンツ式，テープ式など）の着用においても十分に配慮し試用段階を踏まえるなどして，受け入れてもらえるように準備をしておくことも大切になってくる．

　排泄は飲食量の変化と深く関係してくることから，各摂取量に応じての排

泄量が伴っているかの確認は必須であり，本人・家族，介護者と情報を共有することも重要な課題となる．特に排便については，麻薬使用による便秘症状を引き起こしやすいため，腹部の詳細なアセスメントの上，ケアや処置，薬剤投与などの対策を講じる必要がある．

＜清潔＞

身体の保清は，皮膚からの温感やマッサージ効果に加え，爽快感を得られる行為となり，また，身体機能が低下をしてからは，感染予防の目的も含んでくる．同時に疲労感に繋がることもあるため，方法や頻度，介助量に注意を払い，各時期に応じた清潔の支援が必要となる．疼痛他の身体症状が安定しており，体力・体調が整っている時期においては，本人が希望される方法で実施を支援することが望ましい．排泄同様に羞恥を伴う行為となるため，家族であっても介入する時期が難しい部分ではあるが，入浴やシャワー浴を選択する場合は，安全かつ安楽な動作で実施できるよう，使い慣れた浴室用品から安全を考慮した介護用品へ変更，福祉機器により浴槽へ入ることが可能になるなどの提案，それらの活用方法・留意点などを伝える支援を要する．病期の進行とともに体力低下から疲労感も増加することは当然想定されるため，介助量は部分的から全身へ徐々に拡大させていくと同時に，保清頻度や方法を変更していく点についても助言をしていくことが必要である．自宅内での活動性が縮小するに従い，床上での時間が多くなる．日々の清潔支援の方法は，体を洗い流すことから体を拭く行為へ変更となるが，部分的な洗浄や温浴などを取り入れることで，感染予防や爽快感，安息の提供ができる．本人家族の意向を確認した上で，公的サービスとして訪問入浴も身体状況に応じ，頻度を調整しながら活用することもよいだろう．

＜その他・最期のとき＞

自らの活動は不可能となり，床上で過ごす生活となる．ほとんどのケースで飲食も中断を余儀なくされるが，口腔内を湿らすなど苦痛のない範囲で実施をする．尿の確認もできないことも出てくるが，腸内の圧や筋弛緩の状況

により，排便が観察されることがある．意識の明瞭，不明瞭も混在し，せん妄による発言や奇行も時として観察されるため，周囲の環境整備（危険物除去など）も必要である．次第に開眼も難しく，発語が停止しても聴覚は最期まで残るといわれているため，好きな音楽やテレビ，ラジオをつけておくこと，家族の声が聞こえる環境を整えることもよいだろう．

　呼吸の変化は視覚から捉えやすく，無呼吸や鼻や顎での呼吸など観察することが可能であるか確認し説明をする．聴覚的にも，息遣いのパターン，音の大小など刻々と変化をしていく旨をあわせて伝えていく．皮膚色の変化も視覚的に変化として確認がしやすいため，循環の状態がわかりやすく最期を迎える準備として伝える．また，触知についても療養者ごとで明瞭な部位があれば事前に触れておいていただくことで，少しずつ減弱していく過程も含め，貴重な時間を過ごせるように助言をすることがこの時期の大切な支援である．

　住み慣れた自宅での療養を希望し選択すること，それを実現化することは決して困難なことではなくなってきている．統計上の実数は残念ながらまだ少ない現状ではあるが，最期のときを自宅で迎えることは，本来の自然な形として存在してきたのである．患者個々の生活はさまざまではあるが，あるがままのその人らしい生活の中で，最期を迎えるということの意味を見直したい．

〈黒崎雅子〉

Ⅱ 訪問歯科診療での在宅緩和医療への関わり
―おもに摂食嚥下に関して，食支援も含めて

　歯科による訪問診療での摂食嚥下障害患者への取り組みは，今日徐々に一般的になってきた．国は病院死の受け皿が足りないことから在宅死を選択可能にするような施策をとっている．在宅診療のゴールは終末期医療であり，

Ⅱ 訪問歯科診療での在宅緩和医療への関わり　**161**

歯科もその一端を担っている．訪問歯科診療，訪問摂食嚥下リハビリテーションを通して，終末期に歯科が行える医療・介護サービスについて，要点をしぼって解説したい．なお，口腔ケアも歯科の重要項目であるが，それに関しては別項目（第7章 Ⅲ）を参照いただきたい．

1. 終末期在宅患者の摂食嚥下障害

　がん終末期では食欲不振や覚醒状態が不安定であることにより喫食量が低下することがしばしばある．また，いわゆる cachexia（悪液質）による二次性のサルコペニアによって嚥下関連筋が筋力低下をきたし，口腔期および咽頭期の嚥下障害となっている場合がある．非がん症例，例えば脳卒中やパーキンソン病が重度な症例では，摂食嚥下障害が徐々に進行していったことに加え，家族や本人が経管栄養を拒否することよって，事実上の終末期となるケースがある．これらの食べる機能の障害に対して，それをもと通り安全に食べられるようにすることは難しい場合でも，QOL（quality of life）維持・改善のためにリスクを承知の上で少量経口摂取できるように環境調整（食支援）を行うアプローチもある．

2. 摂食嚥下機能のアセスメント

　基本的には従来の摂食嚥下障害の評価と方法は同じである．異なるのはその評価目的と食事中止の基準である．誤嚥などの障害の有無を見つけるのが目的ではなく，好きなものを好きなように食べたときにどの程度リスクがあり，環境調整でどの程度調整できるか，誤嚥による呼吸苦を減らせるかなどを考え評価を行っていく．状態によっては精密な機械診断が難しい場合もあるため，食事観察や頸部聴診などによる臨床診断がメインとなることも多々ある．

＜一般的な評価・観察のポイント＞

　終末期における摂食嚥下評価で重要なのは食事観察である．食事前と食事中の観察ポイントを述べる．

JCOPY 498−05728

162 第7章　在宅緩和ケアの実際

● 食前の観察ポイント

　食事開始前に，口腔衛生状態，覚醒状態，栄養状態，食事姿勢（過度の円背や頸部の過緊張），口腔機能（構音，舌運動），発声機能（嗄声の有無），痰の有無や性状（漿液性～粘液性，透明～黄色），発熱の有無などを確認しておく．

● 食事観察のポイント

a. むせていないか

　最も代表的な摂食嚥下障害の兆候である．飲食物や唾液が気管に入る（誤嚥する）と生体の防御反応として咳反射が起こり，誤嚥物が気管外に喀出される．どんなときにむせたか，つまり安静時から唾液でむせていたのか，液体摂取時にむせたのか，固形物摂取時にむせたのか，液体と固形物の混合物（味噌汁など）でむせたのか，食後少ししてからむせたのか，などを把握しておくことが重要である．また，以前はよくむせていたが最近むせていないという場合には，誤嚥がなくなっている場合と誤嚥時の気管の反応（咳反射）が消失してしまった場合がある．咳反射が消失した場合の誤嚥を不顕性誤嚥（silent aspiration）とよび，外観からの判断が困難であるため誤嚥性肺炎のリスクが高くなる．不顕性誤嚥は，発声時の湿性嗄声（ガラガラ声）で確認できる場合がある．頸部聴診法（図7-1）によって泡立ち音を認める場合も誤嚥の確認となる．

b. 集中しているか

　食事中に集中力が散漫になると，口腔内や咽頭内に食塊がある状態にもかかわらず動きが止まってしまったり，話しはじめてしまう場合がある．その場合は口腔咽頭内の食塊がふいに気管に落ちてしまう危険があるので注意が必要である．特に認知症患者では独語や多弁でなかなか食事が進まない，という患者を散見する．

JCOPY 498-05728

Ⅱ 訪問歯科診療での在宅緩和医療への関わり 163

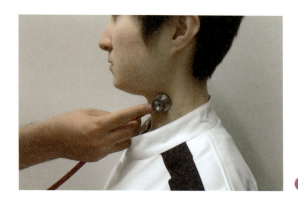

図 7-1 頸部聴診法

c．食事ペースは早すぎないか，遅すぎないか
　検査上では明らかな誤嚥の所見がない場合でも，食事の場面になると茶碗の縁を口につけ，かきこんで食べてむせるという患者は多い．これは量による負荷が咽頭期嚥下機能の予備力を超えてしまうためと考えられる．健常者であれば一度むせてしまったら次はむせないようにゆっくり食べて調整するが，認知機能が低下していると，調整せずにふたたびかき込んでむせを繰り返してしまうことがある．ペースが早すぎる場合は咀嚼が不十分であることがほとんどであるため，誤嚥のみならず窒息の危険性も高い．
　逆に食事ペースが遅すぎる場合は，覚醒不良の場合，振戦や失調で口から咽への送り込みが困難である場合などが考えられる．食事時間が延長し，疲労によって必要量を摂取できないこともあるため，こちらも注意すべきである．

＜精密検査＞
● 嚥下造影検査（videofluoroscopic examination of swallowing：VF）
　VFは透視下で造影剤を含んだ模擬食品を食させ，摂食嚥下動態を観察する画像検査方法であり，摂食嚥下検査のゴールドスタンダードの検査法である．摂食嚥下時の口腔および咽頭，食道の動きなどを評価できる．誤嚥・喉頭侵入・咽頭残留の評価に優れているが，在宅では行えないため，在宅患

者，特に終末期には必ずしも必要な検査ではない．

● 嚥下内視鏡検査（videoendoscopic evaluation of swallowing：VE）
　VE は，経鼻的に内視鏡を挿入し，安静時，嚥下時の咽頭・喉頭を観察する．飲食物の誤嚥の有無に関してはVEとVFは同等の検出力があるとされる．また咽頭残留の3次元的な位置情報や唾液誤嚥，粘膜の状態の観察においてはVEの方がVFよりも有利である．咽頭に移送された食塊を評価することで咀嚼の良・不良を診査することも可能である（図7-2）．ただし，VEは口腔内や食道の動きはみることができず，また嚥下中，咽頭が完全に収縮している間は画面が白くなり観察できない（white out）ため，VFに比べて情報量が圧倒的に少ない．また，経鼻的に内視鏡を通過させるため，鼻孔に違和感があるという欠点もある．しかし，VFに比べX線施設などが必要ないため，在宅患者においても行うことができる．

＜終末期における評価のポイント＞
　終末期においては誤嚥自体は禁食の基準にならない．誤嚥による咳反射や肺炎徴候（痰の増加，発熱）などの苦痛と患者の食べる喜びを天秤にかける．その際，食後の排痰などにより肺炎のリスクを減らして苦痛を最小限に

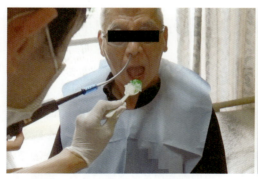
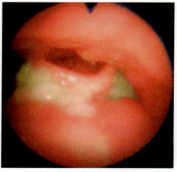

図7-2　VEによる咀嚼評価

する．肺炎のリスクが少ない食事（糖分が少ないゼラチンゼリーなど）を選択することでリスクを低減しつつ経口摂取を長期に継続できる場合もある．その際に重要なのは誤嚥があるが経口摂取を続けている，という事実を主治医・多職種・家族で情報共有し，誤嚥性肺炎のリスクに関してコンセンサスが得られていることである．

3. 食支援としての摂食嚥下リハビリテーションアプローチ

終末期における摂食嚥下障害患者へのアプローチでは，機能訓練を積極的に行うことは稀である．失った機能を別のかたちで補う代償的アプローチや，患者を取り巻く周囲の環境を改善する環境的アプローチ，患者の精神的な支援をする心理的アプローチが主となる．

＜代償的アプローチ＞

咀嚼機能が低下している場合では，咀嚼が必要のないミキサー食やきざみとろみ食で提供する，といった対応を代償的アプローチという．食形態の調整，食事姿勢の調整，一口量の調整，嚥下代償手技（交互嚥下，追加嚥下など），経管栄養などが当てはまる．舌の運動機能が低下し，口から咽頭への食塊送り込みがしにくくなり，口腔内に食物が残留する場合は，舌接触補助床（図7-3）を作製することによって，送り込みを改善することもできる．舌接触補助床は歯科特有のアプローチである．

＜環境改善的アプローチ＞

普段食事をするホールの騒音が強く，気が散ってしまってうまく摂食できないというケースに対しては，静かな部屋に移動し一人で食べてもらうようにする，といった食事環境への配慮をさす．周囲のスタッフ教育として，食事介助方法の適正化や患者情報の共有を促すことも重要な環境改善となる．可能な範囲で好きなものを好きなように食べられるように調整し，一方で本人が食事を希望しなければ，無理に食べさせないようにする．

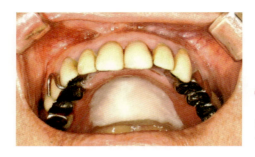

図 7-3 舌接触補助床を装着した口腔内
白色の部分が肥厚したプレートとなっており，食塊送り込みを改善する

＜心理的アプローチ＞
　嚥下障害となれば自分が食べたいものが食べられないため，精神的なダメージは大きい．それが終末期患者となればなおさらである．日々の臨床での傾聴，声かけのなかでメンタルをケアしていく．食事自体が心理的な支えになることもある．言葉によるコミュニケーションがとれなくなっている場合には，本人が信頼している家族や友人に食事介助をさせることによって，それ自体が家族との最後に残されたコミュニケーション方法になることもある．

4. 口腔環境の改善
＜義歯の管理＞
　脳卒中患者の約半数が義歯不適合を訴え，そのうち 72％は脳卒中発症後に合わなくなったとされる．その理由は体重減少によるものだと報告されている．在宅療養中の患者においても経口摂取の不良や食欲不振，がん性悪液質などで体重減少を認めることが多い．義歯の不良は摂食嚥下機能を低下させることがわかっている．患者の食生活や誤嚥を予防するためにも義歯の管理は重要である．

＜口腔内のトラブルへの対応＞
　歯周疾患の急性転化，口腔カンジダ症，口内炎，口腔乾燥症（口渇），口臭や出血への対応が必要となる．これらは患者自身に苦痛を与えるのみでは

II 訪問歯科診療での在宅緩和医療への関わり | 167

表7-1 終末期に継続を検討すべき薬剤

嚥下機能に関連する薬剤	食欲に関連する薬剤
抗精神病薬	ジギタリス
抗不安薬	テオフィリン
鎮咳薬	メマンチン
制吐剤	ビスフォスフォネート
抗てんかん薬	鉄剤
筋緊張改善薬	経口糖尿病薬

なく，口臭や出血では家族にも不快や不安を与える．また，これらはケアのみでは改善しない．早期の確実な診断と適切な治療は重要である．

5. 連携

　終末期患者の中には，摂食嚥下障害の徴候がでているのにもかかわらず，摂食嚥下機能に弊害をきたす薬を服用している場合がある．その服用薬で抑えている主症状と食べることのどちらがその患者と家族にとって重要なのか，もう一度天秤にかける必要がある（表7-1）．

　また，摂食嚥下障害により必要栄養量が経口で摂取困難となり，かつ経管栄養が不可もしくは拒否された場合，事実上看取りでの対応に迫られる．そうしたケースでは，患者本人および家族，ケアスタッフ，そして主治医が，「経口摂取継続での看取り」というゴールに向かって同じ方向を向いていることが重要である．

文献
1）植田耕一郎，編．摂食嚥下リハビリテーション．3版．東京: 医歯薬出版; 2016.
2）野原幹司，編．終末期の摂食嚥下リハビリテーション．東京: 全日本病院出版会; 2015.

〈岩渕博史，飯田貴俊〉

JCOPY 498−05728

168 | 第7章 在宅緩和ケアの実際

Ⅲ 口腔ケア

近年がん治療における口腔ケアの役割が見直され，平成24年からは手術・化学療法・放射線療法に対する周術期口腔機能管理（広義の口腔ケア）が保険収載された．がん治療中には何らかの口腔トラブルを生じることがあるが，特に終末期においては全身状態の悪化に加えセルフケアも困難となるため，さまざまな口腔内症状を呈する．

一方，この時期には医療者側の注意やケアは口腔以外の身体症状や精神症状に集まりやすく，口腔トラブルへの対応が後手に回りがちとなる．そこで，本項ではがん終末期に多くみられる口腔内のトラブルについて概説する．また疼痛によって治療完遂を妨げ，ときに緩和医療の介入を必要とする「口腔粘膜炎」についても記述する．

1. 終末期の口腔ケア

一般に行われる口腔ケアが誤嚥性肺炎などの予防的意味合いが強いのに対し，終末期の場合には，口腔内に生じる不快事項を緩和し，生命の終わる最後まで口から食事がとれるように口腔内を清潔に保ち，機能を維持すること，また，口臭などの不快症状を除去し，家族との会話がスムーズに行えるようにすることも含まれる．

＜口腔の清掃＞

やわらかい歯ブラシ，タフトブラシ，小綿球，口腔ケアウエッティなどを用いて歯の清掃を行い，スポンジブラシで粘膜，とくに舌苔の除去を行う．食物残渣やプラークを誤嚥させないように注意する．舌苔の付着は，口臭や味覚低下の原因になるので丁寧に除去する．また，義歯を使用している場合は，義歯を外して，粘膜と義歯の内面の清掃にも注意が必要である．

2. がん終末期でみられる口腔トラブル

＜口腔乾燥症＞

　口腔乾燥症はがんにおける口腔トラブルで最も頻度が高い．進行がん患者178人への「つらさ」調査では疲労感，痛みに次いで訴えが多く，78％の患者に認められた[1]．

　原因としては口呼吸，マスク・カニューラによる酸素投与，各種薬剤の副作用（抗不安薬，睡眠薬）などがあげられる．

　まず口腔粘膜の湿潤を行うこと．市販のスプレーや保湿剤などで粘膜全体を湿潤させる．粘膜は，乾燥すると上皮の萎縮が強くなり，容易に剥離したり亀裂が生じやすくなり，口唇の乾燥は，痛みの原因になり，唾液の減少は味覚の低下にもつながる．

　治療は対症療法が主体となり欧米では重曹水での含嗽が推奨されている．元静岡県立静岡がんセンター歯科口腔外科の大田は，「いくつかのオプションを準備し，一つ一つ試して一番好まれる方法を継続するのが最もリーズナブル．エビデンスがないからやらないのではなく，頻回に介入すれば確実に症状は緩和する」として，重曹水の他に氷片を口に含む方法，グリセリン入りの含嗽液，人口唾液，保湿ジェル，保湿スプレー，白ごま油，レモン水の使用を紹介している[2]．

＜真菌感染＞

　カンジダ菌は健常者の約45％の口腔内で検出されるが，糖尿病・低栄養・ステロイド常用・終末期などの患者では日和見感染として菌が増殖し，カンジダ性口内炎を生じる．通常，舌や口蓋，頬粘膜に擦過すると剥がれるクリーム様の多発性白斑として出現し，ピリピリ・チクチクとした持続性の弱い疼痛を特徴とする．

　治療としては口腔内を清潔に保つことと抗真菌薬の投与が有効で，通常の口内炎と診断してステロイド含有軟膏を塗布すると逆効果となる．また，免疫力の低下している患者では再燃しやすく，日々の口腔ケアと保湿が再発予防に重要である．院内で購入できる保湿剤のオーラルバランス®や口腔ケア

170 | 第7章　在宅緩和ケアの実際

用ジェルのリフレケア®は，真菌を含む広域の抗菌活性を持ち，カンジダ性口内炎の再発予防効果が期待できる．

<口臭>

人の口臭の 90 % は口腔由来で，その主な原因は口腔内細菌が生成する臭気物質（揮発性硫化物）とされている．食物残渣や歯垢，舌苔，口腔内に残留する痰や鼻汁などの除去が不十分であったり，重度の齲蝕や歯周炎（歯槽膿漏）が放置されたりすると，口腔内の嫌気性菌が増殖し口臭が強くなる．

口臭は口腔疾患の発見や日々の口腔ケアが適切に行われているかどうかを見直す契機となるが，口臭自体が患者の健康状態に影響を与えることはほとんどない．しかしセルフケアが困難な終末期がん患者で「病室に臭いがこもり一緒に過ごせない．どうにかならないか？」などと家族からの訴えがある場合には，患者自身の尊厳を保つためにもできるだけ早く対処すべきである．

口臭は口腔内の汚れ（痰，歯垢，舌苔）の物理的除去で確実に改善する．口腔乾燥は口臭を増強させることがわかっており，口腔内の保湿も大切である．それでも改善しない場合は，胃内容物の停滞や歯科疾患がないか，専門家に診察を依頼する．なお，前出のリフレケア®には口臭予防効果もあるとされている．

<口腔内出血>

播種性血管内凝固症候群などによって血小板が減少している患者や血液凝固因子産生能が低下している患者等に通常の口腔ケアを行うと歯肉や口腔粘膜から出血を生じる場合がある．多くの場合，数分間の観察やガーゼによる圧迫で止血するが，易出血性の患者に対しては粘膜を傷つけないようにやわらかいスポンジブラシや歯ブラシ（BUTLER® ハブラシ #03S など）を使って弱圧で愛護的にケアを行うよう留意する．止血が困難な時や歯肉溝からの自然出血が見られる場合には，頭頸科医師または歯科医師に連絡し対応を依頼する．

JCOPY 498−05728

3. 化学療法や頭頸部への放射線療法に伴う「口腔粘膜炎」

　がん治療に伴う口腔粘膜炎は，化学療法を受ける患者の約 40 〜 70 ％，造血幹細胞移植患者の約 80 ％，口腔領域が照射野に入る放射線治療を受ける患者のほぼ 100 ％に発生するとされている．重度の口腔粘膜炎が発症すると，治療のスケジュールや抗がん剤投与量の変更を余儀なくされることがある．そのため，治療を完遂させるには，粘膜炎の痛みを我慢させるのでなく，苦痛を最小限にとどめる適切な対応が求められる．苦痛軽減のために，患者とコミュニケーションをとりながら，口腔内の状況，セルフケア（歯ブラシや糸ようじ，歯間ブラシなどを使用し，自分自身で口腔内を清潔に保つこと）の状況を把握し，口腔内の清潔，保湿維持が重要である．しかしながら，一部の例外を除いて口腔粘膜炎を予防する方法はなく，口腔ケアによる二次感染予防と積極的な疼痛緩和が主な対応となる．

　表 7-2 に口腔粘膜炎の**重症度分類**（NCI-CTCv.4）と重症度に沿った疼痛の**対処方法**を紹介する．

表 7-2　口腔粘膜炎

Grade1	症状がない．または軽度の症状. → 含嗽剤（ハチアズレなど）を 1 日 6 〜 8 回使用.
Grade2	中等度の疼痛．経口摂取に支障がない．食事の変更を要す. → 局所麻酔薬を含有した含嗽剤を 1 日 6 〜 8 回使用. → アセトアミノフェンや NSAIDs，塩酸モルヒネ（オプソ）の食前内服. （シスプラチンを使用する場合は NSAIDs を避ける）
Grade3 以上	高度の疼痛．経口摂取に支障あり.（**G4：生命を脅かす.** **G5：死亡**） → オピオイドの投与と経路変更. （国立がん研究センターでは胃瘻を造設）

（「頭頸部がん化学放射線療法をサポートする口腔ケアと嚥下リハビリテーション」厚生労働省がん研究助成金・がん治療による口腔内合併症の予防法及び治療法の確立に関する研究より一部改変）

172　第7章　在宅緩和ケアの実際

おわりに

　ヴァージニア・ヘンダーソンは著書『看護の基本となるもの』の中で，「患者の口腔内の状態は看護ケアの質を最も良く表すもののひとつである」としている[3]．口腔衛生状態の悪化や口臭は医療者のみならず患者自身や周囲の者にも容易に確認できる．不衛生状態を放置することは家族のつらさを増すばかりでなく，患者自身の尊厳も傷つけることになる．がん終末期にはさまざまな看護が必要とされ，常に十分な口腔ケアを行うことは困難だが，「あたりまえの口腔ケア」を行うことが，がん患者の尊厳を損なわない治療を行う上で大切なことと思われる．

文献
1) McMillan SC, Small BJ. Symptom distress and quality of life in patients with cancer newly admitted to hospice home care. Oncol Nurs Forum. 2002；29：1421-8.
2) 大田洋二郎，他．口腔の緩和医療・緩和ケア．月刊ナーシング．2009；29：95-7.
3) ヴァージニア・ヘンダーソン著，湯槇ます，小玉香津子訳．看護の基本となるもの．東京：日本看護協会出版会；1995.
4) 槻木恵一，神部芳則，編．がん患者さんの口腔ケアをはじめましょう．東京：学建書院；2013.

〈根岸初枝〉

Ⅳ　訪問薬剤管理指導

1. 処方せん，ファクシミリ，処方日数

＜処方せん＞

(1) 在宅療養での麻薬交付は，医師が「麻薬処方せん」を発行し，薬局にて調剤，医師の訪問指示（処方せん備考欄に訪問服薬指導の記載）により自宅または施設を訪問し交付する流れとなる．

(2) 医師が，治療を目的とした「麻薬処方せん」を交付するには都道府県知

事より免許を受けた診療施設のみで可能である．同一都道府県での他診療施設で麻薬施用を行うためには改めて申請が必要となる．また異なる都道府県の診療施設では，それぞれの都道府県知事より免許が必要となる．

(3) 薬局において麻薬を取り扱うには，都道府県知事より麻薬小売業者の免許が必要となる．

(4) 麻薬処方せんの記載事項

麻薬処方せんには次の事項を記載する必要がある．記載内容については不備があった場合，処方を応需した薬剤師は必ず疑義照会にて確認した後でなければ調剤はできない．

 a. 患者の氏名，年齢（または生年月日）

 b. 患者の住所

 c. 麻薬の品名，分量，用法，用量（投薬日数を含む）

 d. 処方せんの使用期間（有効期間）

 e. 処方せん発行年月日

 f. 麻薬施用者の記名押印または署名，免許番号

 g. 麻薬診療施設の名称，所在地

(5) 麻薬処方前の確認

薬局において，全ての医療用麻薬（成分・規格）の在庫を備蓄しておらず，医療用麻薬の在庫は限られているのが現状である．医療用麻薬を新規・追加・増量など行う場合には，事前に薬局の備蓄の有無を確認すべきである．

＜麻薬の交付＞

(1) 薬局は，患者の病状等の事情により，患者が麻薬を受領することが困難と認める場合には，麻薬処方せんの交付を受けた患者またはその看護に当たる家族等の意を受けた患者の看護にあたる看護師，ホームヘルパー，ボランティア等に麻薬を手渡すことができる．その際，不正流通等防止のため，看護師等が患者等の意を受けた者であることを書面，電話等で確認する．

174 | 第7章　在宅緩和ケアの実際

(2) 麻薬注射剤を患者または家族等に直接手渡す際には，薬液を取り出せない構造で注入速度などが変更できないものとして交付する．ただし，患者等の意を受け，さらに医師から指示を受けた看護師が患者宅へ麻薬注射剤を持参し，患者に施用を補助する場合（薬局が患者宅へ麻薬注射剤を持参し，看護師に手渡す場合を含む）はこの限りではない．なお，麻薬小売業者が患者等の意を受けた看護師等に麻薬を手渡した時点で，患者へ麻薬を交付したことになる．

(3) 無菌調剤室あるいはクリーンベンチを備えている薬局では医療用麻薬の注射剤を調製して携帯型ディスポーザブルポンプ等に充填して交付することができる．また，これらの設備を有していない薬局では，プレフィルドシリンジ製剤での対応となる．

＜ファクシミリによる麻薬処方せんの取扱い＞

　薬局は患者・家族等への交付までの待ち時間の短縮や負担の軽減を考慮して，ファクシミリにより送信された麻薬処方せんの内容に基づき麻薬の調剤を開始することができる．また平成26年より，処方せん画像を電子メール等により送ることも認められることとなった．いずれの場合にも，実際に麻薬処方せんを受領した際に，記載内容を確認した上で麻薬を交付する．

　　処方内容の電送方法としては，患者等が，医療機関や居宅等から薬局に対して，処方内容をファクシミリにより電送する方法のほか，処方せんをスキャナ等により画像情報として電子化したものを電子メール等により電送することも可能であること．ただし，処方内容とは異なった薬剤が患者等に誤って交付されることを防止するため，その方法は，電送されたものから処方内容を容易に確認できる方法であって，電送されたものと処方せんの原本とが同一の内容であるかの確認が容易なものに限られるものであること．
　　電子メール等で電送する場合も，ファクシミリによる電送の場合と同様，患者等が薬局を自由に選択できる体制等，連名通知で示している点

Ⅳ 訪問薬剤管理指導 | *175*

に留意すること.

（薬食総発 0205 第 1 号 平成 26 年 2 月 5 日）

＜投与可能日数について＞（表 7-3）

(1) 健康保険での医療用麻薬の処方日数は，成分・剤型により制限が決められており，最大で 30 日分となる.

(2) 薬剤師は投与期間内に患者が適正に服用使用できているかどうか，随時，電話などで確認する.

2. 服薬管理

＜訪問薬剤管理指導＞

(1) 在宅で療養していて，通院が困難な利用者に対して薬剤師が患者宅や施設を訪問し，処方薬の交付，服薬・管理指導を行う. 訪問にあたり処方医より訪問指示が必要であり，通常は処方せん備考欄に「訪問薬剤管理指導」と記載される.

表 7-3 麻薬の投薬期間制限（2018 年 6 月版）

一般名	商品名	投与制限
アヘン	アヘン末・散，アヘンチンキ，ドーフル®散	内服：14 日
モルヒネ	モルヒネ塩酸塩原末・錠・注，アンペック®注・坐剤，プレペノン®注，オプソ®内服液，モルペス®細粒	内服・注・坐剤：30 日
モルヒネ徐放剤	パシーフ®Cap，カディアン®Cap，MS コンチン®錠，MS ツワイスロン®Cap	内服：30 日
エチルモルヒネ	エチルモルヒネ塩酸塩原末	原末：14 日
モルヒネ配合	モヒアト®注	注：30 日

（つづく）

JCOPY 498−05728

176 第7章　在宅緩和ケアの実際

アヘンアルカロイド	パンオピン® (末)・注	末・注：14日
アヘンアルカロイド配合	パンアト®注，パンスコ®注	注：14日
オキシコドン	オキノーム®散，オキシコンチン®錠，オキファスト®注	散・錠：30日
複方オキシコドン	パビナール®注	注：14日
ペチジン	オピスタン®原末，ペチロルファン®注	原末・注：14日
フェンタニル	デュロテップMTパッチ，フェンタニル3日用テープ，ワンデュロ®パッチ	外用：30日
フェンタニルクエン酸塩	タラモナール®静注，フェンタニル注，アブストラル®舌下錠，イーフェンバッカル®錠，フェントス®テープ	注，テープ：30日 錠：14日
コデインリン酸塩	コデインリン酸塩原末・10％・20mg錠	内服：30日
ジヒドロコデインリン酸塩	ジヒドロコデインリン酸塩原末・10％	内服：30日
オキシメテバノール	メテバニール®錠	内服：14日
メサドン塩酸塩	メサペイン®錠	内服：14日
タペンタドール塩酸塩	タペンタ®錠	内服：30日
ヒドロモルフォン塩酸塩	ナルラピド®錠，ナルサス®錠	内服：30日

〔参考資料：療担規則及び薬担規則並びに療担基準に基づき厚生労働大臣が定める掲示事項等，厚生労働省告示第107号，平成18年3月6日（最終改正 厚生労働省告示第465号，平成27年12月10日）・「「療担規則及び薬担規則並びに療担基準に基づき厚生労働大臣が定める掲示事項等」及び「保険外併用療養費に係る厚生労働大臣が定める医薬品等」の実施上の留意事項について」の一部改正について，厚生労働省保険局医療課長通知，保医発0326第1号，平成26年3月26日．療担規則及び薬担規則並びに療担基準に基づき厚生労働大臣が定める掲示事項等の一部を改正する告示（平成30年厚生労働省告示第42号）〕

Ⅳ 訪問薬剤管理指導 | *177*

(2) 在宅で行う薬剤指導は，医療保険・介護保険の適応となるが，利用者が要介護1〜5，要支援1〜2の被保険者の場合は介護保険の「居宅療養管理指導」が優先して適用となる．そのため訪問を行う際には，介護保険適用の有無と保険番号・介護度・負担割合・適用期間，担当ケアマネジャーを確認する必要がある．

(3) 介護保険を利用できるのは原則65歳以上だが，「がん末期」と診断され，治療が困難で，介護が必要になった場合には，40歳から64歳でも利用できる．

(4) 訪問開始前に，事前に利用者宅や訪問時の駐車スペース，居室内の状況（ベッド，薬の保管場所など），訪問時間帯の希望などを確認しておくことでスムーズな導入が可能となる．

＜退院時共同指導（退院前カンファレンス）＞

(1) 入院医療機関において入院中の主治医・看護師と退院後の在宅療養を担う医師・看護師や薬剤師，訪問看護師，ケアマネジャー・介護士などと退院後の在宅での療養上必要な説明と指導を行い，スムーズな在宅療養の導入を目的としたカンファレンスが開催される．

(2) 在宅チーム（医師・訪問看護師・薬剤師・介護士・ケアマネジャー）が一堂に会することで，入院中の情報が共有され，それぞれの職種において訪問計画を立案する．

(3) 入院中の使用薬剤・機材などの情報を得ることで，在宅で処方できる薬剤かどうか（注射薬など在宅では処方できないものがある＊），使用機材（病院により採用品目が異なり入手に時間がかかる場合などがある）の確認を行い，いち早く在庫を確保できるなど大きなメリットとなるため，できるだけ参加することが望ましい．

＊在宅医療において使用できる注射薬には限りがあり，在宅医療を提供する側の問題点のひとつとしてあげられている．入院中に使用していた注射薬が，在宅では使用できず，在宅移行の際に十分に検討しなければならない．また在宅医療で，新たに注射薬を追加使用する際にも，投与可能かどうかを

178 | 第7章　在宅緩和ケアの実際

検討する必要がある.

　在宅医療で使用ができる注射薬は，処方せんで交付することができる注射薬であり，「厚生労働大臣の定める保険医が投与することができる注射薬」として定められている.

　　療担規則及び薬担規則並びに療担基準に基づき厚生労働大臣が定める掲示事項等（平成18年厚生労働省告示第107号）（抄）

　　第十　厚生労働大臣が定める注射薬等

　　一　療担規則第二十条第二号ト及び療担基準第二十条第三号トの厚生労働大臣が定める保険医が投与することができる注射薬

＜在宅医療で使われる主な注射薬＞

　ソマトスタチンアナログ，在宅中心静脈栄養法用輸液，塩酸モルヒネ製剤，注射用水，ペグビソマント製剤，スマトリプタン製剤，クエン酸フェンタニル製剤，複方オキシコドン製剤，ベタメタゾンリン酸エステルナトリウム製剤，リン酸デキサメタゾンナトリウム製剤，プロトンポンプ阻害剤，H2遮断剤，カルバゾクロムスルホン酸ナトリウム製剤，トラネキサム酸製剤，フルルビプロフェンアキセチル製剤，メトクロプラミド製剤，プロクロルペラジン製剤，臭化ブチルスコポラミン製剤，オキシコドン塩酸塩製剤，アポモルヒネ塩酸塩製剤，電解質製剤，注射用抗菌薬，脂肪乳剤，ヒドロモルフォン塩酸塩製剤など

（令和元年5月現在）

＜在宅医療で使用できない主な注射薬＞

　フルニトラゼパム製剤，フロセミド製剤，プレドニゾロンコハク酸エステルナトリウムなど

＜在宅患者訪問薬剤管理指導等の麻薬管理指導加算＞

　薬剤師は，麻薬の投薬が行われている患者に対して，定期的に，投与される麻薬の服用状況，残薬の状況および保管状況について確認し，残薬の適切

JCOPY 498−05728

な取扱方法も含めた保管取扱上の注意等に関し必要な指導を行うとともに，麻薬による鎮痛効果や副作用の有無の確認を行い，処方せん発行医に対して必要な情報提供を行う．その管理・指導を行った場合には麻薬管理指導加算の算定を行い，下記事項を薬剤服用歴に記載することが要件となる．

(1) 薬剤服用歴管理料において薬剤服用歴に記載すべきとされた事項および在宅患者訪問薬剤管理指導料において記載すべきとされた事項

(2) 訪問に際して実施した麻薬に係る薬学的管理指導の内容（麻薬の保管管理状況，服薬状況，残薬の状況，麻薬注射剤等の併用薬剤，疼痛緩和の状況，麻薬の継続または増量投与による副作用の有無などの確認等）

(3) 訪問に際して行った患者・家族への指導の要点（麻薬に係る服薬指導，残薬の適切な取扱方法も含めた保管管理の指導等）

(4) 処方医に対して提供した訪問結果に関する情報（麻薬の服薬状況，疼痛緩和および副作用の状況，服薬指導の要点等に関する事項を含む）の要点

(5) 患者または家族から返納された麻薬の廃棄に関する事項（都道府県知事に届け出た調剤済麻薬廃棄届の写しを薬剤服用歴の記録に添付することで差し支えない）．

＜麻薬譲渡・譲受について＞

(1) 医療用麻薬は「麻薬及び向精神薬取締法」により厳しく譲渡・譲受が規制されている．

【第24条第9項】譲渡し

麻薬卸売業者は，当該免許に係る麻薬業務所の所在地の都道府県の区域内にある麻薬卸売業者，麻薬小売業者，麻薬診療施設の開設者及び麻薬研究施設の設置者以外の者に麻薬を譲り渡してはならない．

【第24条第10項】譲渡し

麻薬小売業者は，麻薬処方せんを所持する者以外の者に麻薬を譲り渡してはならない．

【第26条第3項】譲受け

麻薬営業者，麻薬診療施設の開設者又は麻薬研究施設の設置者は，第24

条の規定により禁止される麻薬の譲渡の相手方となってはならない.

(2) 医療用麻薬の流通は,「麻薬卸業者」から「麻薬小売業者(薬局)」へ譲渡されるが,「麻薬小売業者(薬局)」から「麻薬卸業者」への返品はできない. また「麻薬小売業者(薬局)」は「麻薬処方せん」により「患者」へ交付し, 必要がなくなった場合に回収を行うことは出来る(法的手続きに基づき廃棄し届出する必要がある.)

(3) 麻薬が適切かつ円滑に患者に対し提供されるよう, 麻薬の在庫不足のため麻薬処方せんにより調剤することができない場合に限り, 当該不足分を近隣の麻薬小売業者間で譲渡・譲受することは可能である. その譲渡・譲受を行うにあたっては, 事前に麻薬小売業者間譲渡許可の申請が必要となる. 平成28年4月1日より,「麻薬及び向精神薬取締法」および「麻薬及び向精神薬取締法施行規則」の一部が改正され, 当制度の許可について,「当該許可に係る権限の厚生労働大臣(地方厚生局長)から都道府県知事への委譲」,「有効期間の最長1年から3年への延長」,「共同申請者を追加する場合の軽易な変更届出制度の創設」等が行われた.

<スケジュール管理と情報共有(多職種連携)>

(1) 訪問にあたり, スケジュール管理が重要となる. 医師の診療により処方せんが発行され, それを受けて調剤・訪問となるため, 医師の訪問予定を把握しておくことが重要である. 特に麻薬流通には厳しい規制があるので, 必要時に必要量を確保するためには訪問日程・時間を考慮に入れ計画を立てなければならない.

(2) 患者の状態の変化により, 麻薬の増量や成分の変更など急を要する場合などがある. そのようなことを考慮に入れ, すぐに対応できるよう麻薬の在庫確保を検討しておかなければならない. そのためには患者の状態を常に把握しておく必要があり, 多職種(訪問看護師・訪問介護士・ケアマネジャーなど)や家族などと情報共有しておくことが大切である. 例えば, 痛みにより頓服薬(レスキュー)回数の増加, 貼付剤の増量(1枚→2枚へ)などの情報を共有しておくことで, 処方変更が予想され, 在庫確保の

判断材料となる.

3. 麻薬の管理

＜自宅での保管＞

(1) 自宅や施設での麻薬の保管は，患者等の責任のもとで取り扱うこととなる．そのため，人目につかないところ，他の物と間違って使用しないように扉の閉まる棚等に他の物と区別し，小児やペットの手が届かない場所に保管する．特に使用済みの貼付剤は家庭内のごみ箱等でなく別に回収用の袋等を準備して入れておいてもらうよう指導する．

(2)「痛み止め」と誤認してしまう可能性があるので，他人に転用しないよう指導・説明が必要である．誤って他人が服用してしまった場合は速やかに医師・看護師・薬剤師に連絡するよう伝えておく．

(3) 紛失や盗難にあった場合には，交付された麻薬処方医または麻薬小売業者（薬局）に届け出るよう指導するとともに，特に盗難の場合には，速やかに警察に通報するよう説明する．

(4) 使用済みあるいは不要となった医療用麻薬は患者・家族に適切に助言し，可能な限り回収または廃棄することが望ましい．

＜服薬管理＞

(1) 医療用麻薬の処方に際し，処方内容の鑑査を行い，用法用量や副作用対策を患者・家族と共に確認し，服薬のための理解を助ける．

(2) 在宅では，家族や介護者による服薬や薬剤管理となるため，薬剤師・訪問看護師などが定期的に服薬と効果・副作用についての確認・支援を行う必要がある．

(3) 服用開始時や増量・変更の際は，電話等により服用状況，効果や副作用のモニタリングを行い，より安全に服用できるよう配慮が必要である．

(4) 麻薬に対して不安を持つ場合が多く，情報提供や指導の際には，必要性と安全性についても丁寧に説明し，過度の不安がその後の服薬行動に影響しないように配慮し，相談窓口を明確にしておく．

182 第7章　在宅緩和ケアの実際

(5) レスキュー薬は患者や家族が不安を感じることなく過ごせるための数量を処方し，安全かつ確実に用いるための支援を行う．

4. 海外旅行について

＜医療用麻薬＞

ア）疾病治療のために医師から医療用麻薬を処方されて服用中の方が，旅行等で海外へ麻薬を持っていく場合または海外から日本へ麻薬を持ち込む場合には，事前に地方厚生局長の麻薬携帯輸出（輸入）許可が必要となる（表7-4）．

(1) 申請に必要な書類

　a. 医師の診断書1部

　　　患者（申請者）の住所，氏名，麻薬の施用を必要とする理由（病名），処方された麻薬の品名・規格・用法・用量等が記載された診断書

　b. 麻薬携帯輸入許可申請書1部（日本に医療用麻薬を携帯して入国する場合）

　c. 麻薬携帯輸出許可申請書1部（日本から医療用麻薬を携帯して出国する場合）

　d. 返信用封筒1枚

(2) 提出先

　a. 申請者の住所を管轄する地方厚生（支）局麻薬取締部

　b. 入院中の場合は，病院・診療所の所在地を管轄する地方厚生（支）局麻薬取締部

　c. 海外在住の場合は，入国予定の空港等を管轄する地方厚生（支）局麻薬取締部

(3) 提出期限

　a. 申請書の送付および許可書の送付に要する期間を考慮し，出国日または入国日の2週間前までに提出する．

　　　もし，申請から出入国日までに時間的余裕がない場合には，必ず地方厚生（支）局麻薬取締部に直接電話等して相談する．

IV 訪問薬剤管理指導 **183**

表 7-4 麻薬携帯輸入（輸出）許可申請書提出先

地方厚生（支）局 麻薬取締部名	管轄する 都道府県名
北海道厚生局 麻薬取締部	北海道
東北厚生局 麻薬取締部	青森県，岩手県，宮城県，秋田県，山形県，福島県
関東信越厚生局 麻薬取締部	茨城県，栃木県，群馬県，埼玉県，千葉県，東京都，神奈川県，山梨県，長野県，新潟県
東海北陸厚生局 麻薬取締部	静岡県，愛知県，三重県，岐阜県，富山県，石川県
近畿厚生局 麻薬取締部	福井県，滋賀県，京都府，大阪府，兵庫県，奈良県，和歌山県
中国四国厚生局 麻薬取締部	鳥取県，島根県，岡山県，広島県，山口県
四国厚生支局 麻薬取締部	徳島県，香川県，愛媛県，高知県
九州厚生局 麻薬取締部	福岡県，佐賀県，長崎県，熊本県，大分県，宮崎県，鹿児島県，沖縄県

（4）許可書等の提示

a. 申請書類に不備がなく，許可が行われた場合には，麻薬携帯輸入（輸出）許可書（日本語で記載されたもの）と麻薬携帯輸入（輸出）許可証明書（英語で記載されたもの）の各1通が交付される．

入国（出国）時に税関で，これらの許可書を提示する．

＜向精神薬＞（表 7-5）

ア）海外旅行先で自分が服用するために向精神薬を持って行くことは条件を満たせば問題はない．必ず入国時には申告すること．

イ）海外旅行へ持って行ける条件

JCOPY 498−05728

184 | 第7章　在宅緩和ケアの実際

表7-5　向精神薬一覧表

成分名（約1カ月の処方量）

（第1種向精神薬）

ジペプロール（9g）
セコバルビタール（6g）
フェネチリン（3g）
フェンメトラジン（2.25g）

メクロカロン（9g）
メチルフェニデート（2.16g）
モダフィニル（6g）

（第2種向精神薬）

アモバルビタール（9g）
カチン（1.5g）
グルテチミド（15g）
シクロバルビタール（6.75g）
ブタルビタール（4.5g）

ブプレノルフィン（80mg）
フルニトラゼパム（60mg）
ペンタゾシン（18g）
ペントバルビタール（4.5g）

（第3種向精神薬）

アミノレクス（300mg）	テトラゼパム（12g）	フルジザゼパム（22.5mg）
アルプラゾラム（72mg）	テマゼパム（900mg）	フルラゼパム（900mg）
アロバルビタール（3g）	デロラゼパム（180mg）	ブロチゾラム（15mg）
アンフェプラモン（2.25g）	トリアゾラム（15mg）	プロピルヘキセドリン（2.25g）
エスクロビノール（22.5g）	ニトラゼパム（450mg）	ブロマゼパム（450mg）
エスタゾラム（120mg）	ニメタゼパム（150mg）	ペモリン（6g）
エチゾラム（90mg）	ノルダゼパム（450mg）	ペンツフェタミン（1.5g）
エチナメート（30g）	ハラゼパム（4.8g）	マジンドール（90mg）
エチランフェタミン（1.8g）	バルビタール（18g）	ミダゾラム（450mg）
オキサゼパム（2.7g）	ハロキサゾラム（300mg）	メソカルブ（900mg）
オキサゾラム（1.8g）	ピナゼパム（600mg）	メダゼパム（900mg）
カマゼパム（1.8g）	ビニルビタール（4.5g）	メチプリロン（12g）
クアゼパム（900mg）	ピプラドロール（180mg）	メチルフェノバルビタール（12g）
クロキサゾラム（360mg）	ピロバレロン（2.4g）	メフェノレクス（1.41g）
クロチアゼパム（900mg）	フェナゼパム（300mg）	メプロバメート（18g）
クロナゼパム（180mg）	フェノバルビタール（6g）	レフェタミン（3g）
クロバザム（2.4g）	フェンカンファミン（1.8g）	ロフラゼプ酸エチル（60mg）
クロラゼプ酸（900mg）	フェンジメトラジン（3.15g）	ロプラゾラム（60mg）
クロルジアゼポキシド（1.8g）	フェンテルミン（1.125g）	ロラゼパム（90mg）
ケタゾラム（1.8g）	フェンプロポレクス（360mg）	ロルメタゼパム（60mg）
ジアゼパム（1.2g）	ブトバルビタール（6g）	
セクブタバルビタール（3.6g）	プラゼパム（600mg）	
ゾピクロン（300mg）		
ゾルピデム（300mg）		

JCOPY 498-05728

IV 訪問薬剤管理指導 | *185*

(1) 向精神薬の総量が一定量（約1カ月分の処方量）を超えない場合（注射剤を除く）→ 手続き不要で海外へ持参できる.

(2) 向精神薬の総量が一定量（約1カ月分の処方量）を超える場合，または注射剤の場合 → 処方せんの写しまたは医師の証明書（患者氏名・住所・病名，海外へ持ち込む向精神薬の成分名・数量を記載したもの）を旅行中に携帯しなければならない. トラブルを避けるために，英文の医師の証明書などを携帯すること.

ウ）外国の法規制

(1) 訪問する国では，日本とは異なる規制を行っている場合があるので，在日大使館や領事館などに，事前に許可が必要かどうか，必要な場合はその手続きについて問い合わせを行うことが望ましい.

＜他国への持ち込みについて＞

　海外旅行などの際，持参薬など必要な医薬品を携行して出国または入国する場合，滞在日数に見合う量であれば，ほとんどの場合問題にはならない. しかしテロ対策のため，米国をはじめとする国々への医薬品の持ち込みは年々厳しくなっており，空港でのセキュリティ対策が強化されている現在，手荷物検査で不審な薬剤類が見つかると，厳しいチェックを受けることとなる. 入国審査の時などに薬の内容を尋ねられた際に，英文薬剤証明書を提示することで，渡航先にスムーズに医薬品を持ち込むことができる. 英文薬剤証明書には，薬の内容に加え，その薬は販売目的ではなく，個人の使用のために持ち込むことが記載されており，その文書の作成は，主に薬剤を処方した医師や調剤した保険薬局の薬剤師が行い，処方医の署名サインをもって正式なものとなるので，かかりつけの病院・医院・薬局で英文の薬剤証明書が必要な旨を伝え，作成を依頼すること. その他，おくすり手帳などをもとに，近くの日本旅行医学会の認定医に依頼することも可能である（日本旅行医学会　http://jstm.gr.jp/　認定一覧を参照）.

　英文薬剤証明書には公的に規定された形式はなく，記載内容として，患者の氏名，疾患名（病名），処方（薬）および一般名，医師名・病院名および

JCOPY 498-05728

186 第7章 在宅緩和ケアの実際

住所，電話番号などが必要となる．

　そのほか，習慣性のある薬や咳止め，抗うつ剤，鎮痛剤，利尿剤や疼痛治療に用いられる医療用麻薬などの持ち込みには，別途適切な手続きが必要となることがあり，日本では服用できても，入国先によっては持ち込み禁止の成分や，持ち込める分量に上限のある場合があるので，入国先の在日大使館に確認すること．

文献
1) 日本癌治療学会．がん診療ガイドライン．http://www.jsco-cpg.jp
2) 厚生労働省医薬・生活衛生局監視指導・麻薬対策課．医療用麻薬適正使用 適正使用ガイダンス．平成29年4月発行版．https://www.mhlw.go.jp/bunya/iyakuhin/yakubuturanyou/other/iryo_tekisei_guide.html
3) 厚生労働省医薬食品局 監視指導・麻薬対策課．薬局における麻薬管理マニュアル．平成23年4月発行．https://www.mhlw.go.jp/bunya/iyakuhin/yakubuturanyou/dl/mayaku_kanri_02.pdf
4) 日本薬剤師会，編．保険薬局業務指針2016年版．東京：薬事日報社；2016.
5) じほう，編．麻薬・向精神薬・覚せい剤管理ハンドブック．第10版．東京：じほう；2017.
6) 日本旅行医学会ホームページ　http://jstm.gr.jp

〈大橋眞次〉

V がんリハビリテーション

　がん患者に対するリハビリテーションの範囲は広いが，ここでは日常生活活動（以下，activity of daily living：ADL）が低下した在宅患者について述べる．

1. リハビリテーション介入での留意点
＜目標は短期設定し迅速に介入する＞

　がん患者は体調や病状が変動しやすいため，目標の設定はすぐに到達可能

なものがよい．介入の進め方もできるだけスピーディーに行う．

＜合併症状を把握し易疲労性に配慮する＞

病状の進行により，倦怠感，低栄養，貧血，がん悪液質などさまざまな症状が起きている．体力低下が著明な場合は，運動の前，途中，後にバイタルサインを測定しながら休憩は多めに設定する．できるだけ体力が温存できるADLの動作を指導していく．

＜化学療法や放射線療法の副作用を考慮する＞

今ある機能低下は腫瘍によるのか，廃用によるのか，治療の副作用なのかと判断に苦慮する時もある．適切な目標設定とプログラム実施のために，がん治療の時期，内容なども把握しておく．

＜安静度や禁忌事項を主治医に確認する＞

運動実施の可能な範囲，中止の基準など．骨転移では部位やタイプによって病的骨折のリスクもあるため，運動範囲や荷重の程度，立位・歩行の可否について必ず確認する．

＜薬剤による影響に留意する＞

例えば，認知症や局在性の高次脳機能障害がなくても注意散漫（ぼんやり感）などがあり，移乗や歩行の場面で不注意や急な脱力がみられることもある．眠気が生じやすい薬剤の投与時は特に注意する．

2. リハビリテーションの実際

＜ベッド上で行う場合＞

① 関節可動域運動

疼痛や易疲労性，骨転移有無を確認しながら回数や負荷量を決めていく．身体的負荷を与えすぎないよう，まずは自動介助運動から開始し，他動運動はマイルドに実施する．

② 褥瘡予防

　患者が可能なベッド上動作を促し，身体のポジショニング方法を指導する（図7-4参照）．ベッド背上げ位は時間経過とともに身体が下方へ移動し，仙骨部に剪断力（ずれ）が生じることで褥瘡となるため特に注意が必要である．エアマットは可能な体動を妨げる場合もあり，導入にはタイミングや優先順位の検討が必要である．

③ 疼痛や苦痛の緩和

　疼痛や絞扼感のある患者では，その部位の筋群が過緊張状態であることが多い．軽いマッサージやストレッチなどを用いて筋のリラクゼーションは一時的でも有効である．疲労感や倦怠感が増強する場合もあるため，終末期の患者では特に注意する．

④ 浮腫の緩和

　原因には全身性と局所性があり，原因に応じた対応が必要である．薬物，患肢のポジショニング（挙上），圧迫，運動と体操，マッサージ，間欠的空気圧迫法があり，腫脹した四肢においては用手的リンパドレナージより圧迫の方が効果的とされている[1]．いずれの方法も体液還流に変化をもたらすため，実施の可否について主治医に確認する．

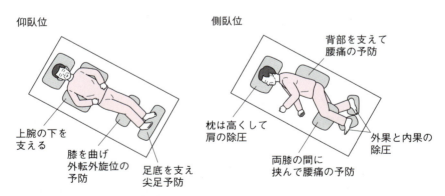

図7-4　褥瘡予防のポジショニング方法

⑤ 筋力向上運動

実施の際は，血圧や脈拍などのバイタルサイン，患者からの疲労や疼痛の訴えを確認しながら負荷量を調整する．等尺性収縮運動は，身体的負担は少ないが筋収縮感覚を認識しにくい患者では実施が難しい．まずは自重を利用した等張性収縮運動から行い，体力がある患者では抵抗運動へ移行する．

⑥ ベッド上での動作練習

疼痛や疲労の予防から簡単にできるものから始める．寝返り，腰上げは導入しやすく，排泄や更衣のケア時でも必要な動作であるため介護負担の軽減にも繋がっていく．

⑦ ADL 支援

自助具などの使用により，身の回りのことでできることを維持することは生活の質の維持にも繋がる．柄の曲がるスプーンで食べる，リーチャーを使用して物を取るなどができることは，体動が限られる患者の自律の助けにもなる．

＜離床を促す場合＞

① 移乗

離床は車いすやイスでの座位保持から進めていく．介助なしで端座位保持が可能であれば，普通型車いすへの移乗が可能となる．日常的に頭部と体幹を抗重力位に保持していない患者では，ベッド背上げ角度が 60 度で 20 分保持が可能となればリクライニング車いすへの乗車を目指すことができる[2]．

② トイレ

トイレまでの歩行を希望する患者は多いが，実際には歩行動作とトイレ動作の両方を行うと身体的負担が大きい．体力温存の観点からどちらかの動作を達成することを考える．車いすで移動しトイレの諸動作の自立を図る，トイレまでの歩行のみを考える，場合によってはポータブルトイレを利用するなど，介助者の視点も加味しながら検討する．

190 | 第7章 在宅緩和ケアの実際

③ 歩行

　日によって歩行状況に違いがある，またはリハビリテーション場面で歩行可能でも実生活では危険であることも多い．歩行手段は複数用意し，その時に応じて選択するようにする．特に家族介助で歩行する場合には，無理をせず，より安全で確実な方法を選択するよう指導する．

　歩行器は，サイズ的に家屋内での使用が困難な場合もあるため，必ず使用したい場所で試すようにする．杖は患者の下肢と体幹の筋力に応じて選定していく（表7-6）.

④ 生活環境の整備

　玄関の出入りが困難，または車いす使用者の場合は住宅改修を行うのが理想であるが，費用負担や所要期間の面から困難な場合も多い．室内の整理整頓と家具などの配置替えによって動作スペースが確保できることもある．また，工事ではなく設置型手すりを利用する方法もある．

3. 骨転移への対応

<運動療法>

　まずは事前に，介入してよい身体部位と運動負荷量を主治医へ確認する．骨転移では初期の段階から痛みが発生する可能性がある[3]ため，疼痛の有無は毎回患者に確認し，疼痛が生じている場合は主治医に報告し指示を仰ぐ．

<装具の導入>

　脊椎転移の場合は，転移部の負荷を減らし疼痛の軽減を図るため部位に応じた装具を使用する（表7-7）.

<動作の指導>

　転移部では，骨への捻れや荷重による痛みの増大に加え，寝る動作や座る動作で床面・座面から受ける衝撃も骨折リスク増大につながる[5]ため，転移部に応じた適切な動作を指導する．例えば，腰椎転移では，起き上がり動作では体幹を回旋させずにベッド背上げ機能を利用する．立ち上がり動作では

JCOPY 498-05728

V がんリハビリテーション | *191*

表 7-6 歩行器と杖の種類と特徴

種類	特徴
四輪歩行車アームレスト付き	体幹筋力低下でも使用可能だが，サイズが大きい．
四輪歩行車アームレストなし	身体を支える上肢筋力が必要で，サイズはやや大きめ．
歩行器（持ち上げ型，交互型）	身体支えや持ち上げの上肢筋力が必要．立ち上がり補助にも使用可能．
サイドケイン	分類上は歩行器．安定性は低いが，狭い空間や立ち上がり補助でも使用可能．
Ｔ字杖	いわゆる一本杖．長さは腰くらいを目安とする．
四点杖	接地面が広く安定しているが，重量がある．
ロフストランド・クラッチ	Ｔ字杖では不安定な場合に用いる．上肢筋力が必要．
松葉杖	下肢への免荷が必要な場合に用いる．体幹筋力がないと不安定となり転倒しやすい．

アームレストを利用するなどがある（図 7-5）．その他の動作は成書を参考にされたい．

4. 生き甲斐づくり（意味のある作業の導入）

　ADL が低下した患者では特に，生活の質の維持のため患者が主体的に行える活動を支援していく．やり甲斐や楽しさを感じる活動などを患者の物語やエピソードから患者と一緒に考える．日記を書く，写真の整理，テレビで相撲や野球の勝敗予想をするなどはベッド上でも行える活動である．ものづくりなどの生産的活動は，病状が進行していくなかでも大きな精神的支えとなることがある．

JCOPY 498－05728

表 7-7 脊椎転移の部位と使用する装具名

脊椎転移の部位	装具名
頸椎から第 2 胸椎	ソフト（ポリネック）カラー，フィラデルフィア型カラー
第 3 胸椎から第 9 胸椎	胸郭によって可動制限があるため装具はなくてもよいが，必要に応じて胸椎装具を作製する．
第 10 胸椎から第 5 腰椎	硬性コルセット，ダーメンコルセット，ジュエット型コルセット

（大森まいこ，他．脊椎転移のリハビリテーション．In: 大森まいこ，他編．骨転移の診療とリハビリテーション．東京：医歯薬出版；2014. p.120-1[4)]をもとに作成）

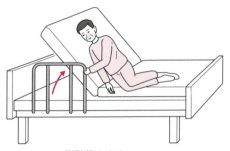
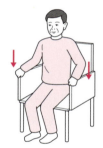

起き上がり　　　　　　　　　　　立ち上がり

側臥位のまま
体幹を回旋せずに
電動背上げで起きていく

体幹を前かがみにせず
イスの肘かけを押して
体を持ち上げる

図 7-5 腰椎転移患者の動作方法

5. 本人や家族への指導

　疼痛や易疲労性，低栄養がある患者の場合では，指導の際に過用（やり過ぎ）に注意する．性格や心理的側面から過用が予測される場合は，そのリスクについて紙面で説明しながら少なめの運動量で指導する．また，療法士と同様にはできないことを前提に，可能な限り誤用（異なる方法での実施）にならないよう指導方法を工夫する．骨転移の患者では過用や誤用は骨折リス

クとなるため，安全が保障されない状況下での自主トレは控える．

文献

1) ロバート・トワイクロス，他．武田文和，監訳．トワイクロス先生のがん患者の症状マネジメント．第2版．東京：医学書院；2010．p.313-4.
2) 松本真以子．廃用症候群・体力消耗状態・がん悪液質症候群へのアプローチ．In: 辻　哲也，編．がんのリハビリテーションマニュアル：周術期から緩和ケアまで．東京：医学書院；2011．p.287.
3) 大森まいこ．骨転移と疼痛．In: 大森まいこ，辻　哲也，髙木辰哉，編．骨転移の診療とリハビリテーション．東京：医歯薬出版；2014．p.7.
4) 大森まいこ，辻　哲也．脊椎転移のリハビリテーション．In: 大森まいこ，辻　哲也，髙木辰哉，編．骨転移の診療とリハビリテーション．東京：医歯薬出版；2014．p.120-1.
5) 北原エリ子．痛みや骨折のリスクを減らす動作法，介助法の検討について．In: 大森まいこ，辻　哲也，髙木辰哉，編．骨転移の診療とリハビリテーション．東京：医歯薬出版；2014．p.148.

〈伊藤貴子〉

VI 在宅訪問栄養食事指導

1. 在宅訪問管理栄養士の資格制度

　日本栄養士会の資格制度としては表7-8のものがあるが，在宅訪問管理栄養士の資格は，特定分野管理栄養士のひとつである．「在宅医療と関わる他職種と連携が取れ，かつ在宅療養者の疾患・病状・栄養状態に適した栄養食事指導（支援）ができる管理栄養士」を目標に，日本栄養士会・全国在宅訪問栄養食事指導研究会（現・日本在宅栄養管理学会）の「在宅訪問管理栄養士」認定制度が平成23年度にスタートし，現在の形となっている．認定者総数は849人（平成29年度末現在）である．

2. 在宅訪問管理栄養士の役割

　在宅訪問管理栄養士は，療養者や家族の立場や思いに寄り添い，最期まで

194 | 第7章 在宅緩和ケアの実際

表7-8 日本栄養士会の栄養士の資格制度

認定管理栄養士・認定栄養士（8分野）	
● 臨床栄養	● 学校栄養
● 健康・スポーツ栄養	● 給食管理
● 公衆栄養	● 地域栄養
● 福祉栄養（高齢者・障がい者）	● 福祉栄養（児童）
特定分野管理栄養士・栄養士（4分野）	
● 特定保健指導担当管理栄養士	● 在宅訪問管理栄養士
● 静脈経腸栄養（TNT-D）管理栄養士	● 公認スポーツ栄養士
管理栄養士専門分野別人材育成事業（4分野）	
● がん病態栄養専門管理栄養士	● 摂食嚥下リハビリテーション栄養
● 腎臓病病態栄養専門管理栄養士	専門管理栄養士
	● 糖尿病病態栄養専門管理栄養士

口から食べられることを支援できる管理栄養士である．療養者や家族（介護者）が悔いを残さないような療養生活を送るための食・栄養の支援が期待されている（表7-9）．

　サービスを開始するためには，医師の指示と，介護保険利用の場合はケアマネジャーによるケアプランの作成が必要である．介護保険上の扱いは「居宅療養管理指導」であり，月2回までの利用となり，介護保険利用枠の外（枠外）で1～3割負担となる．

　在宅訪問管理栄養士を見つけるためには，日本栄養士会が定める地域の栄養ケアステーション，または都道府県栄養士会に相談するとよい．

　普段の仕事内容は下記の通りである．医療機関における食事指導，特定保健指導，市町村の介護予防事業，地域の栄養相談など，実地では幅広い役割を担っている．

3. 保険制度

　在宅療養中の患者に対し，医師が栄養管理の必要性を認めた場合，医師の指示に基づいて管理栄養士が訪問指導を行うことができる．その際，介護報

JCOPY 498－05728

表7-9 在宅訪問管理栄養士の仕事

1. 在宅訪問栄養食事指導
   医療機関や多職種と連携し栄養・食事ケアをする
2. 診療所，クリニックにおける外来栄養食事指導
   患者様の栄養状態や生活習慣の改善を支援する
3. 特定保健指導
   医療保険者受託して行う
4. 介護予防事業における栄養改善指導
   市町村が行う地域支援事業のうち介護予防事業を受託し高齢者の低栄養の予防や改善に取り組む
5. 地域における健康づくり
   栄養相談・調理実習

酬では「居宅療養管理指導費」，診療報酬（医療）では「在宅患者訪問栄養食事指導料」が設定されている（表7-10，11）.

対象となる居住場所：居宅・養護老人ホーム・ケアハウス・有料老人ホーム・グループホーム・サービス付き高齢者向け住宅.

4. 栄養ケアステーション

栄養ケアステーションは，栄養ケアを提供する地域密着型の拠点である.地域住民，自治体，健康保険組合，民間企業，医療機関，薬局などを対象に，日々の栄養相談，特定保健指導，セミナー・研修会講師，調理教室の開催など，食に関する幅広いサービスを展開している.

日本栄養士会では，平成30年度から「栄養ケア・ステーション」認定制度を行っている.「栄養ケア・ステーション」認定制度は，都道府県栄養士会のネットワークのひとつとして，地域住民が栄養ケアの支援・指導を受けることのできる拠点として，地域住民にとって管理栄養士・栄養士の所在を明確にするため，全国共通の名称を掲げ，栄養ケアのネットワーク体制を整備するものと位置づけている.

栄養ケアステーションでは，表7-12の「指定業務」を行う.

196 | 第7章 在宅緩和ケアの実際

表 7-10 「居宅療養管理指導費」（介護保険）

- 対象: 在宅で療養する要介護認定者で，医師が厚生労働大臣が定める特別食（11 種類）を提供する必要性を認めた場合，または利用者が低栄養状態にあると医師が判断した場合.
- 要件: 栄養ケア計画を交付し，栄養管理にかかる情報提供および栄養食事相談または助言を 30 分以上行った場合. 月2回まで.
  単一建物居住者が 1 人　537 単位
  単一建物居住者が 2〜9 人　483 単位
  単一建物居住者が 10 人以上　442 単位

表 7-11 「在宅患者訪問栄養食事指導料」（医療保険）

- 対象: 在宅で療養する患者で，医師が特掲診療料の施設基準等に規定する特別食（施設基準等別表第 3 = 16 種類）を提供する必要性を認めた場合，またはがん患者，摂食機能または嚥下機能が低下した患者，低栄養状態にある患者で，医師が栄養管理の必要性を認めた場合.
- 要件: 食事計画案や栄養食事指導箋を交付するとともに，具体的な指導を 30 分以上行った場合. 月2回まで.
  単一建物診療患者が 1 人　530 点
  単一建物診療患者が 2〜9 人　480 点
  単一建物診療患者が 10 人以上　440 点

　栄養ケアステーションを設置することにより，医療機関から保険算定するほかにも，栄養ケアステーションを経由して医療保険，介護保険の算定が可能になった．したがって，管理栄養士を配置しない医療機関をかかりつけ医とする療養者・患者でも，在宅訪問管理栄養士のサービスを受けることが可能になった（図 7-6，7）.

5. 在宅訪問栄養食事指導

　自宅での食事指導は，嚥下機能などの身体的評価のほか，台所や食事を摂る場所の確認，食べる際の姿勢，日々の療養生活の中で食事の準備を行う家族の負担，ヘルパーの持ち時間の中で美味しく食べられる簡単な調理方法のアドバイス，配食サービスの紹介などを行う．医師，歯科医師をはじめ多職

JCOPY 498−05728

表7-12 指定業務

(1) 栄養相談（7, 8, 9を除く）
(2) 特定保健指導
(3) セミナー，研修会への講師派遣
(4) 健康・栄養関連の情報，専門的知見に基づく成果物（献立など）などの提供
(5) スポーツ栄養に関する指導・相談
(6) 料理教室，栄養教室の企画・運営
(7) 診療報酬・介護報酬にかかる栄養食事指導とこれに関連する業務
(8) 上記以外の病院・診療所などの医療機関と連携した栄養食事指導
(9) 訪問栄養食事指導
(10) 食品・栄養成分表示に関する指導・相談
(11) 地域包括ケアシステムにかかる事業関連業務

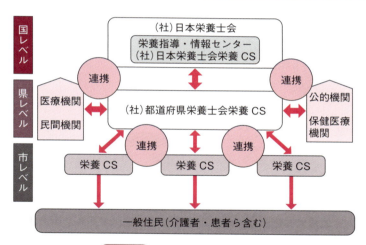

図7-6 栄養ケアステーション
＊栄養CS＝栄養ケアステーション

種と連携し，共通の目標と理解基盤の上に方針を決めている．

　食欲低下の原因によっても対応を変えており，心理的な問題が大きい場合は，昔食べた思い出の味や形態にする回想法が有効な場合がある．治療の副作用が原因で食べられない場合は，食べられるときに食べられるだけ，食べ

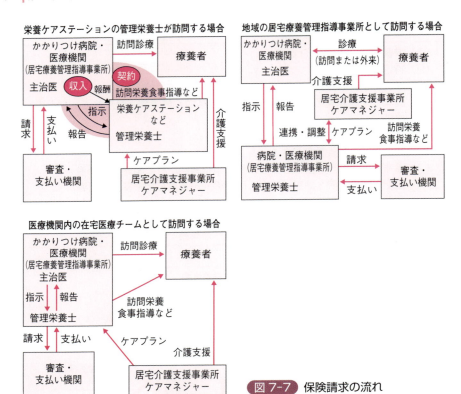

図 7-7 保険請求の流れ

たいものを提供できる仕組みを構築する．体力が衰弱して食べられない場合は，患者の思いをかなえる料理，嗜好を重視している．

　緩和ケア領域においては，がんの特徴として異化が進み，筋肉組織の蛋白質分解が進行する．また，化学療法，放射線療法など治療が始まって食欲不振，吐き気，嘔吐，味覚異常，嗅覚異常，口内炎など食事量が減ってしまうようなさまざまな症状に直面する．

　栄養サポートは，根治を目指さない化学療法の開始に合わせて早期から介入が始まるべきであり，症状や副作用に合わせて適切な食事を提案しながら，治療やライフプランの不安，スピリチュアルな痛みへの対応などを行ってゆくことが，その後の免疫力や体力，生活の質の維持にもとても大切であ

VI 在宅訪問栄養食事指導   199

表 7-13 在宅訪問栄養食事指導例

1. 患者に合った食事の形態（きざみ，とろみ，流動食など）を言語聴覚士に考えてもらった上で，栄養士は，病状に合った栄養素を取り入れた食事内容を提案する．もちろん，患者の好みを汲んだ内容にする．
2. ヘルパーに治療食の献立や作り方のアドバイスをする（たとえば，塩分制限があれば，無塩マヨネーズや減塩しょう油の作り方など）．
3. うまくかめない，飲み込めないなどの問題があれば，ケアマネジャーに報告して，歯科医師らにつないでもらうようにする．
4. 褥瘡があれば，回復が進むよう，医師，訪問看護師，介護士らと協力する．また，連絡ノートなどを活用して，家族も含めて情報共有する．
5. 料理をする家族の負担を考え，簡単にできる治療食や介護食を一緒に作って体感してもらう．
6. その他，診療所などでの外来栄養食事指導（栄養状態や生活習慣の改善の支援），地域における栄養相談・調理実習などの健康づくりなどにも携わる．

る．

　病院の栄養士から在宅の栄養士への連携のために，医療栄養情報提供書により患者の情報を共有し，家族が療養生活を支えられるよう可能な内容を支援し，繋ぐことが在宅訪問管理栄養士の役割である（表 7-13）．

200 第7章 在宅緩和ケアの実際

6. 事例（表7-14, 15）

表7-14 事例1　末期消化器がん，脳梗塞後遺症

年齢	性別	要介護度	寝たきり度	認知症自立度	世帯構成
58歳	男性	介護4	C2	ー	妻と2人
病名		上行結腸がん多発肝転移　脳梗塞　回腸人工肛門			
経過		1年6カ月前に健診で多発肝腫瘤を指摘され，精査の結果，原発性上行結腸がんが判明した．抗がん剤の三次治療まで行ったが病状は悪化し，2カ月前にイレウスを発症，人工肛門が造設された．術後に脳梗塞を発症し，重度の右片麻痺，嚥下障害，構音障害のため寝たきりとなった．血小板輸血ののち退院となったが，人工肛門周囲の軽微な出血が止まらない．生命予後は1カ月以内を見込んでいる．			
食べられなくなった理由		入院中に脳梗塞を起こした結果，食形態が変わってしまい，奥様がどうやって食事を作るか，何を食べさせていいかわからない．怖いから．			

　病院の栄養士さんの指導を受けて，退院の日に奥様はレトルトのおかゆとおかずをたくさん買って家に帰りました．それを奥様が精一杯の気持ちを込めて温めて，旦那様に出します．旦那様は，はじめはひと口，ふた口とそれらを口に運びましたが，途中で手を止めてしまいました．声が出にくいこともあり，理由は聞けませんでした．困ってしまった奥様から，「何をどう食べさせていいのかわからない」とケアマネジャーにSOSがあり，在宅医からの相談で介入させて頂きました．言語聴覚士と一緒に訪問し，嚥下評価の上で食形態を決めてもらいます．好きな食べ物や日常生活など生活の話をしてみます．「カップラーメン大好き．かつおの刺身大好き，ハンバーグ大好き，グリーンカレー大好き．でも，食べられないから……」．時間をかけて，そんな想いを聞き取ることができました．でも，なんで食べられないって諦めているの？　ひと口でも大好きな物を食べられたらとってもうれしい，本人も作る方も．じゃあつくりましょう．とても難しいことはわかっていますが．

　　1．カップ麺の麺を袋に入れてクラッシュ
　　2．もとにもどして湯を入れ3分→5分
　　3．スープにとろみをつけて，はいどーぞ！

　スプーンで食べるカップラーメンになってしまいましたが，「いかがですか？」と問いかけると，「食べられると思わなかった」「味は同じだよ」とか細い声を振り絞って答えて下さいました．その時，患者さんの目から涙がぽろり．手を差し出して，握手して下さいました．患者様，ご家族様，私にまで「希望の光」が見えてきた瞬間でした．寄り添うことが大切だとあらためて学ぶことができました．

VI 在宅訪問栄養食事指導 201

表7-15 事例2 ALS, 嚥下障害

年齢	性別	要介護度	寝たきり度	認知症自立度	世帯構成
73歳	男性	要介護5	C2	−	妻と2人
病名		ALS（筋萎縮性側索硬化症）			
経過		3年前に転びやすくなり大学病院でALSと診断された. 2年前にCO$_2$ナルコーシスとなり意識障害で救急搬送され, 家族の承諾で気管切開, 人工呼吸管理となった. 意識回復後は歩行ができるように回復し, 食事は3食とも半固型栄養経管栄養となっていた. 自宅で過ごしていたが, 1年前に歩行困難になると家族が経腸栄養の他に楽しみの目的で甘いものを口に含ませるようになり, 経口摂取が始まった.			
食べられなくなった理由		神経疾患が進行し, 病院で医師から「もう食べられない」と告げられた.			

　在宅の現場で本人・家族の食支援の希望があり, 在宅医とケアマネジャーの相談を受けて在宅訪問栄養食事指導が開始されました. 本人に療養上の希望を尋ねると, 「家族に負担をかけたくない. 何も希望はない」とのお返事でした. 意思疎通がうまくできずイライラされている様子も観察されました.

　かたくなに閉じた口とぎょろっとした目が印象的でした. ご家族の希望は, 「口から食べられるなら食べさせたいです. いつまで食べられるかわからないならなおさらです」とのことでした.

　その日から, 言語聴覚士と共に食形態を決めたり, 嗜好を聞き出したり, 適正栄養量を提示して納得して食べて頂けるように説明を重ねました. 動けなくなってからは嚥下に成功したプリン, 生クリーム, シェイクなどを家族が食べさせていましたがHbA1c11.3％でした.

　ゆったりと時間を取りながら話し, 少しずつ距離を縮めました. 「肉, パン, 野菜」, 最初に私に食べたいものを言ってくださいました. 奥様と大喜びしたことを覚えています. 「食事は甘いものだけで満足してはいなかったんだ」とわかりました. その後, 成功体験のために柔らか食パンにジャムを塗って食べて頂き, 次に奥様から食べることができた食べ物や嗜好を書き出して頂いて種類を増やし, 酵素で柔らかくしたステーキなどにも挑戦し, 成功を重ねました. 食べられるものが少しずつ増えてきて最近はやわらか食のうな重やネギトロ, ちらし寿司, エビグラタン, チキンカツも召し上がり, 胃ろうは1日1回になっています. ご本人からは, 笑顔と信頼をいただきました. ついでに, 3カ月後にHbA1cは6.1％に下がりました. 多職種連携のチカラをあらためて実感しました.

　家に戻ると, 安心感と同時に本人様, 家族様も不安と背中合わせになります. 食事は心のバロメータです. 1さじの食べ物でも食べられると幸せになったり, 食べられないと落ち込んだりと身近な指標. その1さじに私たちは栄養だけでなく希望や思いやりをトッピングしていきます.

〈岩本啓子〉

VII 補完代替医療（CAM）

第2版まで本章は相補代替医療（complementary and alternative medicine：CAM）と題して紹介したページである．2015年前後より欧米におけるこの分野の学術的な方向性が大きく変化しており，これを踏まえて本章の内容を大幅に改訂した．

まずCAMとは，現代西洋医学以外の医療の総称で，漢方・鍼灸などの東洋医学から健康食品，民間療法，祈祷まで幅広い領域を含む．日本では相補代替医療の他，補完代替医療ともよばれている[1]．現代医学とCAMを組み合わせる医療を統合医療（Integrative Medicine）とよび，間接的にCAMを表す用語であることも知っておきたい．時代の経過とともに相補代替医療とよばれることが少なくなったため，本項のタイトルは補完代替医療と変更した．

この分野の方向性を変える出来事と著者が捉えているのは2014年12月のことである．これまで世界のCAMをリードしていた米国立補完代替医療センター（National Center for Complementary and Alternative Medicine：NCCAM）が名称を変更した．新しい名称は，国立補完統合衛生センター（National Center for Complementary and Integrative Health：NCCIH）となった[2,3]．

NCCAMはこれまでCAMのエビデンスを「つくり」「つたえる」役目の中心を担ってきたが，この名称変更の意味は，今後わが国にも影響を及ぼすであろう．1990年代に始まったNCCAMの取組は，オバマ政権時代に米国民から批判の的となった．多額の税金をつぎ込んだが，現代医学にとって代わる代替医療（alternative medicine）のエビデンスは得られていない，というものだ．一方で，NCCAMの前身組織であるOAM（Office of Alternative Medicine）から20年以上にわたる努力の甲斐があって補完的な意味でのエビデンスは集積されている．これを受けての新名称ということである．代替（alternative）だけでなく全体から医療（Medicine）という用語が抜け，変わってHealthが当てられている．日本語訳ではHealthを衛生と訳してい

る．これはおそらく母体である NIH（National Institute of Health：米国立衛生研究所）の日本語訳に準じたものであろう．臨床的には Health を保健もしくは健康と受け止めるとわかりやすい．

こうして考えると，今後は CAM を統合医療として扱うのではなく，統合的健康もしくは統合的ケア（Integrated Care）のひとつとして捉えるのが自然であろう．つまり，地域包括ケアの 1 オプションと位置づけるのである．特に在宅緩和ケアにおいては統合的ケアの一部として考えるのが妥当である．

1. 分類

第 2 版までは NCCAM による CAM の 5 分類を紹介したが，第 3 版では NCCIH の提唱する CAM の 3 分類を記す[4]．

① 天然物（Natural Products）

ハーブ（ボタニカル），ビタミン・ミネラル，プロバイオティックスなど

② 心身療法（Mind-body Practice）

ヨガ，カイロプラクティック，オステオパシー，瞑想，マッサージ，鍼灸，リラクゼーション，太極拳，気功，ヒーリングタッチ，催眠療法，運動療法など

③ その他の補完療法（Other Complementary Health Approaches）

アーユルベーダ，伝統的中国医学，伝統的ヒーラーによる施術，ホメオパシー，自然療法など

一方，日本では鍼灸，あんま・マッサージ・指圧，柔道整復の施術には国家資格が必要であり，これらの施術と漢方薬の一部が医療保険を利用できる．また保健機能食品制度で定められた特定保健用食品（通称トクホ）のような健康食品がある．こうした日本独自の制度と現状を踏まえ厚生労働省の『「統合医療」のあり方に関する検討会』が作成した分類が図 7-8 となる[5]．

204 | 第7章 在宅緩和ケアの実際

療法の分類	療法の例	
	国家資格・国の制度に組み込まれているもの	その他
食や経口摂取に関するもの	食事療法・サプリメントの一部(特別用途食品,特定保健用食品,栄養機能食品)	左記以外の食事療法・サプリメント・断食療法・ホメオパシー
身体への物理的刺激を伴うもの	はり・きゅう(はり師,きゅう師)	温熱療法,磁気療法
手技的行為を伴うもの	マッサージの一部(あんま・マッサージ・指圧),骨つぎ・接骨(柔道整復師)	左記以外のマッサージ,整体,カイロプラクティック
感覚を通じて行うもの		アロマセラピー,音楽療法
環境を利用するもの		温熱療法,森林セラピー
身体の動作を伴うもの		ヨガ,気功
動物や植物との関わりを利用するもの		アニマルセラピー,園芸療法
伝統医学,民間療法	漢方医学の一部(薬事承認されている漢方薬)	左記以外の漢方医学,中国伝統医学アーユルベーダ

近代西洋医学 ← 組み合せ(補完・一部代替)

統合医療

図7-8 近代西洋医学と組み合わせる療法の分類について

(厚生労働省医政局. これまでの議論の整理. 2013年(平成25年)2月「統合医療」のあり方に関する検討会資料より)

2. がん患者における CAM 利用の実態

厚生労働省の調査によれば[6],

- がん患者の 44.6 %(2人に1人)が CAM を利用している.
- CAM の利用頻度による患者の背景の違いについて表 7-16 に示す.
- 日本のがん患者の9割以上が,健康食品やサプリメントを利用している.

  その内訳はアガリクス,AHCC,プロポリス,キトサン,OTC 漢方,サメ軟骨など.

  一方,欧米ではマッサージや鍼灸などの利用が多い.

- がん患者が CAM を利用する理由は,がんの進行抑制(67.1 %),治療(44.5 %),症状緩和(27.1 %),西洋医学の補完(20.7 %).
- 半数以上の利用者が十分な情報を得ずに CAM を利用.
- 医師との間にも十分なコミュニケーションがなされていない.

JCOPY 498-05728

VII 補完代替医療（CAM） 205

表 7-16 日本のがん患者補完代替医療の利用頻度による背景の違い

利用頻度　高い	利用頻度　低い
60 歳以下 女性 1 日の半分以上を床上安静 高学歴（大卒以上） 日常生活に変化あり 化学療法を受けた患者 緩和ケア病棟患者 肺がん，乳がん，肝胆道がん	60 歳以上 男性 活動制限ほとんどなし 低学歴 日常生活に変化なし 化学療法を受けていない者 がんセンター患者 頭頸部がん，消化器がん，泌尿生殖器がん

（厚生労働省がん研究助成金「がんの代替療法の科学的検証と臨床応用に関する研究」班編．がんの補完代替医療ガイドブック．第 3 版[6]より）

3. 医師は CAM とどのように向き合えばよいか

- 通常医療（西洋医学）と異なり，CAM の利用は患者自身の思いや価値観に委ねられる．
- CAM の利用者は，現代西洋医学を否定することなく，目的，健康状態，環境に応じて，CAM と現代西洋医学を使い分けしている．
- 多元的医療システムの存在と患者の多様な価値観を認識しながら対応を検討する．
- 医療従事者側も CAM の情報収集法を知る．
- 科学的手法で有効性が示されていない CAM も多く，メリットとデメリットのバランスを熟慮し，患者への対応を検討する．
- CAM の利用について傾聴することは，エビデンスがわからなくても，病気への対処行動を直接聴くこととなる．
  → 患者の「解釈モデル」や「ナラティブ」を引き出すチャンス[5]

　何はともあれ，CAM について患者とコミュニケーションをとることが重要である．

JCOPY 498-05728

4. CAM の情報源

第2版までは，EBM の手法で利用可能なデータ・ベース，クリニカル・エビデンス集，2次情報誌，安全情報，研究機関，学会についてそれぞれ整理し記載していた．その後，CAM の情報を整理した下記の2つの情報源が完成した．

① 「統合医療」情報発信サイト　http://www.ejim.ncgg.go.jp/pro/index.html
② がんの補完代替医療クリニカル・エビデンス 2016 年版[7]

本項では ① の『「統合医療」情報発信サイト』について，次項で ② について紹介する．『「統合医療」情報発信サイト』は 2014 年に厚生労働省の「統合医療に係る情報発信等推進事業」として設立されたホームページである．英語名を Information site for evidence-based Japanese Integrative Medicine としており，略して eJIM と記載し「イージム」と読む．1）一般の方へ，2）医療関係者の方へ，3）統合医療のエビデンス，と題した3つの入口がある．

例えば，3）統合エビデンスをクリックすると，健康食品，コクラン・レビュー，構造化抄録，旧厚労科研・AMED と4つのサイトに分かれている．健康食品のサイトから，国立健康・栄養研究所が発信している「健康食品の安全性・有効性情報」のサイトにリンクしている．コクラン・レビューとは，The Cochrane Library が作成し更新する systematic review である．臓器別に検索できるようデザインされており，がんについては 37 件のコクラン・レビューがある．2019 年3月更新分までの情報にアクセスできる．構造化抄録のサイトからは漢方，鍼灸，あんま・マッサージ・指圧（あま指），ヨガのエビデンス・レポートにアクセスできる．これらのエビデンス・レポートはいずれも構造化抄録の様式で記載されている．ちなみに著者は漢方，鍼灸，あま指のエビデンス・レポート作成に関わっている．旧厚労科研・AMED からは平成 12 年度以降の CAM に関する調査の報告書が閲覧できる．

2）医療関係者の方へ，をクリックすると CAM の基礎知識など一般的な情報が整理されている．「冊子・資料」と題した入口があり，ここから「が

Ⅶ 補完代替医療（CAM）

んの補完代替医療ガイドブック 第3版」「がんの補完代替医療（CAM）診療手引き」にアクセスできる．いずれも厚生労働省がん研究助成金により「がんの代替医療の科学的検証に関する研究」班が2012年に作成した成果物である．また同サイトから国立がん研究センター，がん情報サービス，国立長寿医療研究センター，国立健康・栄養研究所，厚生労働省，消費者庁，さらには海外情報としてNCCIHにアクセスできる．

eJIMの登場によって，CAMに関する情報が一元化された．

5. CAMのエビデンス

前項②で記した「がんの補完代替医療クリニカル・エビデンス2016年版」は日本緩和医療学会によって作成されたガイドラインである．通常の診療ガイドラインのように推奨度を設定したものではない．その理由として，ランダム化比較試験が少ない，ほとんどの療法が保険適用外（経済的負担），利用の判断が患者や家族の価値観に委ねられている，などをあげている．よってクリニカル・エビデンス集として，メジャーなCAMについていくつかの臨床疑問に応える様式で構成されている．メジャーなCAMとして選ばれている，健康食品，マッサージ，アロマセラピー・マッサージ，運動療法，ホメオパシー，アニマルセラピー，リラクゼーション，音楽療法，鍼灸，ヨガ，免疫，漢方，高濃度ビタミン療法について整理されている．詳細は原本を参照されたい[7]．

エビデンスの強さごとに推奨度で示したガイドラインには，Society for Integrative Oncologyが2009年に刊行したがんの統合医療ガイドラインがある[8]．このガイドラインを「がんの代替療法の科学的検証と臨床応用に関する研究班」が整理し，がんの補完代替医療ハンドブック第3版[6]に表として紹介されており，これを表7-17に示した．

本項では日本で利用者が多いと思われるCAM，臨床試験が存在するCAMについて，現時点のエビデンスをまとめた．利用者の多いサプリメントとそれ以外のCAMに分け，五十音順に列挙している．著者はここに紹介したCAMを推奨する立場でも非難する立場でもなく，EBM（evidence-baced

第7章　在宅緩和ケアの実際

表7-17 がんの統合医療ガイドライン

推奨度: 強く薦められる（質の高い科学的根拠あり）

不安，情緒的な動揺，慢性の痛み，QOLの改善に対するサポートグループ，支持療法，芸術療法，認知行動療法，ストレスマネジメント(総合的な治療の一部として)
定期的な運動（特に治療後の乳がん患者）
疼痛管理が不良，抗がん剤もしくは手術後の吐気・嘔吐に対する鍼治療
がん予防のために健康食品・サプリメントは推奨できない

推奨度: 強く薦められる（質の中等度の科学的根拠あり）

不安，情緒的な動揺，慢性の痛みなどに対する心身療法（総合的な治療の一部として）
定期的な運動
放射線治療に伴う口腔内乾燥症に対する鍼治療
閉経後の顔面紅潮に対する鍼治療
がんに関連した呼吸困難や倦怠感，抗がん剤による神経障害に対する鍼治療
日常の食事に対する専門家からの栄養指導
治療中における食事，健康食品，サプリメントに関する専門家からの栄養指導

推奨度: 強く薦められる（質の低い科学的根拠あり）

不安や痛みに対するマッサージ（総合的な治療の一部として）
ストレス軽減，QOL，特に疼痛や倦怠感の改善を目的とした生体エネルギー場の考えに基づく療法

（厚生労働省がん研究助成金「がんの代替療法の科学的検証と臨床応用に関する研究」班，編. がんの補完代替医療ガイドブック. 第3版[6]より）

medicine 科学的根拠に基づく医療）の視点から，特に臨床試験（randomized controlled trial: RCT ランダム化比較試験や systematic review）の有無とその内容を紹介した．安全性については一例報告でも重篤なものは提示した．文献6〜13の書誌とデータベースから得られた情報を整理したものである．次項（6. CAM を利用する際の注意点）とあわせて，臨床判断の手がかりとして，参照されたい．

Ⅶ 補完代替医療（CAM）

＜サプリメント＞

● アガリクス

ヒメマツタケ，カワリハラタケとよばれるキノコ類．特定の種類のがんに効くのではなく，免疫賦活作用によって抗がん作用を増強すると考えられている．がんに関する臨床試験はあるが，緩和ケアに関する試験は見当たらない．2006年，一部のアガリクスに発がん促進作用ありと厚生労働省が発表し，販売業者が自主回収するという事例があった．2018年2月に清涼飲料水が販売されたが，食品衛生法に違反するとして販売業者が自主回収している．

● キトサン

カニの甲羅やエビの殻に存在する多糖類の一種．高脂血症や肥満など生活習慣病改善に対する臨床試験はあるが，がんに関するものは見当たらない．

● サメ軟骨

血管新生を抑制し，がん細胞への栄養血管形成を阻害することで抗がん作用あり，と考えられている．進行がん・末期がん（大腸がん，乳がん，肺がん，前立腺がん，悪性リンパ腫，脳腫瘍）の患者に行われたRCTでは，延命効果もQOL（quality of life 生活の質）向上も得られなかった．腎細胞がん患者の生存期間が延長したという報告もあるが，劇的なものではない．高カルシウム血症の患者には禁忌．

● プロポリス

ミツバチが樹木から集めた植物成分に，ミツバチの分泌物が合わさったもの．抗菌作用についてはいくつかのRCTがあるが，抗がん作用を示した臨床試験はなく，がん患者への有効性は明らかではない．胆管がん患者がプロポリスを服用し急性腎不全で透析となった事例がある．蜂アレルギー，喘息の患者には使用を避ける．

● メシマコブ

桑の木に寄生するキノコ．がん患者（肝細胞がん，前立腺がん）への症例報告はあるが臨床試験はない．アガリクスとの併用で薬剤性肺炎（呼吸困

210 | 第7章　在宅緩和ケアの実際

難）となった事例がある.

＜サプリメント以外の CAM ＞

●アロマセラピー

Cochrane review によれば，アロマセラピーはがん患者の不安を軽減させる．一方，抑うつ症状に対する効果は明らかではない．血小板が減少している患者，抗凝固薬を服用している患者，がん転移部へのアロマ・マッサージは避けたほうがよい.

●音楽療法

音楽療法が，がん患者の QOL を向上させ，気分障害を軽減させることを示した RCT がある．別の RCT では，痛みの軽減については，エビデンスがなかった.

●漢方薬

日本東洋医学会 EBM 特別委員会によれば，胃がんにおける化学療法と十全大補湯併用による延命効果，肝細胞がんに対する十全大補湯の予防効果を示した RCT がある.

●セラピューティック・タッチ

スピリチュアル・ヒーリングの一療法．がん患者の不安を軽減させたとする複数の CCT（controlled clinical trial　準ランダム化比較試験）が存在するが，研究デザインに乏しく，有効性が明らかとはいえない.

●鍼

Systematic review の結果によれば，鍼は化学療法に伴う吐気や嘔吐を軽減させる．一方，疼痛に対する効果については明らかなエビデンスはない．血小板が減少している患者，抗凝固薬を服用している患者への鍼治療は避ける.

●リラクゼーション・テクニック

有効性を示したリラクゼーション・テクニックには，呼吸法（エクセサイズ），マッスル・リラクゼーション，瞑想，ストレス・マネージメント訓練法などがある．複数の RCT が，QOL 改善，痛み軽減，倦怠感改善など

について有効性を示している.

6. CAM を利用する際の注意点

ここには，CAM を利用する際の注意事項を列挙した．文献 6 〜 13 から在宅緩和ケアの実践で重要と思われるものを整理している．

- 下記の部位は強いマッサージを避ける
  がん（腫瘍）の部位，腫大したリンパ節，放射線治療を実施した部位，静脈内留置カテーテルのような医療機器がある部位，手術後に解剖学的に歪みのある部位
- 出血傾向のある場合は強いマッサージは避ける
  血小板が減少している患者，抗凝固薬を服用している患者，など
- 出血傾向のある患者に鍼灸療法は避ける
- がんの骨転移の部位への強いマッサージは避ける
- 日常の食事で健康食品やサプリメントは必要ない
  栄養学的に必要な栄養は多種多様な食事で補われるべき
- 健康食品・サプリメントの利用にあたっては，副作用や他の医薬品との相互作用について事前に調べる.
- 欧米でよく使われているサプリメントにカバ（Kava）がある．ストレスや不安を軽減させるために用いられることがあるが，肝機能障害を起こす可能性がある.
- 抗凝固作用が認められる健康食品には以下のようなものがある.
  ビタミン C，ビタミン E，大豆イソフラボン，PC-SPES，ニンニク（Garlic），ショウガ（Ginger），イチョウ（Ginko），朝鮮人参（Ginseng）（下段の 4 つは頭文字をとって 4G と覚える）
  血小板が減少している患者，抗凝固薬を服用している患者，術前の患者には中止を.
- セイントジョーンズワート（西洋オトギリソウ）はうつ症状の軽減に用いられることがあるが，抗がん剤の働きを弱めることが知られている．ワーファリンやテオフィリンとの相互作用にも注意.

JCOPY 498-05728

212 | 第7章 在宅緩和ケアの実際

　本稿を執筆する上で，CAM 各種のエビデンスを調べるのは 3 度目となった．eJIM の登場により CAM の情報が一元化し，患者にとっても医療者にとっても情報へのアクセスが大変楽になった．ガイドラインや注意事項も整理されたことも在宅医にとって有益である．一方で，各種 CAM のエビデンスはというと，初版と第 2 版に執筆した内容とほぼ同じである．つまり 1990 年代のように CAM に関する新たなエビデンスが次々と生まれるフェイズは一段落したのであろう．がん患者に最も多く利用されている健康食品についても，ガイドラインから読み取れることは，エビデンスがないということである．そのように考えると NCCIH の方向性は間違っていない．すなわち CAM は統合的ケアを補完するものとして位置づけるのが妥当であろう．CAM がトピックとなった時に患者と向かい合うコミュニケーションをとれるかどうか，在宅医の態度が今後は重要となってくる．

文献

1) 鶴岡浩樹，他．相補代替医療（CAM）とプライマリ・ケア ①：世界の動向と日本の現状．日本医事新報．2002；4102：25-9.

2) NIH complementary and integrative health agency gets new name.（NCCIH ホームページの 2014 年 12 月 17 日の記事より．
https://nccih.nih.gov/news/press/12172014）

3) 光本泰秀．第 19 回日本補完代替医療学会学術集会開催にあたって．（2016 年 11 月 28 日に開催された同学会学術集会における大会長としての巻頭言．
http://www.jcam-net.jp/shukai/19kai/aisatsu.html）

4) Complementary, Alternative, or Integrative Health：What's In a Name?（NCCIH ホームページ，https://nccih.nih.gov/health/integrative-health#types）

5) これまでの整理．「統合医療」のあり方に関する検討会．平成 25 年 2 月．（厚生労働省ホームページ．2013 年 2 月 22 日の資料より．http://www.mhlw.go.jp/stf/shingi/other-isei.html?tid = 127369）

6) 厚生労働省がん研究助成金「がんの代替療法の科学的検証と臨床応用に関する研究」班編．がんの補完代替医療ガイドブック．第 3 版．2012 年 2 月（eJIM サイトよりダウンロード：http://www.ejim.ncgg.go.jp/pro/index.html）

7) 日本緩和医療学会，編．がんの補完代替医療クリニカル・エビデンス 2016 年版．東京：金原出版；2016.

8) Deng GE, et al. Evidence-based Clinical Practice Guidelines for Integrative

Oncology: Complementary Therapies and Botanicals. J Soc Integr Oncol. 2009; 7: 85-120.

9) 国立健康・栄養研究所. 「健康食品」の安全性・有効性情報. (国立健康・栄養研究所ホームページ, https://hfnet.nih.go.jp/)

10) Ernst E, et al. The Desktop Guide to Complementary and Alternative Medicine: an evidence-based approach, 2nd ed. London: Mosby; 2006.

11) 日本東洋医学会 EBM 特別委員会. 漢方治療エビデンス・レポート 2013 − 402 の RCT (EKAT2013) および EKAT Appendix 2014, EKAT Appendix 2015. (http://www.jsom.or.jp/medical/ebm/index.html)

12) Weiger WA, et al. Advising patients who seek complementary and alternative medical therapies for cancer. Ann Intern Med. 2002; 137: 889-903.

13) 蒲原聖可. サプリメント事典. 第 2 版. 東京: 平凡社; 2006.

〈鶴岡浩樹〉

VIII 音楽療法

1. 音楽療法とは

＜音楽療法の定義＞

　世界各国, 各団体によって, さまざまな定義が用いられている. 資格制度の確立している欧米での特徴は, 「音楽療法は音楽療法士が行う」という業務独占的内容が明確に打ち出されていることである. しかしわが国では, 音楽療法士の国家資格化を目指して体制を整えているところであり, 現在は「誰が音楽療法をするのか」が定まっていない.

　日本音楽療法学会は「音楽のもつ生理的, 心理的, 社会的働きを用いて, 心身の障害の軽減回復, 機能の維持改善, 生活の質の向上, 問題となる行動の変容などに向けて, 音楽を意図的, 計画的に使用すること」と定義している. 音楽療法は対象者の実態を理解したうえで個々に働きかける活動であり, 音楽は手段として意図的, 計画的に使用するのであって, 音楽そのものを目的とするものではない.

JCOPY 498−05728

214 第7章　在宅緩和ケアの実際

＜音楽療法の歴史＞

　音楽療法の歴史は古く，古代文明までさかのぼる．この時代は，音楽には癒しの力があるとされ，心身の病気を治療する目的で使用されていた．例えば，ギリシャ神話に登場するオルフェウスは，すばらしい竪琴弾きであると同時に，その音楽の力を病の治療に用いたとされている．また，『旧約聖書』のなかには，ユダヤの王サウルが心の病に苦しむのを，羊飼いの若者ダビデが竪琴を弾いて治したという話がある．

　アメリカでは，第一次世界大戦の際，音楽療法士として負傷軍人の治療にあたっていたハリエット・エイヤー・セイモアが1941年に合衆国音楽療法財団を設立し，1950年には「全米音楽療法協会」が設立された．1958年に「英国音楽療法協会」が設立，その後10年間にアルゼンチン，ウルグアイ，イスラエル，オーストラリア，カナダなど世界各地で音楽療法協会が設置された．

＜わが国の音楽療法の現状＞

　日本の音楽療法団体としては，1986年に日本バイオミュージック研究会（学会），1994年に臨床音楽療法協会が設立され，2001年に両者が一体化して，日本音楽療法学会が発足した．同学会には，全国に9つの支部があり，2019年現在約5300名の会員が所属，そのうち，3259名が日本音楽療法学会認定音楽療法士として認定を受けている．

　例えば，全国最大の関東支部の場合は図7-9の通りである．

＜音楽療法の方法＞

　音楽療法には，主に2つの方法がある．

●受動的音楽療法

　個人または集団で，聴取を主とする方法で，曲を聴くことで，感情的な反応を引き出すことを目的としている．受動的音楽療法の一つにGIM（guided imagery and music），音楽が引き出すイメージを用いて自己の内面を知り，そこから問題解決を図ろうとするイメージ誘導法がある．GIMはアメリカ

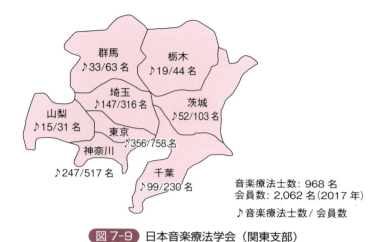

図 7-9　日本音楽療法学会（関東支部）

の音楽療法士ヘレン・ボニーによって1970年代初めに開発された聴取的音楽心理療法の一技法で，主に精神科領域での個人音楽療法に用いられている．

● 能動的音楽療法

　個人または集団で，楽器を使った即興演奏，歌唱活動，音楽を用いた身体活動などを取り入れることで，対象者自らが表現することを目的としている．能動的音楽療法の一つに，ノードフ・ロビンズ音楽療法（創造的音楽療法）がある．身体・精神障がい児と自閉症児を中心に，より広い領域で行われている．対象児・者が自由に楽器を使って表現し，音楽療法士がピアノや声で応じていく，即興的で対話的な方法である．

　実際の実践現場では，受動的および能動的音楽療法がともに取り入れられることが多く，その場の状況に応じて，音楽療法士による歌や楽器の演奏を聴く場面と，対象者自らが歌ったり楽器を演奏したりする場面とがある．

216 | 第7章　在宅緩和ケアの実際

> **メモ❶ 音楽療法の豆知識**
>
> 　1952 年にアメリカの精神科医アイラ・アルトシューラーによって発表された「同質の原理」は，主に統合失調症の患者に対する音楽療法を行うために考えられたものである．例えば，うつ状態を軽減するために用いられる音楽は，患者の気分とテンポに調和していなくてはならない．そして，細心の注意を払いつつ音楽の調子を変化させ，開始直後の患者の気分とテンポに合わせたものから，少しずつ明るいものへと変化させていく．この方法は，現在ではさまざまな領域での音楽療法に用いられている．

＜音楽療法士の仕事と対象＞

　対象年齢は，乳幼児から高齢者まで幅広く，障害や疾病を抱える方が主な対象児・者であるが，健常者の健康の維持や病気の予防のためにも行われる（表 7-18）．

＜音楽療法の目的＞

　音楽療法を受ける人のニーズによって目的はさまざまである．

（例）　・子どもの発達支援

　　　　・健康の維持，病気の予防

　　　　・病後・事故後のリハビリテーション

　　　　・学習支援

　　　　・リラクゼーション

　　　　・認知症の症状の緩和

表 7-18　音楽療法士の仕事と対象

福　祉	教　育	医　療
● 高齢者施設 ● 障がい児・者施設 ● 地域社会での取り組み ● 在宅	● 特別支援学校 ● 支援学級 ● 個人開業 ● 在宅	● 病院 ● 在宅

VIII 音楽療法 **217**

- ・痛みの緩和
- ・QOL（quality of life　生活の質）の向上，心のケア
- ・家族支援

＜音楽療法の研究＞

　研究に関しては，日本では基礎研究が少なく，臨床研究では抗不安，抗ストレスへの応用例も多いが，エビデンスが不十分である．また，認知症への応用は近年特に期待されている．音楽（旋律・和音・拍子）を聴くことによってさまざまな感情が生まれ，気持ちを表出したり，音楽が過去と結びついたり（回想），演奏するには運動が伴うことなどにより，「音楽は脳全体を使う」「歌うことは脳の活性化になる」と言われている．これらは，認知症への音楽の有効性を説明し得るのではないかとしているが，やはりエビデンスは少ない．

2. 緩和ケア領域における音楽療法

＜緩和ケアにおける音楽の役割＞

　音楽には，人の心や身体，人との関係づくり，ものごとへの気づきなどの状態に働きかける力がある．音楽療法では，その音楽の力と人の関わりを用い，対象者（患者・家族）の個々のニーズに合せて，音楽を提供し成果を分析しながら支援することができる．

　音楽を意図的に使用することにより，リラクゼーションや気分転換などの心理的効果が始まり，不安軽減に繋がる．また，音楽を共有することで，その曲にまつわる思い出話など，人生の振り返り（回想法）となる．その人が大事にしている音楽，今でもはっきり覚えているエピソード，当時流行っていた歌や歌手・俳優の名前，音楽によって呼び覚まされる回想は，人の気持ちを和らげ，「自分らしく生きる」ことへ導いていく．

＜緩和ケア病棟における音楽療法の実際＞

　医師・看護師が，音楽療法の対象となる患者を検討し，本人や家族へ音楽

JCOPY 498-05728

療法についての説明を行い，ご理解いただけた患者の病室へ出向く．キーボードや楽器などを持って入室すると，「どうぞ演奏を始めてください.」「ひとりで聴くのはもったいないですね.」「自分は楽器はできませんが，音楽を聴くのは好きです.」などの言葉が聞かれることがある．そんなときは，音楽を提供（演奏）することだけではなく，楽器の音や音楽を使って，これからの時間を一緒に過ごさせていただくのですと説明する．

　音楽療法士が，患者や家族，部屋の空気を感じながら，何気ない話しをしたり，歌を選曲して弾き歌いなどをしていると，患者や家族からも，徐々に言葉が出てきたり，曲のリクエストなども聞かれるようになる．ここでは，音や音楽を活用することや，リクエスト曲を演奏したり表現すること以前に，自然体で接することや，相手を理解する力を身につけ，さまざまなコミュニケーションのチャンネルをつくっておくことが必要となる．また，好ましい関係性を築きながら，臨機応変に対応することで，「この歌，よく歌っていたね.」「懐かしいね.」「あの時って……」という思い出話や「音楽はやっぱりいいね.」「ひさしぶりに歌ったよ.」など，患者や家族の表情や声に変化が生まれ，ともすれば暗くなりがちな雰囲気の中で，家族間での明るいコミュニケーションが生まれる．

＜症例＞
①「その人らしく」
　Ａさん，60歳代男性．声が擦れ，咳や痰が増え，左手の不随意な動きに，「今後，何が起こるのか不安だ」と訴えた．常に自分ができることを前向きに行ってきたＡさんは，趣味でソフトボールを楽しんでいたが，病気になってプレーができなくなると審判を，屋外での活動が難しくなると仲間とカラオケを楽しんできたが，声が思うように出なくなり，エレキギターで好きな歌のメロディーを弾くことに楽しみを見出していた．1回目の音楽療法で歌ったＡさんは「おかげさまで，笑顔が戻りました」とよろこび，2回目の音楽療法までの間に外泊．自宅に戻って，エレキギターを手にしたが「毎日（エレキギターを）触っていないせいもあると思うんだけど，今までのよ

うにいかなかった」と残念そうに報告してくれた．そこで，病室にエレキギター（イヤホン使用）を持ってくることを提案し，医師に相談して実現された．Aさんは趣味のエレキギターを病床で続けることで，左手の不随意な動きがなくなり，妻へ感謝の言葉を書き残すことができた．

② 「嘘のような本当の話」

　Bさん，男性．病棟の談話室での出来事．1カ月半，声かけに目を開けることのなかった患者が，何気なく演奏していた『夜明けの歌』をきっかけに目を開けられた．はからずも思い出の曲であったわけである．奥様は「目を開けている主人と，もういちど一緒に写真が撮れて嬉しい」と涙を流し，笑顔でツーショットとなった．

③ 「この曲を聴きながら逝きたい」

　Cさん，70歳代男性．人生の最期に聴きたい曲があるとリクエストされた（門倉有希の『ノラ』）．「1分1秒を大切に生きてきたから，明日死んでも思い残すことはない．」「今日，聴けてよかった．」と涙した後，20代から現在までの人生を振り返り，心残りなこと，やり残したことなども言葉にされた．そして「もう一度，歌ってもらってもいいですか？」と『ノラ』をリクエストした．

　ベッドサイドで行うこの個人音楽療法においては，患者が内面の吐露，回想などを気兼ねなくできる．

＜在宅緩和ケアの音楽療法＞

　住み慣れた家で，人生を振り返るとき，音楽は切り離せないものである．病院と在宅で音楽療法の実践方法に違いはない．音楽療法士の提供する音楽は，CDなどを使った一方的な聴取と違って，本人や家族との会話の中からそのときに思い出される大切な一曲を，体調など配慮しながら，臨機応変に提供することができる．

第7章　在宅緩和ケアの実際

現在，福祉や教育の場では，家族からの依頼で，対象児・者の自宅に音楽療法士が出向いて音楽療法を行うケースもある．しかし，わが国では音楽療法士の資格が国家資格になっていないため，費用の統一化が図られていない．また資格の問題もあり，医療の現場で「音楽療法」が治療として確立されていない．数名の音楽療法士がチームを組んで，訪問音楽療法を行っているケースはあるが，音楽療法は保険適用外であり，費用は実費となる．今後，音楽療法士の資格が国家資格となって，在宅での音楽療法が広がることを期待したい．

最後に

「もし音楽でたやすく伝達されるものが，言語で伝達することが可能であるとしたら，音楽は存在しなくてもよかったし，またその必要もなかったろう」．

日本音楽療法学会会長で2017年7月18日に105歳でご逝去された日野原重明先生が，ご講演でたびたび引用された初代アメリカ音楽療法協会NAMT会長セイヤー・ガストンの言葉である．

文献

1) 村井靖児. 音楽療法の基礎. 東京: 音楽之友社; 2000.
2) 日野原重明, 監修. 標準 音楽療法入門 上. 理論編. 東京: 春秋社; 2004.
3) 日野原重明, 監修. 標準 音楽療法入門 下. 実践編. 東京: 春秋社; 2004.
4) 加藤博之・藤江美香. 音楽療法士になろう！ 東京: 青弓社; 2007.
5) 櫻林　仁, 監修. 音楽療法研究. 東京: 音楽之友社; 1999.
6) 福井　一. 音楽療法: その現状と問題点. Aromatopia. 2015; 24: 36-9.
7) 馬場　存. 医療現場における音楽療法の現状と課題. 新薬と臨牀. 2015; 64: 215-22.
8) 日本音楽療法学会ホームページ　http://www.jmta.jp/index.html

〈金子悦子〉

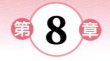

第8章 痛みの緩和

I 在宅での疼痛管理のポイント

1. 疼痛緩和の目標[1]

　痛みによる行動上の制約を少なく維持し（**自立**），周囲との関係の中に患者本人の尊厳・存在意義を保つこと（**自律**），患者・家族にとって有意義な時間を過ごすこと[1]．

　疼痛コントロールに家族が参加することは患者本人を気遣うことであり，患者と家族の関わりとしても意義がある．

　　第1目標：痛みに妨げられない夜間の睡眠時間の確保
　　第2目標：安静時の除痛
　　第3目標：体動時の除痛

2. 在宅と病院の比較

共通点
- WHO方式を基本とする．
- 痛みが強くなる前に痛みの治療を開始する．
- 「麻薬に対する誤解」に留意し，事前に安全性と有効性をよく説明する．
- 経口投与ができない場合は，（在宅で管理しやすい）別の投与経路を選択する．
- 副作用対策を必ず行う．
- 「在宅だから」できない治療は基本的にはない．短期入院を組み合わせることで，神経ブロックや放射線治療も選択肢に入れることができる．

相違点

- 住み慣れた環境は，質の高い鎮痛と QOL の実現に有利な環境である．
- 医療機器や緊急対応の点で病院に劣る．
- 家族の身体的・精神的負担がある．家族は第二の患者である．
- 家族の関わりは，本人・家族が相互に負担を感じるマイナス面と，納得と満足のプラス面がある．
- 在宅では自己判断による休薬や変更がしばしば起きる．
- 服薬アドヒアランスを高めるために，シンプルな処方，内服の意義の説明を心がける．
- 病院との垂直連携，地域の多職種との水平連携による多職種協働が重要である．

3. 成功のポイント

1. WHO 方式三段階除痛ラダーが基本[1]
   NSAIDs，アセトアミノフェンも忘れない．
2. 適切な痛みの評価
   オピオイドが効きにくい痛みもある．
3. 鎮痛薬への誤解・不安の解消
   オピオイドは延命をもたらす．
4. WHO 方式のがん疼痛治療法の徹底
   明確な目標設定，副作用対策，タイトレーション
5. 各種オピオイドの特徴を熟知
   モルヒネ，オキシコドン，フェンタニル，ヒドロモルフォン，メサドン，タペンタドール，トラマドール，ブプレノルフィンほか
6. 患者および家族への説明
   速放性製剤と徐放性製剤の特徴，その他の薬剤の意味などを知ることでアドヒアランスが向上する．
7. オピオイド抵抗性の痛みへの対応
   麻酔科医へ相談する．特に，神経ブロックの有用性を忘れがち．

4. 疼痛管理の基本
＜WHO方式＞
　WHO方式がん疼痛治療法：1986年に発表された，薬物療法を基本とした世界の標準的治療ガイドラインである．
- 痛みの原因と強さをアセスメントする．
- 作用機序や強さの異なる3種類の鎮痛薬群と鎮痛補助薬からWHO方式三段階除痛ラダーに基づき痛みの程度に応じて段階ごとに治療を進めてゆく（図8-1）．

鎮痛薬投与の基本原則
1. 経口的に（by mouth）
   - 経口投与が難しい場合には，経直腸，皮下，経皮，経静脈的投与など

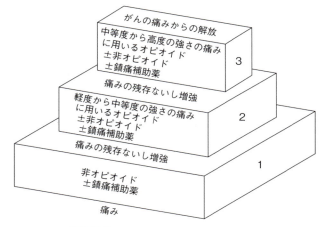

図8-1 WHO方式三段階除痛ラダー

＜第三段階＞　中等度から高度の痛み
強オピオイド，モルヒネ，フェンタニル，オキシコドン，ヒドロモルフォン，メサドン，タペンタドール
＜第二段階＞　軽度から中等度の痛み
コデイン，トラマドール
（少量のオキシコドン・ヒドロモルフォン）
＜第一段階＞　軽度の痛み
アセトアミノフェン，NSAIDs，鎮痛補助薬（厚生労働省資料より）

を選択する.

2. 時刻を決めて規則正しく投与する（by the clock）
   - 食後にこだわらず，12時間ごと，8時間ごとに内服する.
   - レスキュードース（1回投与量）は経口薬なら1日量の1/6を目安に予め処方し，使用を促す.
3. 除痛ラダーにそって効力の順に（by the ladder）
   - 禁忌がない限り非オピオイド鎮痛薬を使用し，さらに鎮痛補助薬の使用を考慮する.
   - オピオイドの基本薬には原則的に1つの薬剤を選択する.
   - 第二段階で，少量の強オピオイド鎮痛薬を使用することが増えてきた.
4. 患者ごとの個別的な量で（for the individual）
   - 強オピオイドには標準投与量というものはなく，適量を決定するために効果判定を繰り返し行う.
   - 適量は，痛みが軽減し，眠気などの副作用が問題とならない量である.
5. その上で細かい配慮を（with attention to detail）
   - 機序の異なる新たな痛みの発生や副作用など，患者の痛みの変化，病態を観察し，適切な治療薬への変更や鎮痛補助薬の追加を繰り返し考慮する.
   - 痛みの原因と鎮痛薬の作用機序についての情報を患者に十分に説明し協力を求める. 患者の心理状態，精神状態に配慮すること自体が痛みの治療につながる場合がある.

＜薬物の選択＞

a. 第一段階の処方例（表8-1, 2）
   - 非オピオイド鎮痛薬が主体である.
   - 第二段階以降もできるだけ併用する. 特に骨転移痛には有効である. 長期投与になる場合はCOX-2選択性の高い薬剤を選ぶ.
   - NSAIDsには胃腸障害の予防薬を併用する.
   - 胃潰瘍，腎機能障害があるときはアセトアミノフェンを選択する.

Ⅰ 在宅での疼痛管理のポイント | **225**

表 8-1 よく使われる薬剤とその半減期

カロナール®錠	300mg 4 錠 分 4	2.5h
セレコックス®錠	100mg（or 200mg：適応外）2 錠 分 2	7 〜 8h
モービック®錠	10 〜 15mg 分 1	28h
ハイペン®錠	100mg, 200mg 2 錠（or 4 錠：適応外）分 2	6h
ロキソニン®錠	60mg 3 〜 6 錠 分 3	1.2h
ボルタレン®錠	25mg 3 〜 6 錠 分 3	1.2h
ボルタレン®SR カプセル	37.5mg 2 個 分 2	2.3h
ナイキサン®錠	100mg 4 〜 6 錠 分 2	14h

表 8-2 第一段階の処方薬

	坐剤	注射剤
定期投与	ボルタレン®坐薬（25mg） 　1回1個　1日3回 　（8 時間ごと） アセトアミノフェン®坐薬 　（200mg） 　1回2個　1日3〜4回	ロピオン®（50mg/A） 　0.5 〜 1A ＋生食 100mL 点滴× 3 回 /日 　（8 時間ごと） アセリオ®（1,000mg/100mL/ バッグ） 　0.5 〜 1 バッグ 点滴 1 日 4 回
レスキュー	アセトアミノフェン坐薬（200mg）2 個 / 回（定期投与量とあわせて 　1 日 4,000mg まで） またはボルタレン坐薬（25mg）1 個 / 回（定期投与量とあわせて 1 日 　最大 100mg まで）	

- ・肝障害，アルコール多飲があるときはアセトアミノフェンの肝障害に注意する．
- ・アセトアミノフェン（最大 4,000mg/日）と NSAIDs の併用で鎮痛効果の増強が期待できる．
- ・小児においてはアセトアミノフェン 1 回 15mg/kg，1 日 60mg/kg を超えない．

b. 第二段階の処方例（表 8-3）
簡便で投与が確実な剤形を選択する
- ・コデインは 1 日に 4 〜 6 回内服する（睡眠時間の確保が課題）．

226 | 第8章　痛みの緩和

表 8-3 第二段階の処方薬

	コデイン	トラマドール	オキシコドン	ヒドロモルフォン
徐放剤	なし	なし	**12時間ごと** オキシコンチン® 錠5mg	**24時間ごと** ナルサス®錠 2mg
速放剤	コデイン10％散 コデインリン酸塩 酸20mg錠 　1日4回	トラマール® OD錠 　25mg, 50mg 　100〜300mg 　分4	オキノーム®散 2.5mg	ナルラピド®錠 1mg

トラマール注100®: 100〜150mg 筋注. 1978年発売. 使用頻度は低い.

・トラマドールは麻薬指定でなく使いやすい. 神経障害性疼痛に有利.
・オキシコンチン®5mg 2錠分2（10mg/日）とオキノーム®2.5mgを使用
　してもよい. オキシコドン10mgはモルヒネ15mgに相当する.
・ナルサス®錠2mgはモルヒネ10mgに相当し, 従来のオキシコンチン®
　10mgより低用量でオピオイドを導入できる.

c. 第三段階の処方例（表8-4, 後掲表8-7, 図8-2）

・在宅では計算量よりも少ない量から投与を開始する.
・腎機能障害や肝機能障害が問題となる場合は, モルヒネよりオキシコド
　ンかフェンタニルが副作用回避の点で使いやすい.
・継続しやすい製剤を使用する. また, 内服回数, 錠剤の大きさ, または
　パッチの貼り替え回数などを考慮する. ただし, 貼付製剤は他のオピオ
　イド鎮痛剤から切り替えて使う.
・製剤によっては薬価が高くなるため, 経済的環境も考慮する.
・家族かヘルパーに管理してもらうことで確実な投与を行う.

メサドン（メサペイン®）について

　QT延長, 心室頻拍, 半減期が長いことによる呼吸抑制をきたす可能性が
あるため, 特に高用量からの変更では「入院又はそれに準じる管理の下で本
剤の投与開始および用量調節を行うなど, 重篤な副作用発現に関する観察を

I 在宅での疼痛管理のポイント **227**

表 8-4 第三段階の処方薬

	モルヒネ	オキシコドン	フェンタニル	タペンタドール	ヒドロモルフォン
徐放剤	24 時間ごと カディアン® 　カプセル 　20, 30, 60mg パシーフ®カプセル 　30, 60, 120mg 12 時間ごと MS コンチン®　錠 　10, 30, 60mg MS ツワイスロン® 　カプセル 　10, 30, 60mg モルペス®細粒 　2 %, 6 % 　10, 30mg	12 時間ごと オキシコンチン®錠 　5, 10, 20, 　40mg	1 日ごと フェントス® 　0.5, 1, 2, 4, 6, 　8mg ワンデュロ®パッチ 　0.84, 1.7, 　3.4, 5, 6.7mg 3 日ごと デュロテップパッチ® 　2.5, 5, 7.5, 　10mg（4 種類） デュロテップ MT パッチ® 　2.1, 4.2, 8.4, 　12.6, 16.8mg 　（5 種類） 　（胸部・腹部・上 　腕・大腿に貼付 　する）	12 時間ごと タペンタ®錠 　25, 50, 　100mg	24 時間ごと ナルサス®錠 　2, 6, 12, 　24mg
速放剤	塩酸モルヒネ®錠 　10mg 塩酸モルヒネ®末 オプソ®内服液 　5, 10mg	オキノーム® 散 　2.5, 5mg	アブストラル®舌下錠 　100, 200, 　300, 400, 　600, 800µg イーフェン®バッカ ル錠 　50, 100, 200, 　400, 600, 　800µg 　1 日 4 回まで		ナルラピド® 錠 　1, 2, 4mg 　（即放性製 　剤）
坐薬	（6 〜）8 時間ごと アンペック®坐薬 　10, 20, 30mg	なし	なし		
注射薬	塩酸モルヒネ®注 アンペック®注 プレペノン®注 　1 %, 4 %	パビナール® 注 ヒドロコタル ニン酸との合 剤	フェンタニル®注 　0.1mg/2mL		ナルベイン® 注 　0.2 %, 1 %

十分に行う」とされている．E-learning を受講した医師が適正使用ガイドに
沿って使用する．

　・NMDA 受容体拮抗作用により，神経障害性疼痛への効果も期待される．

JCOPY 498－05728

228 | 第8章 痛みの緩和

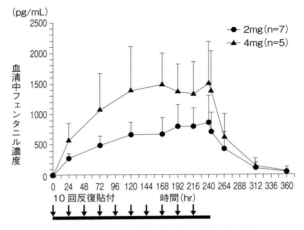

血清中フェンタニル濃度(平均値＋標準偏差)推移

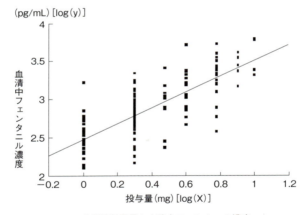

本剤貼付用量と血清中フェンタニル濃度

図 8-2 フェンタニル貼付剤（フェントス®）の血行動態と血中濃度のばらつき
貼付剤は血清中薬物濃度の変化とばらつきを理解して使う．初回貼付後は血清中薬物濃度が安定するまで3日程度を要する（フェントステープ®インタビューフォームより引用）．

・他の強オピオイドが無効な難治性がん性疼痛に対して，他剤からの切り替えで使用する．

I 在宅での疼痛管理のポイント 229

・半減期が 30 〜 40 時間と長いため，7 日以上あけて 1 日投与量の 50 %，1 回あたり 5mg を上限に増量する．
・QT 延長を起こしやすい薬剤，特に抗不整脈薬，向精神病薬，低カリウム血症を起こす利尿薬，三環系抗うつ薬，CYP3A4 を抑制する抗真菌薬など，多数の薬剤との相互作用を考慮する必要がある．
・活性代謝物が存在せず，腎機能低下症例に有用である．
・他のオピオイドに比較して低価格である．
・他のオピオイドとの交差耐性が少ない．
・1 日 3 回 8 時間ごとの投与とし，レスキューには他剤を用いる．

経鼻胃管からの投与例

モルペス®細粒 1 回 10mg，1 日 2 回（牛乳やエンシュア・リキッド®で溶解すると詰まりにくい）

オキノーム®散 2.5mg ＋ 10mL の水で溶解　疼痛時

ノバミン®錠 5mg　簡易懸濁法で懸濁

酸化マグネシウム　簡易懸濁法で懸濁（散剤は残渣による詰まりを考慮して避ける）

ラキソベロン®液 1 本 5 〜 15 滴

貼付剤の投与例

フェントス®テープ 2mg　1 日 1 回貼り替え

アブストラル®舌下錠 2 時間あけて 1 日 4 回まで / イーフェン®バッカル錠 4 時間あけて 1 日 4 回まで

d. 副作用対策

・ひとたび副作用を経験するとその後の服薬アドヒアランスが著しく低下するので，制吐薬（ノバミン®），緩下薬（酸化マグネシウム，ラキソベロン®液）などを原則的に併用する．
・オピオイドの開始直後は家族・薬剤師・訪問看護師・医師が連携をとって情報を得るように努め，副作用と患者の不安にすばやく対処する．
・オピオイド投与開始時の副作用

230 | 第8章 痛みの緩和

1. 悪心・嘔吐： 必ず予防的に投薬を行う．
2. 便秘　　　： 必ず予防的に投薬を行う．
3. 眠気・ふらつき
4. 幻覚
5. 口内乾燥
6. 瘙痒感
7. 排尿障害
8. その他
   発汗
   錐体外路症状・アカシジア： 副作用対策の薬による副作用（ノバミ
   ン®など向精神病薬）
   抑うつの増強： 副作用対策の薬による副作用（ノバミン®など向精神
   病薬，ステロイド）
   呼吸抑制： 2～3倍の過量投与では起こらない．

(1) 悪心・嘔吐（図8-3，表8-5）
   ・予防的投薬なしでは高率に合併する．悪心・嘔吐はのちの服薬コンプラ
   イアンスに特に影響する．約2週間で制吐薬の減量・中止が可能である
   ことが多い．
   ・ノバミン®とプリンペラン®の併用による錐体外路症状の悪化に留意す
   る．ステロイドも症状の軽減に有効な場合がある．
   ・症状が出現した場合は，その誘因に応じた薬剤を選択する．
   ① 症状発現がオピオイドの最高血中濃度到達時間（Tmax）に一致 →
   ノバミン
   ② 食後に起こりやすい → プリンペラン
   ③ 体を動かすと起こりやすい → トラベルミン
   ・ノバミン®が無効の場合は制吐作用の強いセレネース®，トロペロ
   ン®などに変更する．

(2) 便秘（表8-6）
   ・投与経路によらずほぼ全例にオピオイド誘発性便秘症（opioid-induced

I 在宅での疼痛管理のポイント 231

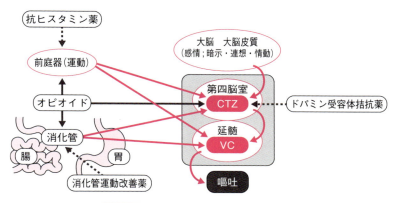

図 8-3 オピオイドによる嘔吐の機序

(日本緩和医療学会 緩和医療ガイドライン委員会, 編. がん疼痛の薬物療法に関するガイドライン 2014 年版. 東京: 金原出版; 2014[1]. p.58 より)

表 8-5 オピオイドによる悪心・嘔吐の予防と治療薬一覧

主な作用部位	薬剤名	剤形	1回投与量
CTZ (ドパミン受容体拮抗薬)	プロクロルペラジン	錠	5mg
		注	5mg
	ハロペリドール	錠	0.75mg
		注	2.5～10mg
前庭器 (抗ヒスタミン薬)	ジフェンヒドラミン/ ジプロフィリン	錠	40mg/26mg※
		注	2.5～5mg
	クロルフェニラミン マレイン酸塩	錠	2mg
		注	5mg
消化管 (消化管運動亢進薬)	メトクロプラミド	錠	5～10mg
		注	10mg
	ドンペリドン	錠	5～10mg
		坐薬	60mg
CTZ・VC など (非定型抗精神病薬)	オランザピン	錠	2.5mg
	リスペリドン	錠	0.5mg
		液	0.5mg

※: トラベルミン®として.
(日本緩和医療学会 緩和医療ガイドライン委員会, 編. がん疼痛の薬物療法に関するガイドライン 2014 年版. 東京: 金原出版; 2014[1]. p.58 より)

232 第8章 痛みの緩和

表8-6 便秘

分類		薬剤	商品名	常用量
緩下薬	大腸刺激性下剤	センナ	プルゼニド®錠	1〜2錠，眠前*
			アローゼン®末	0.5〜1g，眠前
		ピコスルファート	ラキソベロン®液	5〜15滴，眠前**
	塩類下剤（大腸）	酸化マグネシウム	酸化マグネシウム®散	1〜3g/日
	水分分泌促進薬(小腸)	ルビプロストン	アミティーザ	1錠24μg，2T分2，朝夕食後
	末梢性μオピオイド受容体拮抗薬	ナルデメジン	スインプロイク	1錠0.2mg 1日1回
その他	坐剤	炭酸水素ナトリウム，リン酸二水素ナトリウム	新レシカルボン®坐薬	1個/回
	浣腸	グリセリン	50％グリセリン浣腸®	10〜150mL/回
	摘便	オリーブオイル	－	60mL/回

* 6〜8錠まで増量可能，1日2〜3回に分服
** 60〜80滴まで増量可能，1日2〜3回に分服

constipation：OIC）が見られる.
・便秘が続くと悪心・嘔吐，腹部膨満，宿便や麻痺性イレウスの原因となるため，緩下薬を予防的に用いる.
・ナルデメジン（スインプロイク®錠）は，血液脳関門の透過性を低下させるために側鎖が付加されており，消化管のμオピオイド受容体に結合し拮抗作用を示すことでOICを改善する.
（3）眠気
　鎮痛が十分ならオピオイド減量. 薬物ではステロイド剤を朝（＋昼）に用いると，解決しやすい.
（4）せん妄
　薬物治療ではハロペリドール（セレネース®）が第一選択薬となる. 痛

JCOPY 498－05728

み・不眠・不安にも適切に対応する．ベンゾジアゼピン系抗不安薬を少量併用することもある．

- ・セレネース®　1 日 0.75 〜 2.25mg より内服開始，3 〜 6mg まで漸増し維持
- ・鑑別

  薬剤（ベンゾジアゼピン，ステロイド，抗うつ薬，H_2 ブロッカー）

  高カルシウム血症，高血糖，腎障害・脱水，感染症，高アンモニア血症，低酸素血症

  脳転移

(5) 口腔内乾燥

発現頻度は約 50 ％と高い．対処法は氷片を含む水分摂取を促すなど対症的なものにとどまる．

(6) 瘙痒感

主にモルヒネのヒスタミン遊離作用によるものとされ，抗ヒスタミン薬，ヒスタミン遊離のないデュロテップパッチ®への変更が対策となる．

(7) 排尿障害

モルヒネ経口投与に合併する頻度は 1 〜 3 ％程度である．モルヒネは尿管の緊張を高めるとともに，排尿反射を抑制して排尿障害を引き起こすことがある．排尿筋の収縮力を増強する臭化ジスチグミン（ウブレチド®），膀胱括約筋を弛緩させる塩酸プラゾシン（ミニプレス®）などによる薬物療法で対応する．薬物で対処できない場合は導尿やオピオイドスイッチングが必要となる．

- ・ウブレチド®錠　1 日 1 回 5mg から開始，1 日 5 〜 20mg　1 〜 4 分服
- ・ミニプレス®錠　初期 1 日 1 〜 1.5mg，2 〜 3 回分服，
  維持 1 日 1.5 〜 6mg，1 日 2 〜 3 回分服

e. 鎮痛補助薬（図 8-4，表 8-8）

- ・特定の状況下で単独または鎮痛薬との併用により鎮痛効果を示すか増強させる．

234 第 8 章　痛みの緩和

表 8-7 第三段階の処方例（腎・肝障害，低栄養，高齢，甲状腺機能低下などは減量を考慮）

● 内服できる場合の選択肢	● 錠剤を少なくしたい場合の選択肢
オキシコンチン® 5mg 2T 分 2，12 時ごと オキノーム® 2.5mg 疼痛時 ナイキサン® 100mg 6T 分 3 サイトテック® 200μg 2T 分 2 カロナール® 錠 300mg 4T 分 4 ノバミン® 3T 分 3 酸化マグネシウム 3g 分 3 ラキソベロン® 液 1 本 5 〜 15 滴 スインプロイク錠 0.2mg 1T 1 日 1 回 （リンデロン® 錠 1mg 朝）	パシーフ® カプセル 30mg 1T 分 1 またはフェントス® テープ 1mg オプソ® 5mg またはアブストラル® ／イーフェン® 疼痛時 モービック® 10mg 1T 分 1 （ボルタレン坐薬またはメチロン） （サイトテック® 200μg 2T 分 2） （ピリナジン末 1600mg 分 4） ノバミン® 3T 分 3　粉砕 （酸化マグネシウム 3g 分 3） ラキソベロン® 液 1 本 5 〜 15 滴 （リンデロン® 錠 1mg 朝　粉砕）
● 液状なら飲める場合，胃ろうの場合の選択肢	● 内服できない場合の選択肢
オプソ® 5mg 疼痛時 ノバミン® 3T 分 3　粉砕 ラキソベロン® 液 1 本 5 〜 15 滴 （リンデロン® 錠　粉砕）	消化管閉塞例 　モルヒネ持続投与 7 〜 10mg/日 + PCA 　（皮下投与を推奨） 　（貼付剤は開始薬に適さない） 　ノバミン® 注 自然な体力低下で内服できない場合 　予後が数日と見込まれるため坐剤または注射剤で対応する．オピオイドは換算量× 0.6 〜 0.8 を用いる． 　アンペック坐剤の作用時間は 8 時間と長めのため，1 日 3 回でカバーできることが多い． （リンデロン® 注　内服量＝注射量　モルヒネと混合可能）

・神経障害性疼痛の場合は，抗けいれん薬，ステロイドなどを併用する．ガバペン®（ガバペンチン）はモルヒネの鎮痛効果を増強する[3]．

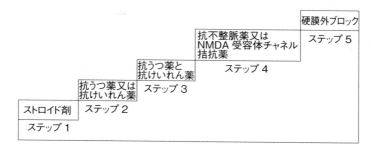

図 8-4 Twycross の神経障害性疼痛に対する鎮痛補助薬のラダー[2]

- 症例を選ばなければ，ガバペンチン・プレガバリンをオピオイドと併用することによる有意な効果は得られない[4]．
- 鎮痛補助薬のラダーを用いてもよい．
- 適応外使用の場合がある．鎮痛目的で使用する旨を患者・家族に伝える．

f. オピオイドタイトレーション・オピオイドスイッチング（表 8-9, 10）

オピオイドタイトレーション（増量）の適応

- 1 日に 12 時間以上痛みが残存する．
- レスキューが 1 日 4 回以上である．
- 徐放製剤に「薬の切れ目」を感じている（痛みが増強する）．
- NSAIDs の併用，正しいレスキューの使用，レスキューの効果が認められていること，持続痛の残存であること，が前提である．
- 増量は定期徐放製剤投与量の 30〜50％を原則とする．
- レスキュー投与量の引き上げも忘れない．
- 増量間隔は持続皮下注で 24 時間，徐放製剤で 48 時間，フェンタニル貼付剤で 72 時間程度を原則とする．

オピオイドスイッチングの適応

- 適切なレスキューやタイトレーション，副作用対策が行われても，副作用，耐性などが問題となり十分な鎮痛が得られない場合．

236 第8章 痛みの緩和

表8-8 鎮痛補助薬

分類		薬剤	商品名	筆者らの常用量※
抗けいれん薬 神経障害部位での発作性異常放電の抑制，神経の過剰興奮の抑制，電撃様疼痛（神経障害性疼痛）に有効		ミロガバリン	タリージュ®	眠前2.5〜5mgより開始し眠気を評価，30mg/日 分2まで 腎障害時減量
		プレガバリン	リリカ®	25〜75mgより開始し眠気を評価，300mg/日 分2まで 腎障害時減量
		ガバペンチン	ガバペン®	600mg/日 分3で開始 1,800mg/日まで 腎障害時減量
		クロナゼパム	リボトリール®, ランドセン®	0.5mg 就寝前経口より開始 維持2〜6mg/日 分1〜3
		バルプロ酸	デパゲン®, セレニカ®, バレリン®	200〜400mg/日 分2〜3 経口 最大1,200mg
		カルバマゼピン	テグレトール®	100〜200mg 分1 就寝前より開始 200〜400（〜800）mg 分2〜3
抗うつ薬 鎮痛効果，オピオイドの鎮痛効果増強作用，抗うつ効果	三環系	アミトリプチリン イミプラミン	トリプタノール® トフラニール®	10〜25mg 就寝前より開始30〜75mg/日 分3
		アモキサピン	アモキサン®	30mg/日 分3より開始 25〜75mg/日
		ノルトリプチリン	ノリトレン®	10〜25mg 就寝前経口より開始
		クロミプラミン	アナフラニール®	50〜100mg 分1〜3
	SSRI	フルボキサミン	ルボックス®, デプロメール®	25mg 夕食後開始 50mg（〜150mg）分2〜3
		パロキセチン	パキシル®	10〜20mg 夕食後より開始 20〜40mg 分2
	SNRI	ミルナシプラン	トレドミン®	25mg 就寝前経口より開始 最大100mg 分1〜3（高齢者60mg）

（つづく）

I 在宅での疼痛管理のポイント 237

		デュロキセチン	サインバルタ®	20mg 就寝前経口より開始 最大 60mg 分 1
抗不整脈薬 電撃痛や異常感覚 痛などに効果	メキシレチン	メキシチール®	300 〜 450mg 分 3
	リドカイン	キシロカイン®	注射剤: 30mg/時開始し 1 〜 2mg/kg, 緩徐に静注・皮下注・持続点滴
NMDA 拮抗薬	ケタミン	ケタラール® 麻薬指定	0.1 〜 0.2mg/kg/時で静注・皮下注
	デキストロメトルファン	メジコン®	45mg 分 3
コルチコステロイド 神経浸潤の痛みに 効果がある場合が 多い.	デキサメタゾン	デカドロン® リンデロン®	4 〜 8mg/日 最大 16mg/日 経口・静注・皮下などの投与形態あり.
	プレドニゾロン	プレドニン®	経口
GABA 類似物質	バクロフェン	ギャバロン®, リオレサール®	初回 5mg 眠前 15 〜 30mg 分 3
α_2 agonist	クロニジン	カタプレス®	0.1 〜 0.3mg/日
ビスホスホネート 骨転移痛[5] 特に乳癌, 多発性骨髄腫, 前立腺癌 高カルシウム血症 (60 〜 90 %に有効)[6]		アレディア® ゾメタ®など	内服または点滴静注
カルシトニン 鎮痛効果あり		エルシトニン®	筋注

※添付文書と必ずしも一致しないことに留意.

- 腎・肝機能障害が進行した場合, または腎・肝機能障害に伴い傾眠やせん妄が生じた場合.
- 経口投与が続けられなくなった場合.
- 転院や在宅療養に向けた投与の簡素化.

g. 服薬アドヒアランス, 適切な管理を継続させるための工夫

　内服薬は 10 種類を超えることがしばしばなので, 管理しやすい環境を整備する.

JCOPY 498 − 05728

238 | 第8章 痛みの緩和

表8-9 オピイドの換算表（単位 mg/日）

モルヒネ				トラマドール		オキシコドン		フェンタニル			タペンタドール	コデイン
経口	直腸内	静脈・皮下	硬膜外	経口	注射	経口	静脈・皮下	経皮	静脈・皮下		経口	経口
60	40	20〜30	5	300	200〜300	40	30	デュロテップMT 4.2mg フェントス 2mg	0.6		200	600mg

病状悪化時や高齢者では 25 〜 50 ％減量する（図 8-6 も参照）.

表8-10 オピオイドスイッチングのタイミング

変更前 ⇒ 変更後	スイッチングのタイミング
徐放性経口剤 ⇒ 注射剤	最終内服後，次の内服予定時刻（12・24 時間後）から注射剤開始
24 時間徐放性経口剤 ⇒ 貼付剤	最終の内服から 12 時間後に貼付
12 時間徐放性経口剤 ⇒ 貼付剤	最終の内服と同時に貼付
速放性経口剤 ⇒ 貼付剤	貼付開始と同時，および貼付 4 〜 6 時間後に 1 回量を内服する
注射剤 ⇒ 貼付剤	貼付開始後約 6 〜 12 時間後に注射剤中止
注射剤 ⇒ 徐放性経口剤	注射剤中止と同時に内服開始
貼付剤 ⇒ 徐放性経口剤・注射剤	貼付剤中止 6 〜 12 時間後に内服・注射剤開始

・シンプルな処方を心がける.

・家族の協力が必要

・長期投与が予定される薬剤は一包化

・薬カレンダー: 朝・昼・夕の区別や食前・食後の区別をして管理しやすいので推奨される（図 8-5）. 2,000 円から 4,000 円程度. 100 円ショップで手に入る場合もある.

・（使い慣れたら）レスキュー 1 〜 2 回分をベッドサイドに置くと患者の安心が得られる.

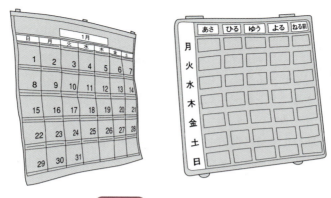

図 8-5　薬収納ケースの例

＜麻薬に対する誤解＞

　一般の患者にも，一部の医療従事者にも以下のような誤解がある．
　会話の中から患者と家族の考え方を聞き取り，誤解があれば丁寧に説明する．
・廃人・中毒（身体依存・精神依存）になる．他人からそう見られる．
・耐性ができてやがて効かなくなる．
・副作用が強い（特に傾眠，錯乱，吐き気）．
・死期を早める．死が近いことを示している．

> **メモ❶ 麻薬であることの説明を避けるケースは？**
> 1. 症状の進行・薬物の増量・副作用などにより，患者は病状の説明に必ず疑念を持つ．しかし，患者は希望・絶望・怒り・受容などの感情の中を揺れ動いており，行動に表して質問するケースもあれば，あえて質問しないケースもある．
> 2. インターネットには薬を検索できるサイトがあり，麻薬性鎮痛薬の効能には「各種癌に伴う疼痛」と明記されている．患者にインターネットで検索できるだけの体力・理解力・知識がある場合，隠し通すことはできない．
> 3. ただし，患者の理解力によっては「麻薬」と表現せず，「強い鎮痛薬」，「オピオイド鎮痛薬」と表現することもある．トラマドールやオキシコドン，フェンタニルはモルヒネと同類視されないので使いやすい．

＜本人と家族への説明＞

　説明の際は「麻薬に対する誤解」に留意する．場合によっては「余命が短いという意味ではないか？」「医療者から見離されるのではないか？」などといった不安を覚えるケースもあるので，症状が強くなる前にオピオイドの投与を開始すること，生活や家庭環境の比較的安定した時期を選ぶことを勧めたい．

　本人に先駆けて家族に説明を行うことも多い．身体介護と同様，疼痛管理でも家族の協力が重要な鍵となる．説明には十分な時間を用意して臨む．

● 導入に際して本人と家族に説明すること

・鎮痛薬は時間を決めて飲みます．

・痛みが強い場合はレスキュー（速放性製剤）を使います．

・レスキューの使用回数が多い場合は定時の内服量を増やします．

・便秘と吐き気に対する対策が必要です．

・吐き気の副作用は出ても1〜2週間で良くなることが多いので心配しないでください．便秘は薬を使って解消することができます．

・決められた時刻に鎮痛薬を飲み忘れた場合，2〜3時間以内ならすぐに内服してください．それ以上なら1回パスして，代わりに痛みに応じて速放製剤を使用してください．

・鎮痛薬を予定より多く飲んでしまった場合は，その旨を連絡してください．

メモ❷ 家族が疼痛管理に参加することの利点と欠点

　家族が参加すれば，病院よりきめの細かい疼痛管理ができる．レスキューの使用時間は病院より短く，投与量や副作用対策のアセスメントも病院よりこまめで的確である．

　家族の参加を患者と家族の関係の再構築に有効に生かしたい．痛みを聞く態度は心の傾聴・心の対話につながり，痛みを訴えることは心の痛みを表現するきっかけとなる．

　ただし，「家族は第二の患者」という表現のとおり，家族の精神的負担に配慮しながら家族の参加を支える負担が医療者にかかる．

I 在宅での疼痛管理のポイント | *241*

● **家族の協力によるアセスメント**

［疼痛と鎮痛について］

　・いつから（1時間前，昨日から，1週間前から，1カ月前から，など）

　・どこが（頭が，胸が，腹全体が，腕が，腰が，など）

　・どうしたら（首を動かしたら，寝返りしたら，立ち上がったら，重いものを持ったら，食べ物をのみこんだら，排便したら，など）

　・どんなふうに（重苦しく，つっぱったように，裂けるように，針で刺されるように，など）

　・どのくらい（夜眠れないくらい，歩けないくらい，じっとしていられないくらい，何も考えられないくらい，など）

　・レスキュードーズの使用状況

［副作用について］

　・特に眠気と痛みのバランス

＜医療・介護スタッフの協働＞

　医師，看護師，ケアマネジャー，理学療法士などが同時に訪問することが少ないため，情報共有のための医療・介護連携 SNS（どこでも連絡帳）などを使って連携体制を作る．特に医療スタッフは以下の観察ポイントを相互に確認し，携帯電話などで連絡しあうことが望ましい．

● **医療スタッフ共通のアセスメント**

　・痛みの部位（複数）・経時変化・性質と強さ・増強軽減因子

　・鎮痛とオピオイドの副作用のバランス，特に眠気

　・ADL・QOL・心理面

　・それぞれの痛みはがんによるものと推定できるか？（メモ③参照）

メモ❸ がん患者の痛みは全部がん性疼痛？

　がん患者には，新たに非がん性疼痛が合併することがある．帯状疱疹，一定の姿勢を継続したための腰痛症，肩こり，頭痛などである．いったんオピオイドの投与が開始されると痛みの訴えに応じて安易に投与量を増やしてい

JCOPY 498−05728

るケースがあるが，それではうまくゆかない．原因に応じて抗ウイルス薬，湿布，使い捨てカイロ，トリガーポイントブロック（圧痛部位への注射），理学療法などを組み合わせる．

　また，痛みの表現を身体的な痛みにばかり結びつけるのではなく，心の痛みも念頭に置いて患者に接する．患者のトータルペインを理解しようと耳を傾けることが痛みの軽減につながる．

＜独居の場合＞

　家族の支援がない場合は，訪問看護師，医師，薬剤師，ヘルパー，ケアマネジャーなどがカバーしあう形になる．もし可能なら，近隣住人，民生委員，自治会などによるインフォーマルなつながりを活用する．

＜小児の疼痛緩和＞

a）小児の特殊性

- ・痛みの表現が多様である．
- ・40歳以上の末期がん患者では介護保険制度を利用できるが，小児の場合は未整備で，親の経済的・身体的・精神的負担が大きい．
- ・意思決定支援に関しては，日本小児科学会「重篤な疾患を持つ子どもの医療をめぐる話し合いのガイドライン」（2012年）がある．
- ・小児がんの終末期ケア指針（以下．「がんの子どもを守る会」〔東京〕，日本小児血液・がん学会より一部改変）
  1. 根治的治療中と緩和ケアの時期とでは，患児・家族とのコミュニケーションやスタッフ間のコミュニケーションの在り方が質的に異なることを再確認し，「してあげること」よりは，患児と「一緒にいること」の大切さを強調し，患児がいちばん安らげる場所と時間を確保し，ともにいることの価値を見いだす．
  2. 最も大切にすることは患児の気持ちを聞くことであり，表出された気持ちはすぐカルテに記載して両親，スタッフで共有する．
  3. 痛みにとどまらず熱，便秘，全身疲労感，吐き気など患児の苦痛の

Ⅰ 在宅での疼痛管理のポイント | *243*

軽減を迅速にはかる.

4. 1日に何度でも手を握り横に座り，いつでも声をかけていいよという雰囲気を作る.

5. 家に帰りたい要求があるときは実現させる．そのために必要なら地域の訪問看護ステーションに協力を依頼する．ただし在宅ターミナルケアの場合，今まで治療していたスタッフもある程度の関与は必要にならざるをえない.

6. 状態を兄弟姉妹にも十分説明し，一緒にいることの大切さを理解してもらう.

7. 旅立ちのときも心のこもったアレンジを行う．例えば，両親に抱くように促す，風呂が好きな子どもには入れてあげる，好きな音楽を流すなどである.

8. 患児死亡後の家族支援（グリーフケア）を行う．定期的な追悼の会をもつようにする．あるいは亡くなった子を偲ぶ会を企画する.

b）薬剤の選択肢

WHO ガイドラインでは，第一段階として NSAIDs，アセトアミノフェン，第二段階として強オピオイドの使用を推奨している.

アセトアミノフェンは1日最大用量 60mg/kg を超えない（1回あたり 15mg/kg を超えないようにする）.

c）投与経路

経口投与を原則とする．白血病，脳腫瘍，悪性リンパ腫，神経芽腫，ウイルムス腫瘍が多く，消化器がんは少ない．アンペック® 坐薬は分割して使用できる.

＜非がんへのオピオイドの適応＞

非がんへの適応がある製剤は以下に限られる（表8-11）.

244 第8章 痛みの緩和

表8-11 非がんへの適応があるオピオイド製剤

激しい疼痛時における鎮痛	
塩酸モルヒネ 　塩酸モルヒネ散，塩酸モルヒネ錠 　塩酸モルヒネ注射液・アンペック®注	錠 10mg 注射液 10mg/1mL，50mg/5mL， 　　　200mg/5mL
塩酸ペチジン 　オピスタン®散，オピスタン®注射液	注射液 35mg/1mL，50mg/1mL
クエン酸フェンタニル 　フェンタニル®注射液	注射液 0.1mg/2mL，0.25mg/5mL
複合オキシコドン注射液 　パビナール®注射液	注射液　1mL 中 　　オキシコドン塩酸塩水和物　8mg 　　ヒドロコタルニン塩酸塩水和物　2mg
疼痛時における鎮痛	
リン酸コデイン散 10％，リン酸コデイン錠	錠 20mg
術後・各種がんなどにおける鎮痛	
ペンタゾシン 　ペンタジン®注射液・ソセゴン®注射液	注射液 15mg/1mL
ブトルファノール 　スタドール®注	注 1mg/1mL，2mg/1mL
塩酸ブプレノルフィン 　レペタン®注・坐剤 　ノルスパン®テープ	注 0.2mg/1mL，0.3mg/1.5mL 坐剤 0.2mg，0.4mg 貼付 5mg，10mg，20mg
塩酸トラマドール 　トラムセット® 　トラマール®注	錠（トラマドール，アセトアミノフェンの合剤） 注 100mg/2mL
慢性疼痛 　フェントス®テープ 　デュロテップ®パッチ	

JCOPY 498－05728

文献

1) 日本緩和医療学会 緩和医療ガイドライン委員会, 編. がん疼痛の薬物療法に関するガイドライン2014年版. 東京: 金原出版; 2014.
2) 武田文和, 監訳. トワイクロス先生のがん患者症状マネジメント. 東京: 医学書院; 2003. p.55-65.
3) Gilron I, Bailey JM, Tu D, et al. Morphine, Gabapentin, or their combination for neuropathic pain. N Engl J Med. 2005; 352: 1324-34.
4) Kane CM, Molvey MR, Wright S, et al. Opioids combined with antidepressants or antiepiloptic drugs for cancer pain: Systematic review and meta-analysis. Palliat Med. 2018; 32: 276-86.
5) Michaelson MD, Smith MR. Bisphosphonates for treatment and prevention of bone metastases. J Clin Oncol. 2005; 23: 8219-24.
6) Stewart AF. Clinical practice. Hypercalcemia associated with cancer. N Engl J Med. 2005; 352: 373-9.

〈村井邦彦〉

II Patient-Controlled Analgesia

1. Patient-Controlled Analgesia とは

Patient-Controlled Analgesia（PCA 自己調節鎮痛法）とは, 患者が痛みを感じたとき, PCA ポンプとよばれる機器を用いて, 患者自身の判断で皮下, 静脈内あるいは硬膜外腔に鎮痛薬を注入投与する方法で, がん性疼痛や術後痛のコントロールに用いられている.

PCA ポンプは, 鎮痛薬を投与するためのスイッチ（PCA ボタン）が装備されている持続注入機で, ① 持続投与量, ② レスキュー投与量, ③ ロックアウト時間の3つのモードを設定することによって, 有効かつ安全に使用することができる（表8-12）.

＜PCA ポンプの種類＞

PCA ポンプには, ① シリンジ型 PCA ポンプ（輸液ポンプの応用）, ② リザーバー型 PCA ポンプ, ③ バルーン型 PCA ポンプの3種類（表8-13）が

246 | 第8章 痛みの緩和

表8-12 Patient-Controlled Analgesia（PCA）ポンプ機能を規定する3モード

① 持続投与量	持続痛を緩和するために持続投与される薬液量（mL/時）
② レスキュー投与量	● PCAボタンを押すことによって投与される薬液1回量（mL/回） ● レスキュー1回投与量は持続投与1時間量と同量を基本とし，適宜調節する． ● 突出痛や体動時痛の緩和を目的として投与される． ● PCAボタンを押す回数の増加は持続投与量を増量する目安となる．
③ ロックアウト時間	● PCAボタンを押して薬液が注入された後，一定時間が経つまではボタンを押しても薬が注入されない，薬液の過剰投与を防ぐ安全管理上の仕組み （例）ロックアウト時間10分：10分の間にボタンを何回押しても薬液は1回しか注入されない，1時間（60分）に最高6回までしか注入されない． ● 鎮痛薬の最大効果が発現するのに必要な時間が設定の目安

あり，それぞれの特性に合わせて選択することができる．

2. オピオイド持続皮下注入法

PCAの投与経路には，静脈内・皮下・硬膜外腔があるが，がん性疼痛のコントロールに最も頻用されているのが皮下である．

持続皮下注入によるPCAの**長所**は，① 経口薬や坐薬が使用できない場合にも使用できる，② 静脈内投与より安全性が高く，血管確保の必要がなく，したがって点滴漏れの心配もない，③ 効果発現が速やかで痛みに対し迅速な疼痛コントロールが可能である，④ 疼痛コントロールに必要な鎮痛薬の至適投与量を迅速に測定（タイトレーション）することができる，⑤ 痛みの発現を予め予想できる場合に予防的に薬液を投与できる（傷の処置，姿勢

II Patient-Controlled Analgesia 247

表8-13 Patient-Controlled Analgesia（PCA）ポンプの種類と特性

PCA ポンプの型 （販売元）	長所	欠点	適応
シリンジ型 （テルモ）	● 経済的	● 患者の痛みの訴えをきいて医療者が操作	● 主に術後痛向き ● 主に硬膜外・静脈内
リザーバー型 （スミスメディカル・ジャパン） （JMS）	● 痛みに応じた細かい設定ができる	● 操作がやや複雑 ● コストが高い（レンタルもある）	● 適応範囲が広い ● 静脈内・皮下・硬膜外
バルーン型 （バクスター） （ニプロ）他	● 保険請求が可能 ● 構造単純で操作簡単	● 痛みに応じた細かい設定ができない ● アラーム機構がない	● 投与量の安定した痛み ● 主に皮下・硬膜外

の変更や特定の動作時，リハビリや検査前の移動時など），⑥ 患者自らがボタンを押して痛みのコントロールに参加できる，自らの治療に参加できることで，患者の治療に対するモチベーション向上に役立つなどである．

　短所は，① 高用量で皮下に固結のできることがあり，薬液の投与量に限界がある（1.0mL/時間以下が目安）ことで，フェンタニル注のように高濃度規格のないものは使いにくい，② 機器操作法の習得（医療スタッフと患者の教育）が必要，③ PCA ポンプの携帯が必要，④ 意識障害患者では使えないなどである．

　コストについては，薬剤（オピオイド）経費は削減できるが，機材（PCAポンプと付属品）経費と保険点数との兼ね合いがあり，一概に評価することはできない．

＜機材＞

　24 ～ 27G プラスチック静脈留置針もしくは金属翼状針，内腔の細い延長チューブ，透明の被覆材などを準備する．

248 | 第8章 痛みの緩和

＜持続注入部位の選択＞

　前胸部，腹部，大腿部など体動があってもずれにくく，皮下脂肪があり浮腫のない部位が穿刺に適している．皮膚のしわの方向に穿刺すると針固定の安定性が保たれやすい．固定には，発赤・硬結が見分けられるように透明の被覆材が適している．

＜薬剤の調整＞

　皮下注入では高用量で皮下に固結のできることがあるため，高用量の投与が必要になった場合には注入量を増量するのでなく濃度の高い薬液に代える必要がある．モルヒネ注射液には1％液と4％液が，ヒドロモルフォン注射液には0.2％液と1％液があり，幅広い濃度の薬液を調整することができるので，皮下投与に適している．臨床の現場では，例えばモルヒネ投与量が1mL/時（24mL/日）以下になるように濃度を調整する（表8-14）．投与経路の変更やオピオイドスイッチングでモルヒネの皮下注に変更する場合は換算表（図8-6）を参考にする．

　フェンタニル注射製剤は，50μg/mLの低濃度のものしかないため，高用量を必要とする場合には皮下注入から静脈内注入に変更する必要がある．

＜投与量の再調整＞

　一定量のオピオイドが投与されたのちは，痛みと眠気を目安に増減を図る．例えば，痛みが強ければオピオイドを1/3〜1/2程度増量，眠気が強ければオピオイドを1/5程度減量する．

＜穿刺部位の観察と管理＞

（1）穿刺部に発赤・硬結・痒みがみられた場合は，針を抜き，穿刺部を変更する．金属翼状針をプラスチック静脈留置針に変更する，あるいは投与薬剤の中に少量のステロイド，例えばデキサメタゾン0.5〜1mg/日を混合することで皮膚症状が解消されることもある．

（2）風呂に入る場合は，針を抜き，刺入部を透明の被覆材で覆う．入浴後

JCOPY 498-05728

II Patient-Controlled Analgesia | 249

表8-14 モルヒネ持続皮下注（PCAポンプ）濃度作成早見表

※皮下注における時間当たり投与量および処方量の注意！

皮下総投与量（持続注入量＋レスキュー早送り量）が1時間1.0mL以上になると，皮膚が硬結し吸収されにくくなる．モルヒネのタイトレーションを実施する際には，1時間投与量が1.0mLを超えないよう順次濃度をあげる必要がある．

したがって低濃度モルヒネは少量処方（例えば20mL）で開始することが勧められる．

0.5％モルヒネ（1％モルヒネ2倍希釈）

1％モルヒネ10mL ＋ 生食10mL
総量 100mg/20mL
濃度 5mg/mL　0.5mg/0.1mL
例）速度 0.1mL/h　0.5mg/h　　　12mg/日（2.4mL/日）
　　速度 0.2mL/h　1mg/h　　　24mg/日
　　速度 0.4mL/h　2mg/h　　　48mg/日
皮下総投与量が1.0mL/hなら → 120mg/日（24.0mL/日）で約1日分

1％モルヒネ（1％モルヒネ原液）

1％モルヒネ50mL
総量 500mg/50mL
濃度 10mg/mL　1mg/0.1mL
例）速度 0.1mL/h　1mg/h　24mg/日（2.4mL/日）
　　速度 0.2mL/h　2mg/h　48mg/日
　　速度 0.4mL/h　4mg/h　96mg/日
皮下総投与量が1.0mL/hなら → 240mg/日（24.0mL/日）で約2日分

2％モルヒネ（4％モルヒネ2倍希釈）

4％モルヒネ25mL ＋ 生食25mL
総量 1,000mg/50mL
濃度 20mg/mL　2mg/0.1mL
例）速度 0.1mL/h　2mg/h　　　48mg/日（2.4mL/日）
　　速度 0.2mL/h　4mg/h　　　96mg/日
　　速度 0.4mL/h　8mg/h　　192mg/日
皮下総投与量が1.0mL/hなら → 480mg/日（24.0mL/日）で約2日分

（つづく）

4％モルヒネ（4％モルヒネ原液）

4％モルヒネ 50mL
総量　2,000mg/50mL
濃度　40mg/mL　4mg/0.1mL
速度 0.1mL/h　　4mg/h　　96mg/日
速度 0.2mL/h　　8mg/h　　192mg/日
速度 0.4mL/h　　16mg/h　　384mg/日
皮下総投与量が 1.0mL/h なら → 960mg/日（24.0mL/日）で約 2 日分

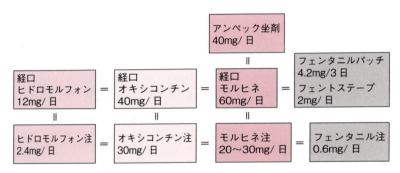

図 8-6 オピオイドスイッチング & 力価表（目安）

経口モルヒネ 60mg を基準にして考える．
フェンタニルパッチ 25μg/h は，デュロテップパッチ® 2.5mg，デュロテップ MT パッチ® 4.2mg，フェントステープ® 2mg 各 1 枚に相当．
（表 8-9，10 も参照）

は，別の場所から穿刺する．
(3) 投与量が 1mL/ 時間を超え，かつ刺入部の発赤・硬結が見られる場合は，ルートを 2 つにする（注入器も 2 つになり，やや煩雑），穿刺部をこまめにかえる，持続静注に変更するなどの対策をとる．

＜オピオイド以外の薬液の注入＞
　ステロイドの他，ケタミン，ミダゾラム，スコポラミン，セレネースなどの皮下投与も可能である．

3. オピオイド持続静脈注入法

　持続的に輸液を受けている患者に，オピオイド持続皮下注を併用すると，ラインが静脈と皮下の2本になり煩雑になる．これを回避したい場合には，輸液の静脈ラインの側管からオピオイドを投与することも可能であるが，以下の点に注意する必要がある．

① 血中濃度の一過性急上昇による呼吸抑制の危険は皮下注の場合よりも高い．

② 側管からの投与では，オピオイドの静脈内への到達速度がメインの輸液速度に左右される．特にレスキュー投与ではメインの輸液速度が遅いほど静脈内への到達時間がかかり，効果発現が遅れる．

③ 安全性と確実性を高めるために，オピオイドの濃度を，皮下注の場合よりも約10〜20倍ほど希釈する必要がある．

4. オピオイド持続皮下注入の実際（症例）

　60歳代男性，膵臓がん術後再発，肝転移，大動脈周囲リンパ節転移，腹部痛・背部痛に対し，オキシコドン60mg・プレガバリン150mg・セレコキシブ20mg/日　でコントロール中であったが，経口摂取・服薬が困難となり，モルヒネ持続皮下注入へのオピオイド・スイッチを試みた．1％モルヒネ注射液10mL（100mg）＋生食10mL，（0.5％モルヒネ20mL）をPCAポンプ（デルテック®）に充填し，① 持続投与量：0.2mL/時間（モルヒネ24mg/日），② レスキュー投与量：1回1時間量0.2mL（モルヒネ1mg/回），③ ロックアウト時間：10分　で投与開始した．翌日までのレスキュー投与回数3回，NRS（numerical rating scale）は安静時の痛み2〜3/10，体動時の痛み5〜6/10で，① 持続投与量：0.3mL/時間（モルヒネ36mg/日），② レスキュー投与量：1回0.3mL（モルヒネ1.5mg/回）に増量した．以後疼痛コントロール良好で，本人・家族のご望により在宅医療へ移行した．

〈粕田晴之〉

252 第8章 痛みの緩和

Ⅲ 使いこなしたい疼痛緩和技術

A 神経ブロック

　がん性疼痛治療の第一選択は薬物療法であるが，疼痛の部位や種類によっては，神経ブロックの併用が効果的な症例がある.

1. 神経ブロックは身体局所に作用するため，オピオイドの眠気や便秘など薬物の全身投与による副作用を軽減できる.
2. 神経ブロックの副作用は常に念頭に置かねばならないが，最近はエコーガイド下や CT ガイド下で行うことによって，より短時間でより安全に実施できるようになってきている.
3. 重要なことは，運動神経に影響を与えず，感覚神経のみをブロックできるよう工夫することである.
4. 薬剤は，局所麻酔薬で効果を確認したのち，神経破壊薬（純アルコール，あるいは 7 ％フェノール水，10 ％フェノールグリセリン）を用いる. 神経破壊薬の効果は半年～1 年持続する.
5. 多くの神経ブロックは一泊の入院，例えば午前に入院して午後ブロック，翌日効果を確認して退院とすることができる. 神経ブロックを手掛けている施設に依頼することもできる.
6. 出血傾向のある患者では，ブロック針が細い血管であっても血管損傷するとがん浸潤が過度に進行してしまうと，神経破壊薬を注入するスペースががん細胞で満たされ，注入スペースがなくなってしまうので，ブロックはある程度早い時期に試みる必要がある. ブロック前に CT など画像検査でスペースを確認しておくことが必須である.

JCOPY 498−05728

1. がん疼痛治療に行われる代表的な神経ブロック

＜がん性内臓痛に対する神経ブロック＞（図8-7）

上腹部臓器

　肝・胆道系，膵臓，胃，小腸，

　横行結腸右半，腎，副腎，腸間膜

　大動脈周囲リンパ節などの内臓痛 ⇒ 腹腔神経叢ブロック（内臓神経ブロック）

下腹部臓器，骨盤内臓器

　横行結腸左半，下行結腸，S字結腸，

　直腸，膀胱，子宮，卵巣などの内臓痛 ⇒ 下腸間膜動脈神経叢ブロック

骨盤内臓器

　直腸，前立腺，精囊，膀胱後半部，

　子宮頸部，膣円蓋などの内臓痛 ⇒ 上下腹神経叢ブロック

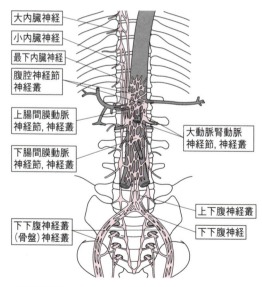

図8-7　内臓神経および腹部の神経叢の解剖

254 第8章 痛みの緩和

a. 腹腔神経叢ブロック，内臓神経ブロック

手技：腹部大動脈の損傷という大合併症を回避するために，ブロック針の穿刺はX線透視下，CTガイド下で実施される．横隔膜脚を越えて腹腔神経叢まで針を進める腹腔神経叢ブロックと，横隔膜脚，椎体，大動脈で囲まれるコンパートメント内で内臓神経をブロックする内臓神経ブロックとがある．

　　造影剤と局所麻酔薬の混合液を注入して，造影剤の広がりと鎮痛効果を確認したのち，神経破壊薬（純アルコール，あるいは7％フェノール水）10〜20mLを注入する．

特徴：腹腔神経叢（内臓神経）は交感神経であるので，ブロックにより内臓の血管が拡張して血圧低下や，消化管蠕動の亢進が生じて下痢傾向になることが多いので，それを予測して対応することが大切である．神経破壊薬の投与により，ブロック前に投与されていたオピオイドの量を減量することができる．膵臓がんによる腹部・背部痛には第1選択の除痛法である．しかし，がん浸潤が過度に進行してしまうと，腹腔神経叢周囲に神経破壊薬を注入するスペースが失われてしまうので，ブロックはある程度早い時期に試みる必要がある．

b. 下腸間膜動脈神経叢ブロック

腹腔神経叢ブロックに準ずる．

c. 上下腹神経叢ブロック

腹腔神経叢ブロックに準ずる．経椎間板法が完成され，手技的にも容易になった．

＜その他のブロック＞

a. 不対神経節ブロック（図8-8）

不対神経節は，仙骨と尾骨の接合部の前面正中で，後腹膜腔に位置する交感神経節で，脊柱上位から左右対をなして下行してきた交感神経幹が仙骨と尾骨の接合部の高さで一つに合体するため不対神経節と名づけられている．

適応：骨盤内臓器のがんに伴う会陰部痛，肛門部痛

手技: CTガイド下で，垂直法と曲針法とがある．造影剤と局所麻酔薬の混合液を注入して，造影剤の広がりと鎮痛効果を確認したのち，神経破壊薬（純アルコール，あるいは7％フェノール水）5〜15mLを注入する．

特徴: 低侵襲，短時間で実施できる，重篤な有害事象の報告のない，循環動態への影響もない，安全性の高いブロックである．

b. くも膜下フェノールグリセリンブロック

神経破壊薬の高比重フェノールグリセリンをくも膜下腔に注入する方法で，注入後，薬液が散らないよう，30〜60分，注入時の体位を維持する．

くも膜下サドルブロック: 適応は，直腸がん，膀胱がん，前立腺がん，子宮がんなどの肛門部，会陰部，骨盤周辺のがん性疼痛である．手術テーブルを用いて端座位を保ちながら，腰椎最下部から穿刺して，10％フェノールグリセリン0.5〜1mLをゆっくりと慎重に注入する．

肋間神経ブロック: 適応は，胸膜浸潤によるがん性疼痛である．疼痛部位を

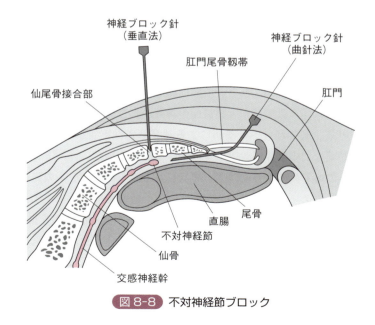

図8-8 不対神経節ブロック

支配する脊髄後根を選択的に遮断するために，手術テーブルを用いて約45度傾けた仰臥位を保持しながら，胸椎から穿刺して，10％フェノールグリセリンを1分節当たり0.1～0.3mLゆっくりと慎重に注入する．

2. 硬膜外鎮痛法

適応：硬膜外ブロックは分節遮断であるので，頸部から下肢，会陰部に至る広範囲のどこでもよいが，5分節前後の限局した痛みに適している．オピオイドの全身投与では鎮痛効果が不充分な場合，オピオイドによる眠気などの副作用をコントロールができない場合．

手技：痛みのある分節もしくはその頭側に硬膜外カテーテル先端が到達するよう，カテーテルを挿入・留置する．局所麻酔薬とオピオイドを混合した薬液を持続投与するが，下肢の運動障害や膀胱直腸障害を防ぐには，局所麻酔薬は低濃度・低用量としオピオイドを主体とした混合液とする．

特徴：硬膜外腔へのオピオイド投与量の目安は，経口投与量の1/5～1/10である．投与初期に尿閉が現れることがあるが，数日～2週間で改善する．カテーテル感染に留意する（1％未満）．

3. くも膜下鎮痛法

適応：直腸がん，膀胱がんなど骨盤腔内腫瘍の局所再発による仙骨神経叢へのがん浸潤に伴う会陰部や大腿後面の神経障害性疼痛，パンコースト腫瘍の頸神経叢，腕神経叢への浸潤による神経障害性疼痛など．オピオイド，鎮痛補助薬などの副作用コントロールが不充分な場合．

手技：痛みのある分節もしくはその頭側にくも膜下カテーテルの先端が到達するよう，カテーテルを挿入・留置する．局所麻酔薬とオピオイドを混合した薬液を持続投与するが，下肢の運動障害や膀胱直腸障害を防ぐには，局所麻酔薬は低濃度・低用量としオピオイドを主体とした混合液とする．

特徴：くも膜下腔へのオピオイド投与量の目安は，経口投与量の1/50～1/100である．

Ⅲ 使いこなしたい疼痛緩和技術 **257**

文献

1) 日本ペインクリニック学会治療指針検討委員会，編．ペインクリニック治療指針．改訂第 5 版．東京：真興交易医書出版部；2016.
2) 日本ペインクリニック学会　インターベンショナル痛み治療ガイドライン作成チーム，編．インターベンショナル痛み治療ガイドライン．東京：真興交易医書出版部；2014.
3) 神経ブロック─わかりやすい手技．ペインクリニック．2006 年 10 月別冊秋号.

〈粕田晴之〉

B 放射線治療

　緩和的放射線治療の対象となる症状や病変・病態は表 8-15 に示すようにさまざまある．症状を引き起こしている腫瘍を縮小させることで患者の苦痛が解除・軽減される可能性が高いなら，放射線治療の適応を検討する意義はある．また現時点での症状がそれほど強くなくても近い将来に患者の生活の質を極端に低下させる危険のある病変があればその治療として放射線治療を検討すべきである．具体的な例をあげれば骨転移による脊髄圧迫や脊椎・四肢骨の骨折などを招きうる病変がそれにあたる．

　一方，予後の短い患者の無症候性の微小脳転移などは一般には放射線治療を急ぐ必要はない．また放射線治療は地域の中でも限られた施設でしか施行できないため，治療のための通院・入院がどれくらい患者あるいは介護者の負担になるかなど社会的状況も適応判断を左右する因子となる．緩和的放射線治療の適応については個々の症例での検討が必要である．

　しかしながら欧米の報告と比較しわが国では放射線治療を受ける患者数が少ないという事実は，本来放射線治療の適応である患者が治療を受けていない可能性を示唆する．特に緩和的放射線治療はより多くの患者に有効に活用されるべき治療手段である．本稿では疼痛緩和目的の放射線治療の中で最も頻度の高い骨転移の放射線治療について説明する．治療適応の可能性がある場合は地域の放射線腫瘍医に相談すべきである．

258 | 第8章 痛みの緩和

表8-15 放射線治療の対象となる症状

症状	代表的病変・病態
疼痛	骨転移，脳転移，肺がん・肺転移による胸膜・胸壁浸潤，膵臓がん・腹部リンパ節転移の神経叢浸潤，肝転移・腎転移による臓器腫脹による被膜伸展
出血	肺がん・肺転移による血痰，婦人科腫瘍による性器出血，大腸・直腸がんによる血便，尿路系腫瘍による血尿 乳がん皮膚浸潤による潰瘍形成
狭窄	食道がんによる食道狭窄，胆道系狭窄による黄疸，気道狭窄（呼吸苦，咳，閉塞性肺炎），上大静脈症候群，その他静脈閉塞による下肢浮腫
神経麻痺・神経障害	脳転移による神経症状，脊髄圧迫，頭蓋底骨転移などによる脳神経症状（複視，顔面神経麻痺，舌・嚥下運動障害，しびれなど） 脈絡膜転移による視力低下
潰瘍，滲出，臭気	乳がん皮膚浸潤，皮下転移皮膚浸潤

1. 骨転移に対する放射線治療（外部照射）

＜放射線治療の適応＞

　骨転移例における放射線治療の役割は，① 有痛性骨転移による疼痛緩和，② 脊髄・神経圧迫による麻痺の予防・改善，③ 骨折予防である．鎮痛剤で疼痛緩和が困難な例や麻痺，骨折が生じる可能性がある場合には放射線治療の適応となる．放射線治療は局所治療であり，治療を行うには責任病巣が画像検査所見として確認されている必要がある．X線単純写真，CT，MRI，PET-CT，骨シンチグラフィーなどの検査があるが全てが必要なことはなく，患者の状況に応じ，最低限の検査を行うように心がけるべきである．

　緩和的放射線治療は線量や照射回数などを調整して行うことが多いため全身状態が不良な患者でも行うことは可能である．しかし放射線治療の効果を得るに足る予後が期待できない場合は適応とはならない．疼痛緩和効果は，症例によっては治療開始後早期から得られることもあるが，一般には治療開

JCOPY 498-05728

始後 2 週間程度から認められ，4 ～ 6 週間程度で最大となるとされており，予後が 1 カ月未満の場合には十分な疼痛緩和を得られないこともある．週単位の予後の場合には放射線治療は適応外となることが多い[1]．

　放射線治療を行うためには治療計画時および治療開始時に 20 ～ 30 分の安静臥位の保持が必要となる．この姿勢保持自体ががん性疼痛を有する患者にさらなる苦痛を強いることもあるため，十分な量の鎮痛剤投与あるいは鎮静が必要であるし，安静位が保持できない場合は放射線治療の適応外となる．治療開始日以降に関しては通常一部位の治療であれば 5 ～ 10 分程度で照射可能である．

＜放射線治療の効果＞

　有痛性骨転移に対する疼痛緩和効果は高く，60 ％以上の症例で改善が認められる[2]．侵害受容性疼痛のみならず，神経障害性疼痛にも有効である．疼痛消失は 1/3 程度であり治療後も鎮痛剤が必要な例が多いが減量可能となることもあり，過剰投与とならないよう調整することを忘れてはならない．

　脊椎転移により脊髄麻痺が生じた場合は減圧手術が第一選択であるが，手術が不可能な場合は放射線治療を行う．脊髄圧迫による神経症状が軽度であるほど有効である．歩行可能なうちに照射が開始できれば 80 ％の患者は歩行を維持できる．不全麻痺の場合は 1/3 で症状の改善がみられるが，歩行不可能な状態では症状回復は 10 ％以下となる．また麻痺症状が進行する速度が麻痺の改善率と相関するとの報告もあり，週単位で徐々に進行するような例では麻痺の改善率は 8 割を超えるとされている[3]．脊髄麻痺の兆候を早期に診断し治療につなげることが必要である．

　頭蓋底骨転移により脳神経の感覚枝・運動枝が障害された場合も放射線治療を行うことで神経症状の改善が得られる．大部分の例で手術は不可能である．視神経障害による視力低下，眼球運動障害，三叉神経領域の疼痛，舌運動，嚥下機能障害などが出現した場合にはこの領域の骨転移を疑い診断をつけ，早期に治療を開始すべきである．

　切迫骨折に関しては特に荷重骨の場合は固定手術が可能であれば，その施

行後に術後照射として放射線治療を行う．骨皮質が3cm以上または50％以上侵食されている場合は特に骨折リスクが高く，骨折が生じた場合著しく生活の質を落とすことになるので手術を検討する[1]．予後や全身状態から手術適応とならない場合は放射線治療を施行する．非骨折部における溶骨性病変の再骨化が期待できるが，その時期は照射後10〜12週後が多くその間は適切な免荷処置などが必要である．

切迫骨折のみならず，すでに骨折が生じてしまった場合でも骨折部の骨に著しい偏移がない場合は疼痛緩和目的に放射線治療を行う意義はあり，照射を検討すべきである．

＜放射線治療の方法＞

骨転移に対しては従来30Gy/10回の治療が多く行われてきたが，20〜24Gy/4〜6回，12Gy/2回，8Gy/1回のいずれも疼痛緩和効果はほぼ同等とされている[4]．患者の社会的状況に応じて治療回数を決定することも可能である．8Gy/1回などの単回照射は2週間以内の早い時期に疼痛緩和が得られやすく，在宅患者が外来通院で行うには通院の負担が少ないという利点がある．単回照射の場合には治療後数日の時点で一過性の疼痛増強が3割ほどの患者でみられるが，鎮痛剤の増量で対応可能である．

切迫骨折および骨折部の照射については30Gy/10回の治療が一般的ではあるが，全身状態により，より短期で照射を行うこともある．

＜骨転移に対する再照射＞

緩和的放射線治療では用いられる線量が根治照射例よりも少ないため，過去に同一部位に照射していても再照射可能な例は少なくない．初回治療で疼痛緩和が不十分であった場合，あるいは疼痛再燃例での再照射の有効性が確認されている[4]．ただし病変の広がりや周囲の正常組織の状態によっても異なる．初回治療時より慎重に適応を検討する必要はある．

＜放射線治療による有害事象＞

　放射線治療の有害事象は照射範囲に含まれる正常臓器と照射線量によって決まる．治療中〜直後に生じる早期有害事象と照射後3カ月以上経過してから生じる晩期有害事象がある．比較的生存期間が短い患者が対象である緩和的放射線治療では早期有害事象を極力抑えることを念頭に照射が行われることが一般的である．そのため重篤な有害事象を生じることは多くなく，生じた場合も多くは治療後1〜2週間で改善する．晩期有害事象は不可逆的変化であるが，緩和的放射線治療では放射線量が少ないため，問題となることは少ない．

　放射線治療の早期有害事象は細胞分裂の盛んな組織で生じるが，多くは皮膚炎・粘膜炎である．いずれも照射領域に限局して現れる．

　放射線皮膚炎の予防には治療範囲をきちんと把握し皮膚刺激を避けることが必要である．清拭の際に放射線が通る領域を強くこするなど機械的摩擦刺激を与えると放射線皮膚炎が増悪しやすい．また湿布や絆創膏などを剥がすことも皮膚にダメージ与えることになる．上部胸椎の骨転移に対する治療では背側方向から照射することが多いが背部の皮膚には異常は生じなくとも，放射線が抜ける胸部側の皮膚に皮膚炎を生じることをしばしば経験する．正常組織を避けるために斜めに照射する場合もある．どの部分の皮膚に放射線があたっているか，照射範囲がわからない場合は放射線治療従事者に確認することが必要である．皮膚刺激を避ければ，皮膚症状は生じないか軽度発赤程度である．発赤，瘙痒感，びらんなどにはステロイド含有軟膏などを使用する．

　放射線粘膜炎は生じる部位により，口内炎，咽頭炎，食道炎，胃炎，腸炎などをきたす．口腔〜上部消化管の場合は刺激物摂取を避け，粘膜保護剤などの内服をする．疼痛を生じる場合は鎮痛剤も併用する．腸炎による下痢に関しては整腸剤，止痢剤を処方する．

　その他肋骨転移への照射などで肺に照射された場合に放射線肺炎を生じることがある．通常照射後数カ月以降に出現する．無症状であれば特に治療は不要とされるが有症状でかつ増悪する場合はステロイド投与が必要となるこ

262 第8章　痛みの緩和

ともある.

　照射範囲が広範であった場合, あるいは 8Gy/1 回などの比較的線量の高い治療を行った場合に, 治療数時間後以降に制吐剤を必要とするほどの嘔気・嘔吐を生じることが稀にある. 放射線宿酔と考えられるがその発生機序はわかっていない. 通常数日内に症状は消失する. 治療後数日間予防的に制吐剤を処方する場合もある.

2. 有痛性骨転移に対する内部照射（アイソトープ治療）

　有痛性骨転移に対して放射線医薬品を内用するアイソトープ治療がある. 静注した薬剤が骨転移部に集積し, 放射線を放出することで病変が内部照射される. ストロンチウム製剤およびラジウム製剤による治療が行われてきたが, 2018 年末にストロンチウム製剤の製造が終了となり, 2019 年 6 月現在この製剤による治療は不可能となっている.

　ラジウム治療は去勢抵抗性前立腺がん骨転移のみが対象であり, 4 週ごとに最大 6 回の投与が必要である. ラジウム治療では抗腫瘍効果もあるとされ, 予後の延長が報告されている. 造血機能や予測予後などに厳密な投与基準があり, また治療施設も限られる.

3. 放射線治療（外部照射）の費用

　放射線治療（外部照射）にかかる費用は照射法, 回数, 治療が行われる施設の機器・人員整備の状況によって異なる. 通常の外部照射では, 一連の治療で 1 回だけ請求される放射線治療管理料, 医療機器安全管理料, 放射線治療専任加算と, 照射 1 回ごとに請求される照射料がかかる. 医療機器安全管理料は 1100 点, 放射線治療専任加算は 330 点である. 放射線治療管理料は治療の複雑さに応じて, 2700 点, 3100 点, 4000 点と 3 段階あり, 毎回の照射料も同様に複雑さに応じて 830 点, 1320 点, 1800 点となっている. 外来通院で放射線治療を行った場合は放射線治療外来加算 100 点が照射毎回に請求される.

　骨転移で最も多い 3Gy × 10 回治療を最も複雑でない一門ないし対向二門

JCOPY　498−05728

照射で治療した場合の費用は以下の計算となる.

　放射線治療管理料 2700 点＋医療機器安全管理料 1100 点＋放射線治療専任加算 330 点＋照射料 830 点× 10 回＋放射線治療外来加算 100 点× 10 回合計 13430 点となる（1 割負担であれば 13,430 円，3 割負担で 40,290 円）. 入院診療の場合，放射線治療の費用は診断群分類別包括支払い制度（包括）には含まれず，別に出来高支払い方式で算定される. 緩和ケア病棟の場合も同様である.

文献
1) 高橋健夫. 転移性腫瘍における放射線療法: 骨転移. In: 大西　洋，他編. がん・放射線療法 2017. 東京: 学研メディカル秀潤社; 2017. p. 1188-95
2) 日本放射線腫瘍学会，編. 放射線治療計画ガイドライン 2016 年版. 東京: 金原出版; 2016.
3) 永倉久泰. 緊急照射: 脊椎・脊髄転移. In: 大西　洋，他編. がん・放射線療法 2017. 東京: 学研メディカル秀潤社; 2017. p. 1209-12.
4) Lutz S, Balboni T, Jones J, et al. Palliative radiation therapy for bone metastases: Update of an ASTRO Evidence-Based Guideline. Pract Radiat Oncol. 2017; 7: 4-12.

〈柴山千秋〉

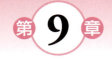

症状の緩和

A 全身の症状

1. 倦怠感

　全身倦怠感は疲労感と脱力感を伴う全身衰弱のことを指し，末期状態になるとほぼ全例にみられるようになる．腫瘍そのもののサイトカイン放出に起因する一時的倦怠感と，貧血や感染症，薬剤性などの原因によって生じる二次的倦怠感とに分類される．二次的倦怠感の原因は上記以外に，発熱，電解質異常（低ナトリウム血症，高カルシウム血症，低カリウム血症など），脱水，臓器不全（腎機能障害，肝機能障害など），抑うつ，睡眠障害，高血糖・低血糖など多岐にわたる．原因治療が可能な場合には，原因に対する治療を行う．予後予測1～2カ月の状態では，コルチコステロイドの投与と日常動作の援助が重要となる．終末期になるとコルチコステロイドも無効となり，鎮静以外に苦痛を緩和することが困難になる場合もある．それぞれの患者の予後や病態に応じて対応を考慮する．

● 処方例

　ベタメタゾン（リンデロン®）錠2～4mg/日，1日1回朝もしくは1日2回朝昼に分けて投与

　ベタメタゾン（リンデロン®）注2～4mg/日，1日1回朝静注もしくは点滴静注

　ステロイド投与に際しては，うつ病や睡眠障害，血糖上昇，感染症，筋力低下などの有害事象により，逆に倦怠感を悪化させる可能性がある．ステロイドを減量・中止することでむしろ倦怠感が改善することがある．

ステロイドの急激な中止により，副腎皮質機能不全が生じることがある．プレドニゾロン換算20mg/日を1週間以上内服していた場合には，漸減した後に中止することが望ましい．

デキサメタゾン，ベタメタゾンは鉱質コルチコイド作用による水分貯留傾向がほとんどない．また，作用時間も長いため，投与回数が少なくて済む利点がある．

> **メモ❶ 輸血**
>
> 　末期がん患者では，軽度の貧血があっても症状が出現しないことが多い．したがって，貧血によるものと診断されるめまい，失神，動悸，呼吸困難，全身倦怠感などの症状がみられる場合や，一時的な出血であり，輸血によって病態の改善が得られると考えられる場合，その他の処置によって止血が可能であり，そのために輸血が必要な場合に，輸血の適応になると考えられる．
>
> 　出血（吐血・喀血・下血）が持続している場合，輸血が逆に苦痛を助長することがあり，全身状態や予後を十分に考慮して検討する必要がある．日本赤十字社「輸血療法の実施に関する指針」においても，末期患者に対して，患者の意思を尊重しない単なる時間的延命のための輸血療法は控えるべきとしている．
>
> 　鉄剤の補給については，血清フェリチン値低下を指標とし，適応を判断する必要がある．

2. 食欲不振

　がん患者における食欲不振の頻度はがん種や病期によって差があり，6〜74％とされている[1]．特に消化器系の進行がんや病状が進行した際に頻度が高くなる．悪液質と関連があり，それ以外にも口臭，口内炎，味覚障害など口腔内の問題，悪心・嘔吐，胃内容の停滞，便秘，腹部膨満，腸閉塞などの消化器系の問題，高カルシウム血症や肝不全，腎不全など代謝・電解質異常，抗がん剤などの薬剤によるもの，不安，抑うつなどの精神的な問題が原因となる．また，悪臭のある病変のために食欲が低下することもある．これらの原因をできるだけ除去する．

266 | 第9章　症状の緩和

　安易に強制栄養を開始せずに，食べられない時期があっても不思議ではないこと，今までのように体が栄養を必要としていないことを話し，できるだけ患者と家族の不安を軽減する．

　薬物療法としては，ステロイド，メトクロプラミド，六君子湯，メドキシプロゲステロン酢酸エステルなどが用いられる．

① ステロイド

　抗炎症作用により炎症性サイトカインを抑える効果や，食欲を増進させる効果があり，食欲不振を改善させる．効果は2〜7日程度で発現することが多く，効果がない場合は中止する[1]．

● 処方例

　ベタメタゾン（リンデロン®）錠2〜4mg/日，1日1回朝もしくは1日2回朝昼に分けて投与

② メトクロプラミド

　消化管運動促進作用により，特に胃内容が停滞し食べられないような病態に対して有効なことがある．

● 処方例

　メトクロプラミド（プリンペラン®）1回5mg　1日3回　毎食前

③ 六君子湯

　胃腸の働きを改善する漢方であり，食欲増進ホルモンであるグレリンの分泌やグレリン受容体の感受性を高める作用があるとされている．

● 処方例

　六君子湯　1回2.5mg　1日2〜3回　食前または食間

④ メドキシプロゲステロン酢酸エステル

　炎症性サイトカインの合成や放出を抑制することで，食欲増進と体重増加の効果がある．副作用には満月様顔貌，性器出血，耐糖能異常，血栓症があり，禁忌には手術後1週間以内の患者，脳梗塞，心筋梗塞，血栓性静脈炎，心臓弁膜症，心房細動がある．血栓症のリスクが高い場合には血小板凝集抑制薬などの併用が推奨される．保険適応は乳がん，子宮体がんのホルモン療

JCOPY 498-05728

法のみとなっている.

● 処方例

メドロキシプロゲステロン酢酸エステル（ヒスロン H®）1 回 200mg
1 日 2 回　朝・夕

メモ❷ 在宅での輸液[2]

　経口で十分な水分摂取が行えない場合，輸液の実施には十分な考慮を要する.

［輸液の適応］（以下のすべてを満たす）

　・脱水によると思われる症状（倦怠感，せん妄など）がある.

　・経口摂取の自然回復が見込めない.

　・輸液を行うことで苦痛の緩和が見込め，かつ患者と家族が希望している.

　・目的は治療ではなく症状緩和であることを患者と家族が理解している.

　・暫定的な期限を 3 日，ないし 5 日と決めてから開始し，無効なら中止する.

　在宅では常に医療者がいるわけではないので，その点を考慮して点滴を実施する必要がある. 持続点滴であれば，中心静脈もしくは皮下から投与することが多い. 末梢静脈からの点滴も可能ではあるが，ルートの閉塞や点滴漏れによってしばしば点滴が中断されるので，医療者が 1 日に何回も訪問することが難しい在宅医療の現場では持続末梢静脈点滴はあまり選択されない. 皮下輸液は腹部や胸部などの皮下に輸液を行うもので，注入された輸液は一時的に浮腫になるが，その後吸収される.

　在宅中心静脈栄養輸液法はすでに方法が確立されており，訪問看護師と患者・家族との協働で長時間維持管理することができる. 携帯用自動輸液ポンプは業者からのリースで利用可能である. また，無菌調剤を行う薬局も増えている. 輸液バッグの交換は家族が担うことが多いが，1 日 1 回の交換であれば，まず問題なく行うことができる. 輸液のなかにあまり多くの薬液を混注せず，できるだけシンプルに行うことを心がける.

---

3. 高カルシウム血症

　進行がん患者の 20 ～ 30 ％にみられ[3]，がんが進行するとさらに頻度は高

268　第9章　症状の緩和

くなり，ときに直接の死因となる．高カルシウム血症の頻度が多い疾患では，定期的に血清カルシウム値を測定する必要がある．

　原因は，悪性腫瘍細胞より産生される副甲状腺ホルモン関連タンパク質（parathyroid hormone related protein：PTHrP）による骨吸収の亢進，腎尿細管におけるカルシウムの再吸収の促進による場合が多く，悪性腫瘍患者の高カルシウム血症の80％を占める（humoral hypercalcemia of malignancy：HHM）．HHMは食道がん，頭頸部がん，肺扁平上皮がん，乳がん，泌尿生殖器腫瘍，成人T細胞白血病に多く，腺がんには少ないとされる．HHM以外にも，肺がんや乳がんなどの骨転移および多発性骨髄腫では血清カルシウム値が上昇する（local osteolytic hypercalcemia：LOH）．

　血中カルシウムは主としてアルブミンと結合したタンパク結合分画（40％）とリン酸，クエン酸塩となった複合体（13％）ならびにイオン化カルシウム（47％）からなる．生物学的活性のあるカルシウムは，このイオン化カルシウムである．低アルブミン血症の場合はイオン化カルシウムが相対的に高くなるため，補正計算が必要となる．

　　補正カルシウム値（mg/dL）
　　　　＝実測カルシウム値（mg/dL）＋〔4-血清アルブミン値（mg/dL）〕

　また，骨粗鬆症に対して投与されているビタミンD製剤が高カルシウム血症を引き起こしている場合がある．この場合，ビタミンD製剤の投与を中止することによって改善することがある．

＜症状＞

　悪性腫瘍の場合，血清カルシウム値が11.0mg/dL以上になるまでは無症状のことが多い．初期症状は食思不振，悪心・嘔吐，便秘などの消化器症状で，続いて脱力感，易疲労感，筋力低下，口渇，多尿がみられる．14.0mg/dLを超えると傾眠や昏迷などの中枢神経系症状が出現する．18.0mg/dLを超えると腎不全やショックに至る場合がある．これらの症状は，がんによる衰弱やモルヒネなど鎮痛薬のためと考えられて見逃されやすいので注意する．

JCOPY 498-05728

A. 全身の症状 **269**

＜治療＞

a. ビスフォスホネート

ビスフォスホネートは破骨細胞に結合し，その機能を抑制することによって過剰な骨吸収を抑制する．カルシウムを含まない溶液に溶解し，一定時間をかけて投与する．

● 処方例

ゾレドロン酸水和物（ゾメタ®）

1回4mgを生理食塩水100mLに溶解し15分以上かけて点滴静注

4週間ごとに投与する

腎機能により投与量の調節が必要

メモ❸ デノスマブ

デノスマブは，RANKL（receptor activator of NF κB ligand）に対するするヒト型モノクローナル抗体である．RANK/RANKL経路を阻害することにより破骨細胞の形成および活性化を抑制し，骨吸収を抑制する．それによって血清カルシウムが低下する．現在までに悪性腫瘍に伴う高カルシウム血症に対するデノスマブの効果を検証したランダム化比較試験はないが，ビスフォスホネート製剤投与中に発生した高カルシウム血症に対してデノスマブが有効であったという報告がある．

したがって，ビスフォスホネート製剤抵抗性の高カルシウム血症に対し，デノスマブが有効である可能性がある．しかし，保険適応は多発性骨髄腫による骨病変および固形がん骨転移による骨病変であり，高カルシウム血症は含まれていない．

---

b. カルシトニン製剤

エルカトニンはPTHに対する拮抗作用を有し，骨吸収を抑制して血清カルシウム値を下げる．しかし，速効性は認めるものの効果は長期に保たれない（エスケープ現象）ことには注意が必要である．緊急時の数日間のみ，ビスフォスホネートを併用した上で限定的に使用する．

● 処方例

エルカトニン（エルシトニン®）

JCOPY 498－05728

1回40単位，1日1〜2回1時間かけて点滴静注

c. コルチコステロイド

コルチコステロイドは腫瘍に対する直接的な増殖抑制作用や，PTH-rP やサイトカインの産生を抑制することによって高カルシウム血症に効果を示す．特に，悪性リンパ腫，多発性骨髄腫，転移性骨腫瘍，乳がん，前立腺がんなどには有用である．効果が出現するまで数日を要する．

d. 補液

高カルシウム血症は腎臓の尿濃縮機能を障害するので，高カルシウム血症の患者は脱水状態になっている．ナトリウムは近位尿細管でカルシウムの再吸収を拮抗的に抑制するので，生理食塩水の点滴静注は腎からのカルシウム排泄を促進する．しかし，末期がん患者の場合，ナトリウムを含む多量の輸液は下肢浮腫や心不全の増悪を引き起こす恐れがあるので注意する．

B 消化器系の症状

1. 口腔の問題

がん患者においては治療期から終末期までの各段階で口腔内合併症が発生する．口腔の問題に関しては医療従事者が，まず関心をもって患者に尋ね，観察することが重要である．口腔の問題は，複数の原因が互いに重なりあって生じやすくなる．口腔内の問題を予防するために，また口腔内症状が出現してしまった際はその症状を緩和するために口腔ケアが非常に重要である．

特に，末期がん患者では，がんの進行による抵抗力の低下やセルフケアの低下，治療や薬剤の影響のため口腔の問題が出現しやすいので，常に口腔を観察して定期的に口腔ケアを行い，問題が生じたら各病態に応じた対処を速やかに行うことが大切である．

<口腔内乾燥>

唾液産生の減少，粘膜の異常，加湿していない酸素投与などによって起こる．唾液分泌が減少し粘稠な唾液がみられたり，口腔の粘膜や舌が乾燥して話しにくいという訴えが聞かれる．

B. 消化器系の症状 | *271*

　唾液産生の減少は抗ムスカリン作用をもつアミトリプチリン（トリプタノール®），プロクロルペラジン（ノバミン®），クロルプロマジン（コントミン®，ウィンタミン®）などによる場合がある．それ以外にも，加齢，糖尿病，放射線治療後，薬物（抗ヒスタミン剤，利尿剤，降圧薬など）もまた口腔内乾燥の原因となりうる．薬剤が原因の場合は，変更または中止する．

　可能であれば頻回に口から水分補給を行う，もしくは氷片などを舐めてもらう．保湿・湿潤剤・キシリトールなどが配合された外用剤（オーラルバランス®）を口腔内に塗布することで症状が軽減する場合がある．人口唾液（サリベート®）は患者が好めば使用する．白ごま油は口腔乾燥に対する有用性が高い．

　冬期は部屋の加湿を行い，積極的にネブライザーを用いる．

　麦門冬湯，白虎加人参湯などの漢方薬が有効との報告もある．

＜舌苔＞

　舌表面の剥離上皮，食物残渣，細菌による白色，褐色または黒色の苔状物が出現する．味覚の低下や口臭がみられる．口腔ケアにより除去・予防する必要がある．歯ブラシや綿棒でやさしくこする．カンジダ症による場合は，ミコナゾール（フロリードゲル®）の塗布を行う．

＜口内炎＞

　口腔粘膜のびまん性の炎症で，びらんや潰瘍を形成した病変をいう．痛みと周囲の炎症を伴う粘膜の白色陥凹がみられる．口内炎の原因としては，カンジダ症，アフタ性潰瘍，単純性疱疹（ヘルペス）などがある．アフタ性潰瘍は感染，乾燥，放射線治療，化学療法，ビタミン欠乏，貧血，蛋白欠乏により発症する．カンジダ症，ヘルペス感染は治療法が異なるため鑑別を要する．

a. アフタ性潰瘍

・清潔を維持する．

・トリアムシノロン（ケナログ®）軟膏，デキサルチン®軟膏の局所塗布

272 第9章 症状の緩和

・貼付錠（アフタッチ®）1回1錠，1日1〜2回
・ステロイド剤は感染性の口内炎には逆効果なので慎重に使用する．
・治療後の口内炎を保護するため，水分摂取にはストローが有効である．
・強い疼痛には2％リドカイン（キシロカインビスカス®）を用いるが，そ
　れ自体も苦みやしびれ感などの不快感を伴う．

b. 口腔カンジダ症

　健常成人であっても口腔内に真菌は常在する．終末期の患者，特にステロ
イド使用，糖尿病などに関連して発症する．

　白斑の付着，発赤，痛み，舌苔，口角炎，潰瘍形成，乾燥などがみられ
る．

・ポビドンヨード液（イソジンガーグル®）による含嗽をまず行う．
・ミコナゾール（フロリードゲル®）やアムホテリシンB（ファンギゾンシ
　ロップ®）の塗布が有効である．
・義歯がある場合は洗浄を繰り返し，夜間は次亜塩素酸ナトリウム溶液（ミ
　ルトン®）に浸しておく．

メモ ❹ 抗真菌薬の薬物相互作用

　ミコナゾール，フルコナゾール，イトラコナゾールなどのイミダゾール系
薬には肝臓のP450酵素の働きを抑制する作用があるため，併用薬の血中
濃度の上昇に留意する必要がある．トリアゾラム（ハルシオン®），シンバ
スタチン（リポバス®）投与中の患者では併用禁忌である．

---

c. 単純ヘルペス

　主に単純ヘルペス1型ウイルスが原因である．初発の小水疱はすぐつぶれ
て潰瘍を形成する．発生初期にはアフタ性口内炎に似ているが，原発単純ヘ
ルペスは付着歯肉（歯や歯槽骨に付着している歯肉）に生じ，他の組織に広
がる．一方アフタ性口内炎は付着歯肉に生じない．初感染の単純ヘルペスに
は発熱を伴うことがあるので鑑別上注意する．口唇ヘルペスは反復発症であ
り，主に赤唇縁の境界部に単純疱疹として生じ，通常は瘙痒感や灼熱感など
の前駆感覚を経験する．前駆症状のうちに治療を行うことができれば，再発

期間と重症度を軽減することができる.
・アシクロビル（ゾビラックス®錠）（200mg）5錠5×　5日間，
・またはバラシクロビル（バルトレックス®錠）（500mg）6錠3×　5〜7日間
・ビダラビン（アラセナA®）軟膏塗布

＜口臭＞

　口腔内の膿・出血，食物残渣，膿性喀痰，嘔吐物，頭頸部腫瘍の壊死物質，口腔の衛生状態の悪化などによって出現する.
・ポビドンヨード液（イソジンガーグル®）で口腔内洗浄を行う.
・がん組織の壊死や嫌気性感染があればメトロニダゾール（フラジール®錠）1回400mg，1日2〜3回内服を10日分，または他の抗菌薬を使用する.
・胃内容の停滞に伴う口臭に対してはメトクロプラミド（プリンペラン®）を用いる.
・部屋の消臭や換気に配慮する.

＜味覚異常＞

　味覚鈍麻，味覚消失，異常味覚，味覚錯誤，味覚過敏などが大部分の末期がん患者にみられる.
　また，特に貝類や魚，肉類の摂取が少ない場合，肝硬変，腎不全を合併する場合には亜鉛不足の初期症状である可能性を考慮して血清亜鉛値を測定する. 亜鉛不足の初期症状は食欲の減退，味覚・嗅覚の低下であり，進行すると口内炎や眼・肛門部のびらん，部分的な脱毛などの症状が出現する. 酢酸亜鉛（ノベルジン®錠），ポラプレジンク（プロマックD®錠）などにより補充する. 味付けを濃くする，冷ますなどの工夫がQOL（quality of life）の向上に役立つ.

274 第9章 症状の緩和

> **メモ❺ 口腔内ケアのポイント**
>
> 1) 口腔内を清潔に保つ
>
> 　ブラッシング，含嗽，ガーゼや綿棒による清拭などを起床時，毎食後，就寝時に施行する．患者の体力や状態，セルフケアの能力に応じて考慮する．
>
> 2) 口腔内を湿潤に保つ
>
> 　飲水が可能な場合，水分摂取を促す．ネブライザーや加湿器を利用して室内の温度調整をはかる．
>
> 3) 食事を工夫する
>
> 　苦痛を感じずに摂取できるように，食事や食品を選択する．患者の好む味つけを尊重する．レモンや梅干などの食品を利用して，唾液の分泌を促進するようにする．

> **メモ❻ 訪問歯科診療**
>
> 　地域に訪問歯科診療を行う歯科医がいる場合は，ビスフォスホネート製剤使用前の評価や顎骨壊死の有無，るいそうに伴う義歯の不具合への対処などを依頼できる．

---

2. 悪心・嘔吐

　がん患者には一般的な症状で，その頻度は 30 〜 75 ％と報告されている．大脳皮質，前庭器，化学受容体引金帯（chemoreceptor trigger zone：CTZ），末梢からのそれぞれの刺激が最終的に嘔吐中枢に伝わり，自覚症状が発現する．

　がん患者に発症しうる，悪心・嘔吐の主要な分類を表9-1に示す．原因は必ずしも1つではなく，複数みられることも多い．

　まず，悪心・嘔吐の原因を同定した上で，原因を取り除く，もしくは原因に対応した治療薬物の選択をする．高カルシウム血症は見過ごされやすいので注意が必要である．

JCOPY 498－05728

B. 消化器系の症状 **275**

表 9-1 がん患者における悪心・嘔吐の原因

		原　因
化学的	薬　物	オピオイド，ジゴキシン，抗けいれん薬，抗菌薬，抗真菌薬，抗うつ薬（SSRI，三環系抗うつ薬），化学療法
	嘔気・嘔吐の誘発物質	感染（エンドトキシン），腫瘍からの誘発物質
	代謝異常（電解質異常）	腎不全，肝不全，高カルシウム血症，低ナトリウム血症，ケトアシドーシス
消化器系	消化管運動の異常	腹水，肝腫大，腫瘍による圧迫，腹部膨満，がん性腹膜炎，肝皮膚の伸展，尿閉，後腹膜腫瘍，放射線治療，早期満腹感
	消化管運動の低下	便秘，消化管閉塞
	消化管運動の亢進	下痢，消化管閉塞
	薬物による消化管への影響	消化管を刺激する薬物（アスピリン，NSAIDs）抗菌薬，アルコール，鉄剤，去痰薬
中枢神経（前庭系を含む），心理的	頭蓋内圧亢進	脳腫瘍，脳浮腫
	中枢神経系の異常	細菌性髄膜炎，がん性髄膜炎，放射性治療，脳幹の疾患
	心理的な原因	不安，恐怖
	薬物による前庭系への影響	オピオイド，アスピリン
	前庭系の異常	頭位変換による誘発（メニエール症候群，前庭炎），頭蓋底への骨転移，聴神経腫瘍
その他	原因不明	

（日本緩和医療学会，編．がん患者の消化器症状の緩和に関するガイドライン．2017年版．東京：金原出版：2017[4]）

＜薬物療法（表 9-2）＞

　悪心・嘔吐の想定される病態に応じて制吐薬を投与するが，治療可能な原因があれば，原因の除去を行う．

　化学的な原因の場合はハロペリドール，消化管運動の低下が原因の場合はメトクロプラミドまたはドンペリドン，中枢神経あるいは体動で増悪する前庭系が原因の場合はヒスタミン H_1 受容体拮抗薬を投与する．

　上記でも悪心・嘔吐の緩和が得られない場合は，投与していない別の作用機序をもつ制吐薬を追加併用するか，難治性の悪心・嘔吐に有効とされる非

JCOPY 498−05728

276 第9章 症状の緩和

表 9-2 主な制吐剤の種類

薬剤名	商品名	剤　形	1回投与量	投与期間	鎮静	錐体外路症状	コメント
CTZに作用する薬剤							
プロクロル ペラジン	ノバミン®	錠・散	5mg	8時間	弱	少	第一選択薬
		注		持続			用法上は筋注薬
クロルプロ マジン	コントミン®	錠・散	5〜12.5mg	8〜24時間	強	少	鎮静に注意する
		注	10〜50mg	持続			
ハロペリ ドール	セレネース®	錠・顆粒	0.75mg	12〜24時間	強	高	アカシジアなど の副作用あり
		注	2.5〜5mg	持続			
抗ヒスタミン薬							
ジフェンヒ ドラミン・ ジプロフィ リン	トラベルミン®	錠	1錠	8時間	なし	なし	めまい，体動時 の嘔気・嘔吐
		注	1A	頓用			
ジメンヒド リナート	ドラマミン®	錠	50mg	6〜8時間			
消化管およびCTZに作用する薬剤							
メトクロプ ラミド	プリンペラン®	錠・散・ シロップ	5〜10mg	8〜12時間	稀	稀	効果が弱い （中枢移行が少 ない）
		注		持続			
ドンペリド ン	ナウゼリン®	錠・細粒・ DS	5〜10mg	8〜12時間	稀	稀	効果が弱い （中枢移行が少 ない）

定型抗精神病薬オランザピンに変更する．

　経口摂取以外の嘔吐量が 2L/日を上回る場合，唾液と胃液の大部分を嘔吐する重度の狭窄と考えられる．この場合にはメトクロプラミド（プリンペラン®）やドンペリドン（ナウゼリン®）などの蠕動促進薬は，かえって悪心・嘔吐を悪化させ，また，腸管閉塞部の蠕動を亢進させることで疝痛を起こすため，使用しない．

　オピオイド投与開始後または増量後には，オピオイドによる悪心・嘔吐の副作用に留意する必要がある．一般に 2 週間〜1 カ月程度で耐性が形成さ

JCOPY 498−05728

れるといわれているが，長期にわたって制吐剤の継続が必要な症例もみられる．

　オピオイドによる悪心・嘔吐は，延髄のドパミン受容体を介して生じるため，ドパミン受容体拮抗薬が第一選択とされている．プロクロルペラジン（ノバミン®）やドンペリドン（ナウゼリン®），メトクロプラミド（プリンペラン®）などが用いられるが，ドンペリドンやメトクロプラミドは消化管への作用が中心で，中枢への移行が少ない．また，起き上がる，頭の向きを変えるなどの動作時にめまいや嘔気・嘔吐が誘発される場合には，前庭神経を介した症状と考えられ，ヒドロキシジンのほか，ジフェンヒドラミン・ジプロフィリン（トラベルミン®）やジメンヒドリナート（ドラマミン®）が有効である．

● **非薬物的治療**
　・食べ物のにおいを避け，定期的に部屋を換気する．
　・口内は湿潤・清潔を維持する．
　・食事は一度に摂らず，数回に分けて摂取するように指導する．
　・嘔吐後は冷水やレモン水でのうがいを促す．
　・嘔吐物による誤嚥を防ぐため，座位や側臥位，または顔を横に向け，安楽な姿勢で安静を促す．
　・腹部や胸部を締め付けるような衣類は避ける．

3. 便秘

　便秘は個人の生活様式や食生活に大きく関連するため，従来の排便パターンと比較して，排便に関する自覚症状が改善しているのか悪化しているのかを観察する．緩和ケアにおける便秘の原因としては主として，① がんによるもの，② 薬剤性，③ 併存疾患の3つに大別される（表9-3）．

＜治療＞

　ある特定の薬剤が便秘の原因と考えられるのであれば，他の薬剤へ変更することや投与経路を変更することで便秘が改善することもある．

278 | 第 9 章　症状の緩和

表9-3　便秘の原因

がんによるもの （直接の影響）	消化管閉塞（腸管内の腫瘍，腹部・骨盤腫瘍からの外圧迫），脊髄損傷，高カルシウム血症
がんによるもの （二次的な影響）	経口摂取不良，低繊維食，脱水，虚弱，活動性の低下，混乱，抑うつ，排便環境の不整備
薬剤性	オピオイド，スコポラミン臭化水素酸塩，フェオチアジン系抗精神病薬，三環系抗うつ薬，制酸薬（カルシウム，アルミニウム含有），利尿薬，抗けいれん薬，鉄剤，降圧薬，抗がん剤
併存疾患	糖尿病，甲状腺機能低下症，高カリウム血症，腸ヘルニア，憩室，直腸ヘルニア，裂肛，肛門狭窄，脱肛，痔瘻，腸炎

(Oxford Textbook of Palliative Medicine, 4th ed, Oxford University Press, 2010 より)

● 予防

便秘を予防するために，患者が生活習慣を積極的に変えていくようにするための患者教育が中心的役割を果たす．具体的には，① 通常の排便がしやすいようなプライバシーと快適さの確保，② 水分や食物繊維の積極的な摂取，③ 身体的な活動を促すこと，④ オピオイドなどの薬剤による便秘の予測と予防的な緩下剤の処方などがあげられる．

● 薬物療法

便秘に対する治療薬は，便を軟化させる薬剤と蠕動を刺激する薬剤の2つに大別される．便が硬い場合には浸透圧性下剤を蠕動が低下している場合には大腸刺激性下剤を用いる．効果が不十分な場合は両者を併用して用いる．

● 非薬物療法

温罨法，腹部マッサージ

オピオイドによる便秘は投与開始からほぼ全例にみられる．オピオイドは腸液の分泌を低下させ，胃や小腸の運動を抑制し，大腸の輪状筋を収縮させて蠕動運動を低下させる．腸内容の通過時間の延長に伴って水分吸収が促進され硬便となる．この作用は腸管壁のオピオイド濃度が一番高くなる経口投

JCOPY 498−05728

与で最も強くなり，静注や皮下注のほうが軽度である．オピオイドによる便秘の治療の考え方は，「便の水分を保って軟らかくして，大腸の動きを刺激する」ことである．したがって，酸化マグネシウムやラクツロース（シロップ・ゼリー）などで便の硬さを調節し，センナ製剤，大黄末，ピコスルファートナトリウム（ラキソベロン®）などの大腸刺激剤を併用する．これらで，排便コントロールが難しい場合は，セロトニン（5HT4）受容体刺激薬である，クエン酸モサプリド（ガスモチン®）やモチリン受容体刺激薬である大建中湯を用いる．便秘の治療は，便秘が完成してからではなく，オピオイドの開始と同時に行うべきである．

メモ❼ 新しい便秘薬（緩下剤）

●ルビプロストン（アミティーザ®）

　小腸粘膜上皮細胞のクロールチャンネルを活性化して，腸管内への水分の分泌を促進し，便を軟らかくする．副作用としては悪心を31％に生じると報告されている．酸化マグネシウムでは便が軟らかくならない時にアミティーザを加えることを検討するが，新規の薬剤であるため，薬価が1日約320円と他の緩下剤よりも高くなってしまう．

●ナルデメジン（スインプロイク®）

　オピオイドによる便秘が患者の生活に大きな影響を与えていることから，鎮痛に影響しない末梢性μ受容体拮抗薬が開発された．1日の薬価は約270円である．従来の緩下剤で対応できない時に追加する．

---

4. 下痢

　水・電解質の吸収障害や分泌障害により糞便の水分量が増加することによって生じる．緩和ケアで最もよくみられる原因は緩下剤の過量投与である．この場合，緩下剤を一時的に中止すれば通常24～48時間で改善する．次によくみられ，必ず除外が必要な原因として，不完全腸閉塞や宿便による溢流性下痢がある．入院中の高齢者の多くで宿便が下痢の原因であったという報告もあり，特に動くことのできない患者では定期的な緩下剤治療の必要性が強調される．

280 第9章 症状の緩和

　下痢に関する評価は，原因評価と合併症評価が重要である．問診では，急性か慢性か経過を評価する．また，便の性状（硬さ，色調，量，血便や粘液便の有無）と排便回数，下痢の原因となる薬剤服用歴，既往歴（手術や放射線治療を含む）を聴取する．診察では，通常の腹部身体所見に加えて，宿便の評価のための直腸診や腹部触診による便塊の触知などを行う．あわせて，脱水所見の有無の確認も行う．

　宿便や腸閉塞の評価には単純腹部 X 線検査が有用であり，必要に応じて同検査の実施を検討する[5]．

5. 腹水
<症状>
　腹部膨満感，腹部不快，腹痛，胃内容停滞（悪心・嘔吐，胸やけ），体位変換の制限，横隔膜圧迫による呼吸困難，下肢のリンパ浮腫，体重増加などがみられる．

<方針>
　薬物治療としては利尿剤投与を行う．ただし，経口摂取の低下した患者では電解質異常をきたしやすいので注意する．高カロリー輸液や過剰な輸液が腹水を増悪させることがある．症状の程度，全身状態や予後によって腹腔穿刺を考慮する．在宅診療においても携帯型エコー装置を利用して腹水穿刺を行うことは可能である．処置により全身状態が悪化（急変）する可能性もあることから，行う際には患者・家族に十分説明の上，バイタルサインの変化に注意し，排液速度を遅くしたり，一度に排液する量を減量するなどの配慮を行う．

<薬物治療>
　フロセミド（ラシックス®）：1 回 20 〜 80mg，1 日 1 回朝または 2 回朝・昼
　スピロノラクトン（アルダクトン A®）：1 回 50 〜 200mg，1 日 1 回朝ま

たは 2 回朝・昼

少量から開始して反応をみながら徐々に増量していく．悪性腫瘍による腹水の場合，レニンの増加（二次性高アルドステロン血症）やナトリウム貯留がみられるので抗アルドステロン薬であるスピロノラクトンを使用するのが効果的である．

ループ利尿薬であるフロセミドを原則として併用する．フロセミドは速効性があり，併用によって高カリウム血症をきたしにくくなる．

＜輸液の調整＞

予後 1 カ月以内と予測される末期患者の場合，高カロリー輸液は腹水を助長し電解質や血糖異常を起こしやすくするので中止にする．輸液も 1 日 500 ～ 1,000mL 程度に控えるか中止すると苦痛症状の改善を認めることがある．

メモ❽ 腹水濾過濃縮再静注法（cell-free and concentrated ascites reinfusion therapy：CART）

腹腔内穿刺で得られた腹水から濾過膜を用いて，がん細胞，血球，細菌，フィブリンなどを分離除去する．その後，濃縮膜で余分な水分，電解質を除去して最終的に総量が 1/10 前後のアルブミン，グロブリン濃縮液を作製し，静脈内に点滴する．CART は腹腔穿刺による腹水ドレナージの利点に加えて回収蛋白質を静脈内に返すことで血漿膠質浸透圧を保持し，その欠点を解消するものである．

適応は，水分・塩分制限，利尿剤などで改善しない難治性腹水症である．腹水中に多量のエンドトキシンが検出される症例に対しては禁忌である．また，血中総ビリルビン値 5mg/dL 以上の場合は慎重適応とされている．

保険認可されており，患者宅でも施行できたとの報告例がある．

---

6. 消化管閉塞

進行・再発がんの患者では，がん性腹膜炎，腹腔内の腫瘍ないしリンパ節転移の浸潤などにより，腹痛，腹部膨満感，悪心・嘔吐などさまざまな消化

管の狭窄・閉塞症状が認められる場合がある.

　症状改善のための外科的処置としては，生命予後2カ月以上が想定される患者において，がん性腹水，肝不全がないなどの条件を満たす場合，胃空腸吻合術などのバイパス手術や人工肛門造設術が考慮される．全身状態の悪化によりこれが困難な場合には，低侵襲の胃瘻造設術（percutaneous endoscopic gastrostomy：PEG）や経皮経食道胃管挿入術（percutaneous trans-esophageal gastrostomy：PTEG）による消化液のドレナージ，またはステント治療などが行われる．在宅診療を開始した後でも，病態の進行によって消化管閉塞が生じた場合には，適応があれば上記の外科的処置を行うことができるように病院主治医と連携する必要がある.

＜薬物療法＞

　オクトレオチド（サンドスタチン®），またはブチルスコポラミン臭化物，コルチコステロイド，制吐剤を患者の症状と状態により組み合わせて投与する.

　オクトレオチドは，腸上皮細胞のソマトスタチン受容体に作用することで消化管分泌を抑制し，同時に水・電解質の吸収を促進することで，この悪循環を断ち切り，これらの消化器症状の緩和が期待される.

　コルチコステロイドは消化管閉塞において，障害部位における炎症性浮腫を減少させ，狭窄部を広げる効果があり，消化管閉塞による悪心にも効果がある.

　制吐薬には，メトクロプラミド，セロトニン$5HT_3$受容体拮抗薬，抗精神病薬，ヒスタミンH_1受容体拮抗薬のいずれかを投与する．ただし，メトクロプラミドは，不完全閉塞または麻痺性で，かつ疝痛がない時のみ投与することとし，症状（痛み，悪心，嘔吐）が増悪する場合には速やかに中止する.

　侵襲を伴う胃管挿入は，種々の薬物療法で効果が得られない場合に考慮されるべきと考えられる．末期がん患者の場合，経鼻胃管やイレウス管による吸引と輸液だけに頼る処置は，患者に新たな苦痛を加えることになる.

B. 消化器系の症状　*283*

7. 嚥下困難・食道狭窄

可能であれば，機能的狭窄，神経・筋の機能障害の改善をはかる．狭窄の改善には以下の手段が用いられる．

- ・コルチコステロイド全身投与による炎症，浮腫の軽減
- ・放射線治療（遠隔・腔内照射）
- ・内視鏡的拡張術，レーザー切除術
- ・食道内チューブ・ステント挿入

＜嚥下困難がある場合の食事方法＞

悪液質がない場合は，少量でも多くのカロリーが得られ，かつ，柔らかい食べ物を選ぶ．

ただし，咽頭での反射時間が遅れる高齢者や終末期患者では液体が誤嚥の原因となりやすいため，とろみをつけるなどの工夫を加える．

誤嚥を防ぐためには上体を上げ，できるだけうつむき加減で嚥下させる．

口唇から舌にかけての機能障害であれば，口腔咽頭に食物を入れれば摂取可能である．スプーンを用いて口の奥に深く入れる．

流動物と固形物を混ぜて与えず，一様な性状の食物を少量ずつ与える．

8. 胸焼け，胃もたれ

胸焼けの多くは胃内容の逆流によるものであり，下部食道の括約筋が機能しないか，もしくは胃内容が高圧（$10 \sim 12$mmHg 以上）に充満すると起こりうる．胃もたれは食後に感じる上腹部の不快感であり，過酸，胃の充満によって起こる．

＜過酸に対する治療＞

H_2ブロッカーもしくはプロトンポンプインヒビターを投与する．

＜胃内容の停留に対する治療＞

胃の蠕動を回復させる目的でメトクロプラミド（プリンペラン®），また

JCOPY 498−05728

284 第9章 症状の緩和

はドンペリドン（ナウゼリン®）を食前に投与する.

また，胃内容が減少している病態では，食事を少量ずつ1日5～6回に分けて摂取させる.

9. 吃逆

がんに関係する吃逆では難治例もあり，衰弱や食欲低下，不眠などをもたらす.

原因は横隔膜や横隔神経への浸潤，脳腫瘍（特に延髄近傍），電解質異常，胃充満，薬剤性，髄膜炎，原因不明など多岐にわたる.

可能な限り原因を特定し除去するが，難治性吃逆に対する対症療法には理学療法，薬物療法などがある.

理学療法としては舌牽引30秒，外耳道圧迫30秒，軟口蓋・咽頭刺激，咽頭冷却，息こらえなどがある.

薬物療法はバクロフェン（ギャバロン®），クロルプロマジン（コントミン®），芍薬甘草湯，柿蔕湯が有効とされる.

C 呼吸器症状

1. 呼吸困難

末期がん患者の46～59％にみられ，痛みと同等に呼吸困難症状の緩和は非常に重要である.

呼吸困難は痛みと同じく主観的なものであり，呼吸状態や病気の重症度，血液ガスなどと必ずしも相関しない. 呼吸困難の治療は，その原因に従って迅速かつ適切な対応が必要となる. 呼吸困難は不安や死の恐怖につながりやすく，十分に説明し保証を与えながら治療やケアを行っていく必要がある.

呼吸困難の発症様式は病態の理解の助けになる. 突然発症のものは気胸，気道閉塞や心不全を，数時間から数日かけて出現するものは肺炎や胸水貯留を，数週かけてみられるものは肺腫瘍の増大や貧血を示唆する場合が多い.

C. 呼吸器症状 **285**

＜原因＞

換気障害：肺腫瘍，気胸，無気肺，肺気腫，胸水，腹水

炎症性　：肺炎，気管支炎，がん性リンパ管症，発熱

肺気道系：肺炎，気管支炎，気管支攣縮，喘息，喀痰貯留

その他　：神経筋疾患，循環器障害，中枢性，貧血，尿毒症，
　　　　　糖尿病性アシドーシス，心因性

＜治療＞

治療はまず，呼吸困難の原因に応じた対応を行うが，患者の全身状態，予後，そして治療によって楽になるかどうか，また，別の苦痛緩和の方法がないかを十分に検討する必要がある．

呼吸困難の原因が胸水，咳嗽，死前喘鳴など特定の病態であれば，その病態に応じた治療を行う．

a. 酸素，オピオイドの全身投与

呼吸困難の原因に応じた対応を行っても症状が残存する場合には，酸素，オピオイドの全身投与を検討する．酸素は低酸素血症がある場合には投与するが，低酸素血症がない場合でも投与してよい．ただし，酸素投与を開始後は，望ましい効果と望ましくない効果を定期的に評価することが必要である．酸素吸入後の望ましい効果（＝呼吸困難の緩和作用）とわずらわしさ，行動制限，気道の乾燥などの望ましくない効果を個々の患者ごとに確認し，漫然と投与を継続しない．

オピオイドは呼吸中枢の感受性を低下させ，気道分泌と咳嗽を抑制する．また，呼吸による酸素消費量を抑制し，心不全にも有効である．

基本量を規則正しく服用した上で，呼吸困難が生じたときに，レスキュードーズ（内服で1日量の約1/6，持続静注もしくは皮下注では1日量の1/24）を使用して調整する．

痛みの場合と異なり，非常に少量のモルヒネで十分に効果が得られることが多い．反応をみながら投与量を調節する．特に腎障害，75歳以上の高齢

JCOPY 498-05728

者の場合は，注意を払う．腎機能低下などの理由でモルヒネの投与が難しい場合は，オキシコドンを代替として使用してもよい．すでに，痛みのためにモルヒネが投与されている場合，3〜5割増量する．

呼吸困難に対してモルヒネレスキューの効果が得られない場合は，増量しても効果は期待できず，副作用のみが増大するので他の方法を検討するべきである．

b. コルチコステロイドの投与

原因・病態が，がん性リンパ管症，上大静脈症候群，気管狭窄，気管支攣縮，化学療法・放射線治療による肺障害の場合は，コルチコステロイドを投与してもよい．

ベタメタゾン（リンデロン®）2〜4mg/日が開始量の目安である．最大16mg/日まで増量する．不眠の原因となるので，1日1回朝もしくは1日2回朝・昼の投与とし，18時以降の投与は控える．

c. ベンゾジアゼピン系薬の投与

不安の要素が大きい患者では，ベンゾジアゼピン系薬の使用を検討してもよい．ただし，副作用である眠気には注意が必要である．アルプラゾラム（ソラナックス®）などを少量より始める．

d. 気管支拡張薬

気管支痙攣により呼吸困難をきたしている場合，テオフィリン徐放製剤（テオドール®）の内服やアミノフィリン（ネオフィリン®）の点滴静注が有効な場合がある．血中濃度上昇により嘔気・嘔吐などの副作用を生じるので，投与量や併用薬剤に注意が必要である．

e. 患者に応じた対応，非薬物療法

患者の病態や好みに応じて，非薬物療法を併用する．

・胸部のタッピングや振動，体位ドレナージを試みる．

・セミ・ファーラー位や起坐位などをとり，体位の工夫をする．枕，クッション，バックレスト，オーバーテーブル，ギャッジベッドなどを用いて微調整する．

・呼吸困難を訴える患者は暑がることが多いので，室内の温度や湿度を調整

する.

・室内の換気をよくすると呼吸困難を軽減できる場合があるので, 窓の開放
や扇風機の使用により涼風が入るようにする.

・患者が体をあまり動かさなくても済むようにポータブルトイレを設置する
など環境を調整する.

・ゆったりとした寝衣や軽くて保温に富んだ掛け物を使用するなど, 寝衣・
寝具の工夫をする.

f. 治療抵抗性の呼吸困難への対応

① すべての治療が無効である, かつ, ② 合併症の危険性と侵襲を許容で
きる治療手段がないと考えられる場合, 苦痛を治療抵抗性と評価する. 評価
は医療チームで判断する. 医療チームが治療抵抗性の呼吸困難と評価した場
合は, 苦痛緩和を目的とした鎮静の適応を検討する[9].

2. 咳嗽 (せき)

咳嗽は防御反応として起こる反射で, 気道内の異物や, 痰を喀出するため
に発生する.

慢性的に持続する咳嗽は, がん患者のうち, 肺がん患者に高頻度にみら
れ, 診断時に 65 % 以上で認める. また, 進行がん患者を対象とした調査で
は, 42.9 % に咳嗽を認めた.

持続的な咳嗽は, 疲労, 息切れ, 呼吸困難, 呼吸筋の疼痛, 胸部のがん疼
痛の悪化, 嘔吐, 失禁の原因にもなりうる. また, 肋骨骨折, 縦隔気腫の原
因ともなる. 加えて, 夜間に増悪する咳嗽が持続すると不眠となり, 不眠は
患者のみならず, 同居の家族にも強い苦痛となる.

<原因>

がんに関連した原因として, 気管・気管支の病変, 肺実質への浸潤, 胸膜
病変 (がん性胸膜炎, 中皮腫), がん性心膜炎, 縦隔への浸潤, がん性リン
パ管症, 誤嚥 (頭頸部がん, 食道・気管瘻, 声帯麻痺), 放射線治療 (放射
線性肺臓炎), 化学療法による肺障害などがある. また, がんと関連しない

288 | 第9章 症状の緩和

原因，合併疾患による原因として，肺炎，肺塞栓，心不全，気管支喘息，慢性気管支炎，気管支拡張症，後鼻漏症候群，胃食道逆流，感染後咳嗽などがある．反復する誤嚥性肺炎と嗄声の原因としての反回神経麻痺にも留意する．また，その他の原因として，喫煙，降圧薬である ACE（angiotensin converting enzyme）阻害薬がある．さまざまな原因があるが，複数の原因が関与することも多い．

＜分類＞

一般的には，咳嗽の性状により湿性咳嗽（wet cough）と乾性咳嗽（dry cough）の2つに分類される．湿性咳嗽は痰を伴う咳嗽で，気道内の分泌物，痰を排出するために生じる．乾性咳嗽は痰を伴わない咳嗽で，気道内や胸膜の刺激によって生じる．

＜治療＞

咳嗽がみられた場合，適切に評価して可能な限り原因の治療を行う．

a. 原因に対する治療

咳嗽の原因となる疾患の治療をまず検討する（表9-4）．また，咳嗽に伴う喀痰が咳嗽を悪化させている場合には，去痰薬，吸入薬が投与される．

① 去痰薬

去痰薬は粘液溶解薬ともいわれ，気管内分泌物の粘稠度を減少させて痰の喀出を助ける薬剤であり，咳嗽反射に直接作用するわけではない．また，喀痰の量を増やすこともあり，逆に咳嗽反射を強めることもあるので注意を要する．ブロムヘキシンは気道の分泌液増加作用や粘液溶解作用がある．アンブロキソールは，肺サーファクタントの分泌作用がある．

② 吸入薬

合併疾患が喘息，慢性閉塞性肺疾患（chronic obstructive pulmonary disease：COPD）の場合には，コルチコステロイド，抗コリン薬，β_2刺激薬の吸入が，気管支の攣縮抑制や拡張作用により咳嗽を抑制する可能性があ

表9-4 がん患者における咳嗽の主な原因

がんとは直接関係しない原因	がんと直接関連する原因
心不全	気管・気管支の腫瘍
気管支喘息・咳喘息	肺実質への浸潤
慢性気管支炎	胸膜病変（がん性胸膜炎，悪性胸膜中皮腫）
気管支拡張症	
後鼻漏症候群	がん性心膜炎
胃食道逆流症	縦隔病変
感染後咳嗽	がん性リンパ管症
アンジオテンシン変換酵素阻害薬などの薬剤性	誤嚥（頭頸部腫瘍，気管食道瘻，声帯麻痺）
好酸球性肺炎	放射線治療後の肺線維化
	化学療法による肺線維化
	肺炎
	微小血栓

(Chan KS, et al. Dyspnoea and other respiratory symptoms in palliative care. Oxford Textbook of Palliative Medicine. 5th ed. Oxford University Press; 2015. p.429-34 より改変)

る.

b. 抗がん治療

原発性肺がんや，転移性肺がんに対する，外科治療，化学療法，放射線治療が奏効すれば，その随伴症状である咳嗽も緩和される可能性がある.

c. 非薬物的療法

排痰を促す目的とした，呼吸リハビリテーション，理学療法が行われることもあるが，全身状態から適応をよく考慮する必要がある.

上気道の刺激を減少させる目的で加湿器やネブライザーを使用することもある.

d. 薬物療法（鎮咳薬）

咳嗽が気道の清浄化に役立たず，咳を繰り返すことによる不快感や病状の悪化が懸念される場合は鎮咳薬を投与する.

JCOPY 498-05728

① オピオイド

効果が強く，緩和ケアにおいて中心的な薬剤となる．

オピオイドはオピオイドレセプターに作用することで鎮咳作用を発揮する．オピオイド未投与の患者に対しては，リン酸コデインのような弱オピオイドから投与することが勧められる．

リン酸コデインは代表的な鎮咳薬であり，その効果は強い．しかし，眠気や便秘も強いため注意を要する．1回10〜40mgを1日3〜4回用いる．気管支分泌の低下による痰の粘稠化・気管支平滑筋の収縮作用があるため，気管支喘息や肺気腫などの閉塞性肺疾患には適応がない．リン酸コデイン散1％は医療用麻薬ではないが，リン酸コデイン散原末，リン酸コデイン散10％，リン酸コデイン錠は医療用麻薬に含まれる．

モルヒネは痛みや呼吸困難の他に，咳嗽に対しても有効である．少量のモルヒネで十分に効果が得られることが多いので，反応をみながら投与量を調節する．

②オピオイド以外

オピオイドよりも便秘，眠気の副作用が少ない．

デキストロメトルファン（メジコン®）は咳嗽中枢における咳嗽反射を遮断する．リン酸コデインと同等の鎮咳効果があるとされる．気道分泌や気管支平滑筋への作用は少ない．副作用として眠気，めまい，ふらつき，便秘がある．

リン酸ジメモルファン（アストミン®）は延髄の咳嗽中枢に直接作用して鎮咳作用をあらわす．副作用として口渇，めまい，嘔気，食欲不振などがある．

3. 胸水

転移を伴うがん患者の約半数に，悪性胸水が認められる．原因は肺がん，乳がん，卵巣がん，悪性リンパ腫の4つでその75％を占める．

胸水貯留は徐々に起こり無症状であることが多い．量が増えるにつれて徐々に呼吸困難，乾性咳嗽や胸痛などが出現することがある．ただし，血性

胸水は急速に貯留することがある．理学所見としては，打診で濁音，聴診で呼吸音減弱がみられる．胸部 X 線写真や超音波検査で容易に確認できる．

＜方針＞

治療は胸水による症状の有無と患者の全身状態や予後によって異なる．

悪性胸水を合併しているにもかかわらず呼吸困難がそれほど強くない患者に対しては，積極的な治療は行わずに経過観察のみで対応する場合もある．また，呼吸困難が強くても患者の状態によっては，オピオイドや酸素投与などの非侵襲的な治療を優先したほうがよい場合もある．

持続ドレナージは，終末期で全身状態不良の患者では苦痛を与えるだけになる場合があるので，適応は少ない．

＜治療＞

a. 無症状の場合

様子観察および定期的に観察するだけでよい．

b. 症状がみられる場合

利尿薬を投与する．がん性胸膜炎の場合，コルチコステロイドが有効なことがある．

c. 症状が非常に強い場合

胸水排液を考慮する．再膨張性肺水腫を予防するため，1 回 500 〜 1,000mL の胸水を 1 時間以上かけてゆっくり排液を行う．ほとんどの症例で再貯留をきたすため，これを必要に応じて繰り返すが，1 週間に 1 〜 2 回で十分なことが多い．

継続して胸水をドレナージするために，小口径カテーテルを胸腔内に留置する方法があり，デバイスによっては自宅での管理が可能となる．

d. 全身状態や予後が良好な場合

持続的に胸水をマネジメントするためには，全身状態や予後が良好な患者では胸膜癒着術が有効である．

4. 死前喘鳴　death rattle

死期が迫った患者において聞かれる，呼吸に伴う不快な音と定義される．終末期がん患者の 12 〜 92 ％に発現する[10]．

死前喘鳴はその機序により，type 1 と type 2 に分類することが提唱されている．type 1 は終末期の意識低下，嚥下反射の低下に伴い，唾液が咽頭部に貯留してしまうために生じる．type 2 は全身状態の悪化に伴い有効な咳嗽が困難になり，有効な喀出ができないために気道分泌物が貯留してしまうことによって生じる．狭義の死前喘鳴は，type 1 をさす．

type 1 は基本的には意識状態が低下している状態で発生し，予後が非常に短い状況（短めの日単位〜時間単位）であることを示唆する．type 1 は意識が低下した状況で生じるため，一般的には患者自身の苦痛にはつながらないと考えられている．type 2 は気道・肺内の病態（心不全や肺炎など）により生じ，意識がある程度保たれている状況でも生じる可能性があり，患者自身の苦痛につながる場合もある．

＜薬物療法＞

分泌物産生を抑制するために抗コリン薬（臭化水素スコポラミン，臭化ブチルスコポラミンなど）が使用されるが，現在のところ，薬理学的にプラセボに勝るエビデンスはない．よって，抗コリン薬を投与しても治療効果が得られない時には投与継続の適否について検討することが望ましい．臭化水素スコポラミンは血液−脳関門を通過するため，鎮静やせん妄をきたすリスクが高く，注意を要する．

＜非薬物療法＞

体位ドレナージを促すために側臥位をとる，丁寧に鼻咽頭吸引あるいは気管吸引を行い，一時的に分泌物を取り除くといった方法が行われる．

＜輸液の調整＞

輸液量は気道分泌量に影響すると考えられ，「輸液量が比較的多い場合

（例えば 1,500mL/日以上），輸液量は気道分泌と関係し輸液減量により気道分泌が軽快する可能性がある」ことが示唆されている．

　生命予後が数日と考えられる患者の気道分泌による苦痛の改善を目的とした場合，患者・家族の意向を確認し，かつ効果があると評価されるなら，輸液量を 500mL/日以下に減量・中止することが推奨されている．

＜家族への説明＞

　死前喘鳴の原因（気道への分泌物の蓄積が原因と推測されること），死前喘鳴の意味（亡くなる前にみられる現象で，本人は苦痛を感じていないと推測されること），死前喘鳴に関する心配（多くの家族は，呼吸の不自然さに心配や恐怖を感じていること）などについて話し合うことが重要である．それらについて話し合い，説明することで家族のストレスを軽減し，安心感をもたらし，患者にとって不必要な治療を軽減できる可能性がある．

D 皮膚の症状

1. 褥瘡

　褥瘡は仙骨部をはじめとして骨が突出している坐骨部，大転子部，腸骨稜部，踵部，肩甲骨部などに好発する．

　その程度は表 9-5 のように詳細に観察する．

　管理目標は，① 圧力の分散，摩擦の回避，② 栄養状態の改善，③ 局所治療，④ 症状の緩和である．終末期がん患者に生じた深い褥瘡は治癒が困難である．褥瘡を悪化させないことに重点を置き，患者に負担を強いる治療は避け，苦痛症状の緩和を優先して行う．

　体圧分散寝具（マットレス）は圧力の分散を目的に使用される．ウレタンフォーム，ゲル，エアなど，さまざまな種類のマットレスがある．体圧分散を強めるとマットレスに埋まってしまい，寝返りが行いにくくなる．患者の病状，生活スタイルを念頭に置き，福祉用具専門相談員と連携して，体圧分散寝具の導入を行う[11]．

第9章　症状の緩和

表 9-5　DESIGN 分類（日本褥瘡学会）

Depth

d	0	皮膚損傷・発赤なし	D	3	皮下組織までの損傷
	1	持続する発赤		4	皮下組織を越える損傷
	2	真皮までの損傷		5	関節腔，体腔に至る損傷，または深さ判定が不能の場合

Exudute 浸出液

e	0	なし	E	3	多量：1日2回以上のドレッシング交換を要する
	1	少量：毎日のドレッシング交換を要しない			
	2	中等量：1日1回のドレッシング交換を要する			

Size サイズ［直径（cm）×短径（cm）］

s	0	皮膚損傷なし	S	6	100 以上
	1	4 未満			
	2	4 以上 16 未満			
	3	16 以上 36 未満			
	4	36 以上 64 未満			
	5	64 以上 100 未満			

Inflammation/Infection 炎症/感染

i	0	局所の炎症兆候なし	I	2	局所の明らかな感染兆候あり（炎症兆候，膿，悪臭）
	1	局所の炎症兆候あり（発赤，腫脹，熱感，疼痛）		3	全身的影響あり（発熱など）

Granulation tissue　肉芽組織

g	0	治癒または創が浅いため評価できない	G	3	良性肉芽が創面の10％以上50 未満を占める
	1	良性肉芽が創面の90％を占める		4	良性肉芽が創面の10％未満を占める
	2	良性肉芽が創面の50％以上90％未満を占める		5	良性肉芽が全く形成されない

Necrotic tissue　壊死組織

n	0	壊死組織なし	N	1	柔らかい壊死組織あり
				2	硬く厚い密着した壊死組織あり

**Pocket　ポケット　同じ体位で，ポケット全周（潰瘍面も含め）
［直径(cm)×短径(cm)］から潰瘍の大きさを差し引いたもの**

なし	記載せず	P	1	4 未満
			2	4 以上 16 未満
			3	16 以上 36 未満
			4	36 以上

JCOPY 498 − 05728

D. 皮膚の症状 295

＜局所治療＞
a. 創傷被覆材（ドレッシング材）

　治療の基本は閉塞環境，湿潤環境であり，感染創でなければ創傷被覆材を用いる．2012年の診療報酬改定以降，真皮を越える深い褥瘡に対して，在宅で創傷被覆材を使用する場合，3週間を超えて使用できるようになった．創傷被覆材にはポリウレタンフィルム（オプサイト®，テガダーム™，バイオクルーシブ™など），ハイドロコロイド，アルギン酸ドレッシング，ポリウレタンフォームなどの種類があり，創の状態によって使い分ける．また，紙おむつを穴あきポリエチレンで包んだものを創傷被覆に使用する開放性ウエットドレッシング療法もある．

　一部のドレッシング材は閉塞環境を作らないが，滲出液を吸収する形で湿潤環境を維持する．感染に弱い反面，ドレッシング材に粘着性がないこと，大きな面積と深さに対応できること，繰り返し交換しやすいことに利点がある．

b. 洗浄とデブリドマン

　創傷被覆材の交換時には創の洗浄を心がける．壊死組織は患者の状態に応じて可能な範囲で切除する．周囲の皮膚は石けんと湯で洗浄する．

c. 外用剤

　感染抑制用外用剤，上皮・肉芽形成促進薬を使い分ける．感染した褥瘡では閉塞環境にせず，外用薬の塗布を選択する．

＜症状の緩和＞

　感染を伴う痛みには抗菌薬の使用を検討する．滲出液によって生じる不快な感覚に対しては，少量なら創傷被覆材を用いて閉塞する．体位交換が困難な患者には短時間で交換可能な外用薬や吸収ドレッシングが有効である．

2. 体表に浸潤した腫瘍性病変に伴う悪臭

　管理のポイントは感染のコントロールであり，洗浄に加えてメトロニダゾール軟膏，クリンダマイシン軟膏が用いられる[12]．マクロゴールは滲出

JCOPY 498-05728

液の吸収に優れる.

● ロゼックス®ゲル0.75％（メトロニダゾールゲル）
ロゼックス®ゲルの基剤に使用されているカルボキシルポリマーは，併用する薬剤の性質によってゲルが崩壊してしまうことがある．キシロカインゼリー®やアルギン酸ナトリウム（アルト®）と併用するとゲルが崩壊して液体化してしまうので，注意が必要である．

● 0.8％メトロニダゾール軟膏
処方：100g 中
フラジール®　0.8g
マクロゴール400　20.0g
マクロゴール軟膏　69.2g
キシロカインゼリー®10.0g
フラジール®をマクロゴール400，キシロカインゼリーの順に混合し，最後にマクロゴール軟膏と練合する．

● 3％クリンダマイシン軟膏
処方：100g 中
ダラシン®カプセル（150mg 力価）　20 個（3g 力価）
マクロゴール400　20.0g
マクロゴール軟膏　60.0g
キシロカインゼリー®10.0g
ダラシン®をマクロゴール400，キシロカインゼリー®の順に混合し，最後にマクロゴール軟膏と練合する．
筆者の施設では，同病変からの出血のコントロール目的で，上記の軟膏に軟膏の重量に対して5〜10％のアルギン酸ナトリウム（アルト®）を混合している．

E 睡眠障害（不眠）

　緩和ケアでは，夜間に十分な睡眠が得られ，かつ起床時に眠気が残らないようにすることが重要である．患者の訴えや睡眠パターンをよく聴き，不眠の原因を知ることが重要である．

　症状の十分な説明や，原因となる身体症状の除去や緩和をはかる．同時に不安や恐れについて話し合うなど精神的ケアも心がける．

　患者が不眠を訴えた場合，日中に睡眠をとっていないか，不安や焦燥，疼痛，その他の症状が背景となっていないかを考慮する．必ずしも薬物治療が最善の選択肢ではない．

　アルコール類は少量にとどめること，患者の判断で薬物の増量，中止などを行わないことを患者に説明する．

　高齢者，低栄養患者には成人量の 1/2 から開始する．夜間のトイレ歩行に伴う転倒防止に努める．

　投与開始後に翌朝以降への眠気やふらつき，精神運動機能への影響が問題とならないことを確認する．問題がある場合は作用時間の短い薬物に変更する．

　短時間作用型の睡眠導入剤の連用後は急に中止すると反跳作用が起こりうるので，隔日投与を経て中止する．

　さまざまな工夫によっても不眠が解消されない場合に睡眠薬を使用する．特に体力低下のみられる患者や高齢者では，短時間作用のものを少量から開始する．

＜ケア＞
a. 環境整備

　外界の刺激（光，騒音，臭気）が少なくなるように工夫する．ベッドや寝具が快適となるように工夫する．心の和む音楽を流す．
b. 昼間を快適に過ごすようにする
c. 不安や恐怖心を緩和する

ベッドサイドに座り，話を十分に聞く．家族の協力を得て，夜間付き添ってもらう．

d. 就寝前のケア

足浴やマッサージを行う．温かい飲み物を飲む．カフェインを多く含む嗜好品を摂取しない．

<治療>

a. 入眠障害

入眠までに，1時間以上の時間を要する場合に，超短時間作用型から短時間作用型の睡眠薬を睡眠導入薬として少量から開始する．夜間に途中覚醒した場合，異常行動（寝ぼけ）や健忘などがみられることがある．

● 処方例

エスゾピクロン（ルネスタ®）1回1〜2mg，就寝前

ゾルピデム（マイスリー®）1回5〜10mg，就寝前

ブロチゾラム（レンドルミン®）1回0.25mg，就寝前

b. 中途覚醒

夜中に何度も目が覚めたり，その後は朝まで眠れなくなる場合に，中間型や長時間作用型の睡眠薬は適応となるが，末期がん患者では起床時眠気が残りやすい．体力の低下や全身状態の悪化がみられる場合は，超短時間作用型から短時間作用型の睡眠薬の使用のほうが無難なことが多い．

● 処方例

エスタゾラム（ユーロジン®）：中間型

錠剤：1回1〜2mg，就寝前

ニトラゼパム（ベンザリン®）：中間型

錠剤：1回5〜10mg，就寝前

c. 不安を伴う不眠の場合

ベンゾジアゼピン系抗不安薬への変更が有効な場合がある．代表的な抗不安剤として，ロラゼパム（ワイパックス®），ジアゼパム（セルシン®），ブロマゼパム（セニラン®），クロナゼパム（リボトリール®）がある．ジアゼ

パム，ブロマゼパムには坐剤もあり，経口投与が困難な場合にも投与可能である．

d. 抑うつを伴う不眠

抗うつ薬のもつ催眠鎮静効果を利用することが有用な場合がある．一部の抗うつ薬では，深い睡眠（徐波睡眠）を誘導し，患者の主観的な熟眠感が増すことも報告されている．うつ病では特徴的な症状として，覚醒時に強い抑うつ感を訴えることが知られている．

- ●処方例

トラゾドン（デジレル®）〔適外〕錠剤：1回25mg，就寝前

ミアンセリン（テトラミド®）〔適外〕錠剤：1回10mg，就寝前

ミルタザピン（リフレックス®）〔適外〕錠剤：1回15mg，就寝前

e. せん妄状態あるいはそのリスクが高い不眠

抗精神病薬の鎮静効果を利用するのが一般的であり，非定型抗精神病薬が選択されることが多く，クエチアピン（セロクエル®），オランザピン（ジプレキサ®），リスペリドン（リスパダール®）などが選択される．いずれも血糖を上昇させるので，糖尿病の患者では使用できない．糖尿病と併存している患者では，ハロペリドール（セレネース®），クロルプロマジン（コントミン®）などを使用する．

f. 肝腎機能障害がみられる不眠

代謝が単純で，代謝産物が活性をもたないものとして，ロルメタゼパム（エバミール®），ロラゼパム（ワイパックス®）がある．

g. 内服困難で不眠の場合

ブロマゼパム（セニラン®）〔適応外使用〕

坐剤：1回1.5〜6mg，就寝前

ブロマゼパム（セニラン®）は抗不安薬で経口薬もあるが，坐剤で使用すると睡眠薬としての使用可能である．

ミダゾラム（ドルミカム®）〔適応外使用〕

注射剤：10〜50mgを生理食塩水100mLに混合して夜間から早朝にか

けて緩徐に点滴静注

ミダゾラム（ドルミカム®）はイミダベンゾジアゼピン誘導体で短時間作用（半減期 1.5 〜 3.5 時間）の水溶性ベンゾジアゼピン系薬剤である．作用発現が早く，半減期が非常に短いので睡眠導入に適しており，朝に薬剤の影響が残ることがほとんどなく，非常に有効である．呼吸抑制，舌根沈下，せん妄に注意する．連日使用すると耐性ができて，次第に効果が減弱することがある．

フルニトラゼパム（ロヒプノール®）〔適応外使用〕
　注射剤：1 〜 2mg を生理食塩水 100mL に混合して，就眠時 30 分〜 1時間かけて点滴静注

メモ❾ 不眠に対する新しい薬剤

● メラトニン受容体作用薬

体内時計を担う視床下部視交叉上核の MT_1 および MT_2 受容体に選択的に作用する薬剤である．ヒトでは MT_1 受容体への刺激で入眠促進や睡眠維持，MT_2 受容体への刺激は概日リズムを前進あるいは後進させる．

ラメルテオン（ロゼレム®）は，BZP 受容体作動薬と比べると総合的な催眠作用は弱いが，入眠潜時（寝入りまでの時間）の短縮と総睡眠時間の延長といった効果を有する．また，BZP 系作動薬で懸念される，反跳現象，依存，認知機能への影響や筋弛緩作用，奇異反応などは認めない．ただし，効果判定には 1 〜 2 週間必要である．内服方法については通常の就寝前より早い時間に内服するほうが効果が高いともいわれている．

［処方例］

ラメルテオン（ロゼレム®）1 回 8mg　1 日 1 回　就寝の 2 時間前

● オレキシン受容体拮抗薬

オレキシン神経は，覚醒中枢とされる橋の青斑核（ノルアドレナリン神経細胞），視床下部の結節乳頭核（ヒスタミン神経細胞），腹側被蓋野（ドパミン神経細胞），縫線核（セロトニン神経細胞）などに投射しており，これらの覚醒系を活性化することで，覚醒を高め維持する作用があると考えられている．一方，睡眠時には，GABA 神経がこれらの神経に直接抑制的に働く

うえに，オレキシン神経を抑制し，睡眠を維持すると考えられている．2014年に発売が開始されたオレキシン受容体拮抗薬であるスボレキサント（ベルソムラ®）は，オレキシン OX_1 および OX_2 受容体に対する高い親和性を有し，「覚醒維持のスイッチ」をオフにすることで，入眠作用だけではなく中途覚醒への有効性が認められている．また，断薬時の反跳性不眠や退薬症候も認めにくいとされている．

フルニトラゼパム（ロヒプノール®）はミダゾラムに比較すると半減期の長い中間型水溶性ベンゾジアゼピン系薬剤である．就寝時に30分〜1時間で点滴静注することにより，朝まで効果が得られることが多く，ミダゾラムのように朝まで持続点滴せずに入眠がはかれる．また，ミダゾラムに比較して耐性も生じにくいとされており，長期間使用することが考えられる場合には，ミダゾラムより優先して使用すべきであると考えられている．

文献

1) Yavuzsen T, Davis MP, Walsh D, et al. Systematic review of the treatment of cancer-associated anorexia and weight loss. J Clin Onclo. 2005; 23: 8500-11.
2) 日本緩和医療学会，編．終末期がん患者に対する輸液治療のガイドライン．東京: 金原出版; 2016.
3) Stewart AF. Clinical practice. Hypercalcemia associated with cancer. N Engl J Med. 2005; 352: 373-9.
4) 日本緩和医療学会，編．がん患者の消化器症状の緩和に関するガイドライン．2017年版．東京: 金原出版; 2017.
5) 西　智弘，松本禎久，森　雅紀，他．緩和ケアレジデントマニュアル．東京: 医学書院; 2016.
6) 淀川キリスト教病院ホスピス，編．緩和ケアマニュアル．第5版．大阪: 最新医学社; 2007.
7) 武田文和．トワイクロス先生のがん患者の症状マネジメント．第2版．東京: 医学書院; 2010.
8) 日本緩和医療学会，編．がん患者の呼吸器症状の緩和に関するガイドライン．第2版．東京: 金原出版; 2016.
9) 日本緩和医療学会，編．苦痛緩和のための鎮静に関するガイドライン．東京: 金原出版; 2010.

302 第9章 症状の緩和

10) Lokker ME, van Znylen L, van der Rijt CC, et al. Prevalence, impact, and treatment of death rattle: A systematic review. J Pain Symptom Manage. 2014; 47: 105-22.

11) 鈴木 央. 褥瘡. 在宅医療テキスト. 第3版. 東京: 公益財団法人 在宅医療助成 勇美財団; 2015. p. 78-81.

12) 吉澤明孝, 行田泰明, 石黒俊彦, 他. 一般病院の頭頸部がん緩和ケアへの取り組み. 頭頸部癌. 2010; 36: 414-6.

〈首藤真理子〉

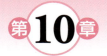

精神的苦痛の緩和
―本人・家族に対する精神的サポート―

A スピリチュアル・ペイン

　全人的苦痛とされる4つの苦痛（身体的苦痛，精神的苦痛，社会的苦痛，スピリチュアル・ペイン）はそれぞれ重複しており，相互に作用し合っていて，切り離すことができない．特に精神的苦痛とスピリチュアル・ペインは表裏一体になっているようにさえ思えるときがある．

1. スピリチュアル・ペインとは

　その人のすぐそばにあって，生きていく上で支えになっているもの（スピリチュアリティ，たとえば「健康」，「命」，「若さ」など）がある．普段はそのありがたさに気づかなかったり，当たり前のものとして存在する．しかし，失うときになって初めてその重要性（スピリチュアルニーズ）に気づき，それがこれ以上満たされなくなる現実に直面したときに生まれるのがスピリチュアル・ペインである．

2. 村田理論

　いくつかスピリチュアル・ペインを理論的に説明したものがあるが，ここでは終末期がん患者のスピリチュアル・ペインに注目した村田理論[1]を取り上げる．人間の存在には時間存在，関係存在，自律存在の3つの大きな柱があり安定している（図10-1）．死を間近なものとして意識したとき，これらの柱が大きく力を失い，バランスを崩した状態がスピリチュアル・ペインである．どの柱がそこなわれると，どのようなスピリチュアル・ペインを示唆する言葉が聞かれるかが示されている（表10-1）．

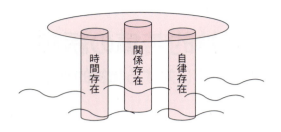

図 10-1 自己の存在と意味の消滅から生じる苦痛（村田理論）
（かごしま緩和ケアネットワークホームページより）

3. 治療

　村田はさらに，コミュニケーションを通した「処方箋」なる治療的介入の方法に言及しているが，詳しくは文献を当たっていただきたい．スピリチュアル・ペインの「治療」はここでは深くは触れることができないが，スピリチュアル・ペインの原因の原状復帰は不可能である．現実の中で妥協点を見いだしてゆかざるを得ないが，何をもって妥協点とするかの答えは個々の患者自身の中にある．1人1人の患者によって異なり，1人の患者の中でも日々変わっていく．その答えを見つけるのは患者本人に他ならない．

　われわれにできることは，
　① そばにいること（not doing, but being）
　② ひたすら傾聴すること
に尽きる．

　われわれにできるスピリチュアル・ケアとは決して特殊な技法ではない．通常の身体的ケアと上記の①，②の組み合わせだといえる．

　ディグニティー・セラピーやライフ・レビュー・セラピーなど特殊な技法はそれぞれの成書を参照にされたい．

　宮下，森田らによる Good Death[2] の研究（表 10-2）は，日本人では死を目前にしてどのようなスピリチュアル・ニーズが生じるかを示したものである．大部分の日本人が望むもの，望まないもの，ばらつきがあるものなどさ

A. スピリチュアル・ペイン **305**

表 10-1 意識の志向性からみたスピリチュアルペイン　時間性・関係性・自律性

「こんなことやったってしょうがない」 「ホスピスは退屈だ．何もすることがない」 「何をしたらいいのかわからない」 「もう何の意味もない」 「早く楽にしてほしい」 「早くお迎えが来てほしい」 「なんでこんなことになってしまったのか」 「私の人生は何だったのか」	無意味／無目的（将来の喪失） **時間存在**としてのスピリチュアルペイン
「死んだら何も残らない」 「孤独だ．自分 1 人取り残された感じだ」 「家族がついていてくれるが，ひとりぼっちのように感じる」 「1 人天井を見ていると，生きている実感がない」 「誰もわかってくれない」 「これから私はどうなるの？　どこへ行くの？」 「私の罪は永遠に消えることはない」	虚無／孤独（他者との関係の喪失） **関係存在**としてのスピリチュアルペイン
「人の世話になって迷惑かけて生きていても，何の値打ちもない」 「自分で自分のことができないのは，もう人間じゃない」 「何の役にも立たない．生きている価値がない」	無価値／無意味（自律の喪失） **自律存在**としてのスピリチュアルペイン

（村田久行．日本ペインクリニック学会誌．2011; 18: 1-8[1]）

まざまである．また今後時代とともに変化していく可能性はある．死を目前にした人との対話の中で指針のひとつになるはずである．

JCOPY 498－05728

第 10 章　精神的苦痛の緩和

表 10-2　日本人の good death

ドメイン	項目	「重要である」
苦痛がない	おだやかな気持ちでいる	97％
	体に苦痛を感じない	90％
望んだ場所で過ごす	自分が望む場所で過ごす	93％
医療者を信頼できる	信頼できる医師に診てもらう	96％
	医師と話し合って治療法を決める	95％
	安心できる看護師がいる	94％
	気持ちをわかってくれる人がいる	94％
	ずっと同じ医師や看護師に診てもらえる	83％
	医療者に死の不安が話せる	78％
希望や楽しみがある	楽しみになることがある	91％
	明るさを失わずに過ごす	91％
	希望をもって過ごす	88％
負担にならない	お金の心配がない	92％
	家族の負担にならない	89％
	人に迷惑をかけない	88％
家族と良い関係でいる	家族と一緒に過ごす	84％
	家族に気持ちを伝えられる	92％
	残された家族がうまくやれると思える	92％
	家族の心の準備ができる	91％
	家族から支えられていると思える	90％
	なくなるとき家族がそばにいる	85％
自分のことが自分でできる	意識や思考がしっかりしている	90％
	ものが食べられる	89％
	身の回りのことが自分でできる	88％
落ち着いた環境である	静かな環境で過ごせる	87％
	自由で人に気兼ねしない環境で過ごせる	83％

（つづく）

ドメイン	項目	「重要である」
人として大事にされる	「もの」扱いされない	89%
	生き方や価値観が尊重される	88%
	些細なことに煩わされない	81%
人生を全うできる	家族が悔いを残さない	84%
	心残りがない	83%
	人生を全うしたと思える	81%
自然な形である	自然に近い形で最後を迎える	89%
	機械やチューブにつながれない	66%
伝えたいことが伝えられる	周囲に感謝の気持ちが持てる	92%
	死に対する心の準備ができる	86%
	会いたい人に会っておく	76%
	大切な人に別れを言う	75%
	わだかまりのある人と和解ができる	51%
生きている価値を感じられる	生きていることの価値を感じる	81%
	仕事や家族としての役割を果たせる	62%
	人の役に立っていると考える	75%
希望や楽しみがある	楽しみになることがある	91%
	明るさを失わずに過ごす	91%
	希望をもって過ごす	88%
病気や死を意識しないで過ごせる	死を意識しないで毎日を過ごす	85%
	知らないうちに死が訪れる	53%
	良くないことは知らないままでいられる	44%
できる限りの治療を受ける	できるかぎりの治療をしたと思える	78%
	最後まで病気とたたかう	73%
	できるだけ長く生きる	42%
他人に弱った姿を見せない	他人から同情・哀れみを受けない	69%
	容姿が今までと変わらない	65%
	家族や周りに弱った姿を見せない	57%

（つづく）

ドメイン	項目	「重要である」
先々のことを自分で決められる	残された時間を知っておく	67%
	お墓や遺言などの準備ができる	66%
	先々何が起こるか知っておく	58%
	死の時を自分で決められる	57%
信仰に支えられる	自分を越えた何かに守られている	47%
	信仰を持っている	38%

4. 家族への配慮

　在宅療養においてはこの治療者グループに家族などの介護者も参加していただき，一翼を担っていただく．一方で，われわれ医療者の関わりが点であるのに対し，介護者は線や面でかかわることになるため，その負担軽減の方策はケースバイケースで考えていくことになる．最も重要なことは，医療者だけでなく介護者も貴重なチームの一員でもあり，みなで支え続けることをくり返し保証することだろう．

B　適応障害・うつ病（気持ちのつらさ）

　うつ病は DSM-5 診断基準に照らし合わせて診断される．1）抑うつ気分，2）興味・喜びの喪失，3）食欲の減退，4）不眠，5）精神運動抑制，6）易疲労感，7）罪責感，8）集中力の減退，希死念慮，のうち 1）または 2）を必ず含み，5つ以上が同じ 2 週間の間に存在すればうつ病と診断する．

　適応障害はストレスに反応した心理面の反応で，うつ病，不安障害など特定の疾患には該当しないが，生活面が障害されているものである．

　がん告知後の精神心理状態の変化のモデル（図 10-2）を見ながら，うつ病と適応障害の関係を確認したい．がん診療においてはくり返し悪い知らせが伝えられるし，がんと長く向かい合う中では，うつ病や適応障害も継続した慢性的な問題となってくる．

　国立がん研究センター東病院では，がんの治療期別のうつ病・適応障害の有病率を報告している（図 10-3）[3]．データに関するさまざまなバイアスは

B. 適応障害・うつ病（気持ちのつらさ）

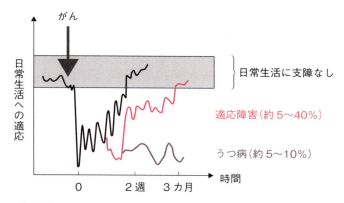

図 10-2 精神心理状態の変化のモデル
(山脇成人，監修．内富庸介，編．サイコオンコロジー．大阪：診療新社；1997)

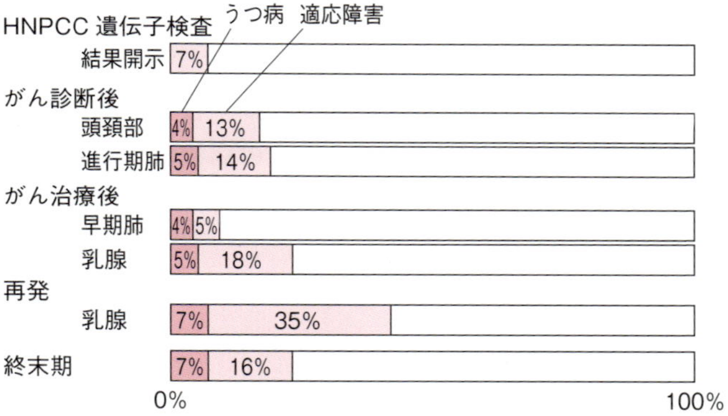

図 10-3 がん患者の抑うつの1カ月有病率（％）
(国立がん研究センター東病院. https://www.ncc.go.jp/jp/epoc/division/psycho_oncology/kashiwa/080/010/)

考慮した上で参考にしていただきたい．

しかし実際の緩和ケアの場では，一部の重症うつ病を除くと，厳密にうつ病と適応障害を分けて考える意義は乏しい．むしろいかに患者や家族の療養

310 第10章　精神的苦痛の緩和

生活に負担となっているかが問題である．全米を代表とする世界25の主要がんセンターで結成されたNCCN（National Comprehensive Cancer Network）のガイドラインでは，適応障害やうつ病を含むつらさをDistressと総称しており，その理由を「うつ病・適応障害というよりも一般人にも理解しやすく，受け入れやすい言葉である」と説明している．日本サイコオンコロジー学会ではDistressを「気持ちのつらさ」と翻訳している．本稿でも，適応障害とうつ病の総称として「気持ちのつらさ」という言葉を使用する．

1. 気持ちのつらさのもたらす悪影響

気持ちのつらさが存在すると，QOL（quality of life）の全般的な低下をきたすことが知られている．最悪の事態は自殺である．意思決定に際してもメリットを過小評価してデメリットを過大評価するなど間違った結果を導き出しがちである．家族も苦痛であるし，入院期間の延長にもつながる．

2. リスクファクター

性格や精神疾患の既往，若年者，社会的に孤立していること，など個人的・社会的要因がある．より重要なのは本人の病状による要因であり，再発・進行がん，全身状態が悪いこと，併用されている薬剤，症状コントロールが不十分であることである．

3. 診断

普段から在宅で診ている患者さんの様子がいつもと違って元気がない，あるいは家族など介護者から「元気がなくなった」などの申告があってわかることもある．

普段から診察の中で自然に気持ちのつらさの有無の確認を意図した質問をする．身体疾患のスクリーニングに紛れ込ませるのがよい．

「よく眠れてますか？　食欲は？　お通じは？　毎日楽しく過ごせますか？　気持ちがつらくなったりしてはないですか？」

あやしければ，二質問法[4]を行う．

B. 適応障害・うつ病（気持ちのつらさ） *311*

・この1カ月間，気分が沈んだり，憂うつな気分になったことがあった
・この1カ月間，どうも物事に対して興味がわかない，あるいは心から楽しめない

　このどちらかに yes と答えるようなら，うつ病を疑って DSM-5 での診断にすすむ.

　うつ病と診断，あるいは可能性を疑えば，希死念慮を確認しておく.

「もしかして死んだほうがましだなんて考えたりすることがありますか？」
「実際に死ぬ方法を考えたりしますか？」

　希死念慮が明らかな場合は在宅医療チームで相談し，精神科医など，対応になれているものへの連携を考える.

　その他，以下を除外しておく必要がある.

・アカシジア：使用薬物の確認. スルピリド，メトクロプラミド，三環系の抗うつ剤などドパミン拮抗作用のあるもの.
・せん妄：低活動型せん妄はうつ病と間違われやすく，過活動型せん妄は不安や焦燥と間違えられやすい.

4. 気持ちのつらさの治療

　通常のうつ病の治療は，精神療法＋休息＋薬物療法であろうが，緩和ケアの場合は，精神療法＋原因への介入＋薬物療法を考えることが多いのが特徴である.

5. 精神療法

　共感的に傾聴をする支持的精神療法が基本である.

　共感的な傾聴，とは，相手の置かれている状況と相手の気持ちを想像し，「あなたは私にとって大事な人だからあなたのことが気になる，必要があればお役に立ちたい」という気持ちを相手の自尊心に配慮しながら伝えることである.

JCOPY 498-05728

312 | 第10章　精神的苦痛の緩和

6. 原因への介入

　緩和ケアの気持ちのつらさの対応では，実はここがキモといってよい．

　がん性疼痛や呼吸困難感など身体症状が合併している場合，可能な限りこれらの症状に対する治療を強化する．身体症状に対処しないまま精神症状に対する治療のみを強化しても，気持ちのつらさの改善はなかなか期待しがたい．

　ステロイド，オピオイド，ベンゾジアゼピンなど治療薬物，アルコールや嗜好品で気持ちのつらさに関与しているものがあればその取り扱いについて在宅医療チームで検討する．

　さらに身体疾患などが原因となっている可能性も想定しておく．

7. 薬物療法

　一般的なアルゴリズムではうつ病でも不安障害でもファーストチョイスは新規抗うつ薬で，原則としてベンゾジアゼピンは使用しないことになっている．

　緩和ケアの場ではファーストチョイスがベンゾジアゼピン（表10-3，図10-4）[5]である．

　その理由は，

・重症のうつ病には抗うつ薬は有効だが，軽症うつ病や適応障害に対しては効果よりも副作用のデメリットが上回る．がん患者の気持ちのつらさ（う

表 10-3 ベンゾジアゼピンの処方の例

商品名	一般名	初期投与量 （mg/day）	半減期 （時間）	投与経路
ソラナックス，コンスタン	アルプラゾラム	0.4 ～ 1.2	10 ～ 15	経口
ワイパックス	ロラゼパム	0.5 ～ 1.5	10 ～ 20	経口
レキソタン，セニラン	ブロマゼパム	3 ～ 6	11 ～ 28	経口，座薬

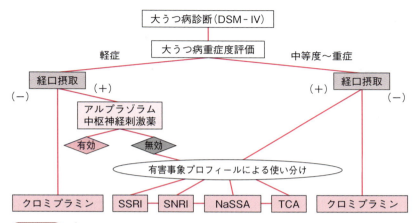

図 10-4 進行がん患者のうつ病治療のアルゴリズム
（秋月伸也, 他. 進行がん患者のうつ病. In: 精神薬物療法研究会, 編. 気分障害の薬物治療アルゴリズム. 東京: じほう; 2003. p.83-99 を改編）

つ病や適応障害）の大部分は比較的軽症で抗うつ薬を使用するメリットがなかった.
・予後が限られている患者が多く, 早く確実に効果を出すためにはベンゾジアゼピンが好ましい. 特に生命予後の短い患者では, 依存性の問題は二の次になる.
・投与経路の問題や薬物相互作用, 副作用など抗うつ剤のデメリット.

などのためである. ただし, これらのアルゴリズム作成のもとになっている抗うつ剤が若干古いことなどもあり, 新しい知見が出てくれば今後変わっていく可能性はある. 現在, 日本サイコオンコロジー学会でガイドラインの作成中である.

アルプラゾラムに関しては 1991 年にその有効性が報告されている[6]. がん患者の不安・抑うつに対しアルプラゾラムを処方したところ, 1週間ほどでいずれも大きく改善した, というものである.

ロラゼパムに関する直接の報告はないものの, 比較的プロフィールがアルプラゾラムに近いことや, 活性代謝産物が生じないため高齢者や体力の低下

314 | 第10章　精神的苦痛の緩和

したものでも使用しやすいこと，口腔内で溶解しやすくOD錠のように嚥下しやすいこと，などメリットがある.

　高齢者や衰弱した患者では，ふらつき，眠気などの副作用が出やすいため，通常よりも少なめから開始する.

　これらの薬剤の効果は速やかに判定でき，遅くとも2, 3日後には白黒がはっきりする. それ以上続けても効果が出現することは期待できないので，その場合は速やかに新規抗うつ剤に切り替える.

　奏効した場合でも，生命予後が4週間以上あり，継続して内服する必要がある患者であれば新規抗うつ剤への切り替えを考え，ベンゾジアゼピンは短期使用にとどめる（表10-4）. 常用量でも6週間を超えて内服すると依存が生じるためである.

　抗うつ作用には大きな差はないとされ，プロフィールで使い分ける.

　SSRI（selective serotonin reuptake inhibitor　選択的セロトニン再取り込み阻害薬）は不安が強い例，倦怠感が強い例に用いられる. CYP2D6などの阻害作用に注意が必要である. 阻害作用の強さはSSRIによって差があり，SNRI（serotonin & norepinephrine reuptake inhibitors　セロトニン・ノルアド

表10-4 新規抗うつ剤の処方の例

抗うつ剤の種類	商品名	一般名	初期投与量（mg/day）	維持量（mg/day）	半減期（時間）	その他
SSRI	ジェイゾロフト	セルトラリン	25〜50	50〜100	24	悪心，嘔吐
SSRI	レクサプロ	エスシタロプラム	10	20	37.7	悪心，嘔吐
SNRI	サインバルタ	デュロキセチン	20	〜60	13.5	悪心，嘔吐，排尿障害，疼痛に対する作用
NaSSA	リフレックス，レメロン	ミルタザピン	15	〜45	23〜33	眠気・鎮静，食欲増進（→睡眠，制吐・食欲改善）

レナリン再取り込み阻害薬）でも阻害作用のあるものはある．

SNRI は比較的効果が発現するのが早い．また多くの抗うつ薬が眠気をきたすのに対し，眠気は少ない．糖尿病性神経障害，慢性腰痛症，変形性膝関節症などにも適応が通っており，痛みのあるがん患者に鎮痛補助薬としての効果も期待できるかも知れない．

NaSSA（noradrenergic & specific serotonergic antidepressant ノルアドレナリン作動性・特異的セロトニン作動性抗うつ剤）も比較的効果発現が早い．鎮静作用や制吐・食欲増進作用があり，これらの症状をターゲットに用いることがあるが，倦怠感やせん妄を誘発することがあるので少量から開始する工夫も必要である．

8. 家族への配慮

気持ちのつらさを抱えた患者の家族では，気持ちのつらさは患者本人よりも高頻度で，しかも重症だという報告がある．後述するように「家族は第2の患者」という言葉があるが，そのことに留意しておく．

C せん妄

せん妄は，身体疾患や薬物の影響で出現する精神症状である．イメージであるが，健康な身体機能が維持され，かつ脳の意識中枢の覚醒状態が保たれた状態で，大脳皮質の高度な機能が発揮できる．身体疾患や薬物で身体機能が障害されると，意識が悪化し，大脳皮質の機能が悪化するため，ありとあらゆる精神症状が起こっておかしくない．

せん妄は，本人に恐怖や不安の経験をもたらすとともに，意思決定が困難になったり，家族とのコミュニケーションを妨げることにもなり，家族の動揺ももたらす．特に看護スタッフなど医療者が疲弊し，入院の長期化につながることもある．また徘徊による転倒事故のほか，幻覚や妄想によって衝動的に自傷や他害行為に走ることがある．

せん妄は一時的な問題では終わらず，死亡率とも関係し，長期的に認知機能の低下や認知症へリスクも高めることがわかってきている．

316 第10章 精神的苦痛の緩和

緩和ケア普及のための地域プロジェクト（OPTIM）の「意識が混乱したとき（せん妄）」[7] に非常にコンパクトにエッセンスがまとめられているので，本稿はその行間を埋める意味で参考にしていただきたい．

1. 診断基準

米国精神医学会（DSM-5）[8] の診断基準では，下記1）〜4）をすべて満たす場合にせん妄と診断される．

1) 原因となる身体疾患や薬物の影響がある
2) 注意力の低下を伴う意識の障害
3) 既知の認知症では説明できない記憶や見当識の障害，幻覚などの出現
4) 短期間で出現し，1日のうちでも変動する

前述の如く，1) 身体疾患や薬物の影響をもとに，2) 意識中枢の機能が低下し，3) 大脳皮質の機能も低下する，とイメージすると覚えやすい．

2. 病型分類

精神運動興奮の状態で，以下のように分類することもある．

1) 過活動型
2) 低活動型
3) 混合型

3. 疫学

せん妄は急性期一般病棟のがん患者でも15％程度認められること[9] が知られているが，病期の進行とともに増加し，進行がん患者が緩和ケア病棟入院する時には42％で，死亡直前には88％であった[10] という報告がある．

過活動型せん妄は30％程度で，低活動型せん妄および混合型せん妄が60〜70％を占めていると考えられている．

4. 症状

「せん妄」というと「見当識障害」という印象が強いが，進行がん患者で

せん妄と診断されたものでは 76 ％にみられるに過ぎなかった．最も多いのは睡眠覚醒リズムの障害 97 ％，注意力低下 97 ％で，せん妄の診断を受ける数日前から認められた．幻覚 50 ％，妄想 30 ％であった[11]．つまり，せん妄をより早期に診断しようとすれば，睡眠リズムの変化や注意力低下をいかに早く察知するかが大切ということになる．

5. 診断

ゴールドスタンダードは DSM-5 診断基準である．

DSM-5 の前身の DSM-III-R をもとに CAM（Confusion Assessment Method）[12] が作られており，診断や重症度の判断もできるツールである．

さまざまなスクリーニングが勧められているが，プライマリ・ケアの臨床現場では SQiD（Single Question in Delirium）[13] を紹介しておきたい．看護師や家族などに「今日の患者さんは，普段に比べて混乱しているように見えますか？」と訊くもので，本人への侵襲が少ない．答えが「はい」である時，感度は 80 ％，特異度は 71 ％とされる．

その他，筆者が臨床で重視するポイントをいくつか列挙する．

・呼びかけても視線が合わなくなった．
・同じ話を何度もするようになった．／コロコロ話題が変わり一貫性がなくなった．
・言い間違いや「あれが」「それが」が増えた．
・怒りっぽくなったり，涙もろくなった．
・昼夜逆転．
・夕方が近くなると落ち着かなくなる．
・夜間頻回にトイレに行く．
・看護師，家族など，普段の本人のことを知る人たちからみた「人が変わった」印象．

6. 病態生理

せん妄は，身体疾患や薬物の影響が重なり発生しうる精神症状である．治

療に際してもどのような病態が関与しているか特定し，それを取り除くことが治療につながる．1）準備因子，2）促進因子，3）直接因子があり，いくつかが重なっている．

1) 準備因子：加齢，脳血管障害，認知症，何らかの器質的な脳の障害で，せん妄をきたしやすい脆弱性である．治療に際しては手をつけることはできないが，これらのある人は高リスク群と考えられる．

2) 促進因子：ひとたび発症したせん妄を遷延させる要因である．環境の変化，痛みや呼吸苦・発熱・便秘・尿閉などの身体症状，視覚や聴覚など感覚刺激の遮断や過多，睡眠障害などがある．身体拘束もここに含まれる．

3) 直接因子：直接せん妄を誘発するものである．薬剤性，特にオピオイドに関与するものの比率が高く，経口モルヒネ換算 90mg を超えるとリスクが高まるといわれる．

<せん妄の直接因子の例[14]>

・原発性・転移性脳腫瘍，髄膜播種
・肝不全，腎不全，呼吸不全，心不全
・高カルシウム血症，高ナトリウム血症
・敗血症
・貧血，DIC
・低栄養，ビタミン欠乏
・薬剤（オピオイド，ステロイド，ベンゾジアゼピン，抗コリン作用のある薬剤など）
・アルコール
・脱水，感染症

7. 治療

<直接因子への介入>

発症につながる病態生理を整理し，取り除ける因子を取り除くことであ

る．脱水や感染症は補液や抗菌薬投与で改善する見込みが立ちやすく，臓器不全は改善は難しい，などおおよその目安は立つ．薬物による場合は，治療とのバランスで減量や中止ができるかどうか考える．

＜促進因子への介入＞

・睡眠の確保．
・適度な感覚刺激や非侵襲的なコミュニケーション．
・疼痛，発熱など不快な身体症状への対応．
・身体拘束はなるべくしない．
・静脈ライン・カテーテル・コード類が増えることを避ける．
など．

＜薬物療法＞

　薬物療法は現任介入の効果が奏効するまで，一時的に興奮を静める目的で使用するに過ぎないことを肝に銘じておく．抗精神病薬を必要最低限の量，短期間用いるのが原則である．半減期の短いものが使いやすい．最終的に改善できない場合は，ベンゾジアゼピンを併用して鎮静を考えることもあるが本書では割愛する．

　平成 23 年の厚労省の通知でハロペリドール，クエチアピン，ペロスピロン，リスペリドンはせん妄でも保険診療上使用が認められた（表 10-5）．
・内服ができないとき → ハロペリドール注
・内服できて糖尿病がないとき → クエチアピン
・内服できるが糖尿病があるとき → リスペリドン
が選択の目安である．

　頓用で興奮時に使用し，眠前に適宜定期使用する．

8. 家族への説明

・せん妄についてわかりやすく説明する．
・つじつまが合わないことを言っていても，無理に修正せず，話を合わせる

320 | 第 10 章　精神的苦痛の緩和

表10-5　せん妄の治療に用いられる薬剤

商品名	一般名	投与経路	常用量	半減期	留意点
定型抗精神病薬					
セレネース	ハロペリドール	経口，静脈，筋肉，皮下	0.75〜10mg	10〜24時間	錐体外路症状が出やすい. 高用量でQT延長が出やすい.
非定型抗精神病薬					
セロクエル	クエチアピン	経口	12.5〜200mg	3〜6時間	錐体外路症状が少なく，パーキンソン病やDLBの時にも考慮してよい. 短時間作用で持ち越しが少ない. 糖尿病があるときには使えない.
リスパダール	リスペリドン	経口	0.5〜4mg	4〜15時間	鎮静作用は弱い. 活性代謝産物の影響で効果が遷延しやすく，腎機能が悪いと蓄積して過鎮静や錐体外路症状を生じやすい.

か，聞き流すことを勧める.
・回復が見込めるときには保証する.
・病状進行によるもので回復が難しいときは事実を伝え，残された時間の過ごし方やケアを家族とともに考える.

D　睡眠障害

　不眠はがん患者において頻度が高いにもかかわらず，患者は訴えることが少なく，また医療者側も「がんであれば多少眠れなくても仕方がない」という心理が働き，問題として取り上げられる頻度は低いという．不眠が遷延すれば，抑うつ感などの精神症状が悪化し，疼痛閾値も低下して身体症状も悪化，さらに体力的な消耗にもつながるといった連鎖反応で大きくQOLを損なう．不眠がうつ病などより重度の精神疾患の入り口となっていることもある．

D. 睡眠障害 | *321*

　通常の睡眠医学でも「眠れなければ眠剤」という時代はもう終わった．特にがん患者においては，「なぜ眠れないのか」深く考え，非薬物的な治療の可能性を十分に探る必要がある．

　緩和ケア普及のための地域プロジェクト（OPTIM）の「ぐっすり眠れないとき」[15]に非常にコンパクトにエッセンスがまとめられているので，本稿はその行間を埋める意味で参考にしていただきたい．

1. 疫学

　がん患者での不眠の頻度は 20 〜 50 ％といわれる．がん種（乳がん，婦人科がん＞前立腺がん），治療の時期によって頻度は大きく変動する．ステロイドなどの治療薬による影響の大きい化学療法の期間がもっとも頻度が高い．緩和ケア期は 28 ％との報告がある[16]．

2. 症候

・入眠困難型
・中途覚醒型
・早朝覚醒型
・熟眠障害型

3. 診断

DSM-5 の診断基準[8]によれば，

① 以下のいずれかの睡眠障害があり，

　・入眠困難

　・睡眠維持困難（頻回の覚醒，再入眠不可）

　・早朝覚醒

② 日常生活への支障あるいは著しい苦痛を伴い，

③ 1 週間に 3 日以上

④ 3 カ月以上持続するものとされている．

　入眠困難型，中途覚醒型，早朝覚醒型，熟眠障害型のいずれかの不眠を患

JCOPY 498 – 05728

者が自覚し，日常生活に支障を及ぼしていると感じていれば，がん診療の場では，問題として取り上げる．

鑑別診断として以下がある．

① うつ病
② せん妄
③ レストレスレッグ症候群
④ 睡眠時無呼吸症候群

4. 評価

「なぜ眠れないのか」を適切に把握するためにも，病態から適切な治療に結びつけるためにも以下の5つのP[17)]を系統的に評価する．

① 身体的 Physical
  ・疼痛，嘔気・嘔吐，咳・痰，呼吸困難感，尿意，発熱，掻痒感，倦怠感など
② 生理的 Physiologocal
  ・入退院など環境の変化，物音，医療処置など
③ 心理的 Psychological
  ・ストレス，ライフイベントなど
④ 精神医学的 Psychiatric
  ・うつ病，適応障害，せん妄，アルコール依存症など
⑤ 薬理学的 Pharmacological
  ・ステロイド，中枢覚醒作用のある薬剤の使用，利尿薬，ベンゾジアゼピンやオピオイドの退薬症状，タバコ，コーヒー

5. 対応の実際

5つのPを踏まえ，以下の順番で評価と対応を進める．

① 身体的要因・薬理学的要因はないか？
② 心理学的要因・精神医学的要因・生理学的要因に当てはまるものはないか？

③ 不眠の特徴は？　入眠障害型，中途覚醒型，早朝覚醒型，熟眠障害型のいずれか？

　身体の状態は？　肝機能・腎機能・呼吸器系の障害の有無は？

④ 非薬物療法

⑤ 薬物療法

　まず，①②の原因除去を図る．

　一般的な睡眠障害に比較し，がん患者の睡眠障害では高率に痛みや呼吸困難などの身体症状を合併している．これらの症状は可能な限り緩和することを目指すが，完全に除去することは難しく，眠剤の併用もやむをえないことが多い．

　ステロイドなど治療のための薬剤で睡眠障害をきたしている例もよくある．治療上可能な薬剤は中止・減量を試みるが，使用を継続せざるを得ない場合，眠剤の併用も必要になることがある．

　夜間の睡眠を妨げるような医療行為など生理学的要因も可能なものは除去し，睡眠環境の改善を試みる．

　心理的要因や精神医学的要因は，専門的な治療的介入が必要となる場合がある．

6. 非薬物療法[18)]

　5つのPに着目し，包括的に評価，改善を試みたあとで，薬物療法を考える前に，また同時に非薬物療法を考える．

　以下のようなものがある．

● 睡眠衛生

　睡眠に影響を与える生活習慣の改善．長時間の昼寝を避ける，就寝前のカフェイン，アルコール，ニコチン摂取を避ける，などである．

● 刺激制限

　時間（就寝時間）と環境（寝室やベッド）などの刺激を入眠開始と結びつける．眠くなったらベッドに入り，20分しても眠れなければいったん寝室を離れ，眠くなってから再度ベッドに入る．長時間の昼寝は避ける．入眠時

324 | 第10章　精神的苦痛の緩和

表 10-6 睡眠障害に用いられる薬剤

睡眠障害タイプ	作用時間	分類	商品名	一般名
睡眠覚醒リズム障害	超短時間型	メラトニン受容体作動薬	ロゼレム	ラメルテオン
入眠障害，中途覚醒	超短時間型	オレキシン受容体拮抗薬	ベルソムラ	スボレキサント
入眠障害	超短時間型	非ベンゾジアゼピン	マイスリー アモバン ルネスタ	ゾルピデム ゾピクロン エスゾピクロン
入眠困難，中途覚醒	短時間型	ベンゾジアゼピン	レンドルミン	ブロチゾラム
中途覚醒，早朝覚醒	中時間型	ベンゾジアゼピン	サイレース ロヒプノール	フルニトラゼパム

間と起床時間は一定にする．

● **睡眠制限**

　あえて実際に睡眠に使う時間のみをベッド上で過ごすことで，より高い質の睡眠になる．

● **リラックス法**

　自律訓練法，漸進的筋弛緩法，マインドフルネスなど，何かリラクゼーションを修得しているとよりよい．

　厚生労働省の「健康づくりのための睡眠指針2014 〜睡眠12箇条〜」[19] も参考にしていただきたい．これに準拠したパンフレットも多数作成されており，患者，家族には説明しやすい．

7. 薬物療法

　睡眠障害のタイプによって薬剤は使い分けられるが，中時間作用型の薬剤は使われない方向になりつつある（表10-6）．

JCOPY 498－05728

E 家族に対する精神面の支援 [20]

　国立がん研究センター情報サービスによると [21]，2018 年度は約 100 万人の人が新たにがんに罹患し，約 38 万人の人ががんによって亡くなっている．一方，がん治療後の生存期間は，いずれのがん種とも調査のたびにどんどん延長している．医療経済のことを考えて入院での治療は，抗がん治療の一時期に短縮している．結果として患者の多くは，在宅での療養期間が延長している．とすれば，がんと診断されたその日から，患者のそばで大半の日々をずっとそばで介護し続けるのは，医学的には決して専門的な訓練を受けていない家族ということになる．

　ひとたび患者にがんの診断が下されると，その家族は本来の自分自身の生活の上に患者の日常生活・療養生活のすべてを背負わなくてはならなくなる．妻で本来家事や育児に追われていた女性は，夫のがん診断に伴う意思決定の支援や，治療期間中の身の回りの世話，休業に伴う経済的負担の穴埋めなど，自分 1 人の時の負担の何倍にも跳ね上がるのである．

　がんの急性期から慢性期に移行するにつれて，患者の病状とともに家族のストレスの強さや質も変わっていく．

　診断初期は本人も家族も「治癒」のみを念頭に全エネルギーをつぎ込むだろう．さらに治療期の危機的状況や症状コントロールの急性期には，家族はより一層介護に専念する．一時的な「小康」状態の時にも，家族は次の事態への心の準備で緊張が途切れないため徐々に消耗し，余力が減少してくる．最終的に病状が医学的に回復困難な状態となると，失望，怒り，恐れ，後悔，心身の疲労など，さまざまな問題が露呈してくる．

1. 介護中の家族の問題

　患者の病状とともに介護者の免疫低下や睡眠障害など身体面の問題がさまざまに出ることが知られており，配偶者を介護する高齢者の死亡率は高く，筆者も在宅療養患者の家族が先に倒れた例を経験している．

　現在がんについては男性も女性も生涯有病率は約 50 ％である．夫婦とも

第 10 章　精神的苦痛の緩和

に生涯がんに罹患しない可能性は 25 ％，どちらか 1 人ががんに罹患する可能性は 25 ％＋ 25 ％で 50 ％，夫婦ともにがんに罹患する可能性は 25 ％である．したがって，がん患者を介護している配偶者の 1/3 はがんの経験者であるか，将来がんに罹患すると考えてよい．

　がん患者の家族の 10 ～ 50 ％にうつ病や適応障害など何らかの精神疾患を合併している[22] という報告をはじめ，身体面だけでなく精神面の影響も大きいことを示唆する報告も多い．

　またがん患者の介護のために，家族の 20 ％が退職するなど，約 30 ％の家族で深刻な経済的状態に直面する．

2. 遺族の問題

　死別とうつ病の有病率も有名で，死別後 1 カ月には実に 24 ％でピークに至る[23] こと，また死別後 1 年は自殺率が上昇することなどが知られている．

　また死別家族の実に 1/3 がアルコールや喫煙の習慣が悪化したり，食生活が不健康になることも報告されている．

3. がん患者の家族への配慮

　家族の多くは「がん治療の場はがん患者自身のもの」と考えており，なかなか自らの懸念を話すことがないため，われわれ医療者のほうで「家族の懸念であってもいつでも話していただければ共に考える」雰囲気を醸し出すことが重要である．

　「共感」と「同情」はきわめてよく似た言葉があるが，その実はまったく異なる．

　「共感」は，相手の置かれている状況と気持ちを推測しようとこころみ，「あなたの状況やお気持ちを推測してできる範囲でお手伝いがしたい」ととても緩やかな枠組みで思いを伝えることにある．

　「同情」は，相手の置かれている状況と気持ちを推測しようとこころみるところまでは「共感」と同じだが，果たしてそれが本人の現状に合っているのがどうかの，確認をとらずに行動に移すことである．ありがた迷惑，大き

E. 家族に対する精神面の支援 | *327*

なお世話，余計なお節介になることがままある．

　当然のことながら，緩和ケアの場面で必要なのは「共感」である．

　家族は家族であるとともに，在宅医療チームの1人として最前線で365日24時間患者と接点を保っているといえる．医療チーム全体で支援するし，困ったことがあれば一緒によりよい方法を考えていくことを伝え，エンパワーできるとよい．

文献

1) 村田久行. 終末期がん患者のスピリチュアルペインとそのケア. 日本ペインクリニック学会誌. 2011; 18: 1-8.

2) Miyashita M, Sanjo M, Morita T, et al. Good death in cancer care: a nationwide quantitative study. Ann Oncol. 2007; 18: 1090-7.

3) 国立がんセンター東病院. がん患者の抑うつの有病率とその関連・予測因子の解析. https://www.ncc.go.jp/jp/epoc/division/psycho_oncology/kashiwa/080/010/

4) 鈴木竜世, 野畑綾子, 金　直淑, 他. 職域のうつ病発見および介入における質問紙法の有用性検討: Two-question case-finding instrument と Beck Depression Inventory を用いて. 精神医学. 2003; 45: 699-708.

5) 秋月伸哉, 他. 進行がん患者のうつ病. In: 精神科薬物療法研究会, 編. 気分障害の薬物治療アルゴリズム. 東京: じほう. 2003; p.83-99.

6) Holland JC. A randomized clinical trial of alprazolam versus progressive muscle relaxation in cancer patients with anxiety and depressive symptoms. J Clin Oncol. 1991; 9: 1004-11.

7) OPTIM. 意識が混乱したとき（せん妄）. http://gankanwa.umin.jp/pdf/pamph10.pdf（Accessd 2018 Oct 10）

8) 髙橋三郎, 大野　裕, 監訳. DSM-5　精神疾患の分類と診断の手引. 東京: 医学書院; 2014.

9) Ljubisavljevic V, Kelly B. Risk factors for development of delirium among oncology patients. Gen Hosp Psychiatry. 2003; 25: 345-52.

10) Lawlor PG, Fainsinger RL, Bruera ED. Delirium at the end of life: critical issues in clinical practice and research. JAMA. 2000; 284: 2427-9.

11) Meagher DJ, Moran M, Raju B, et al. Phenomenology of delirium assessment of 100 adult cases using standardised measures. Br J Psychiatry. 2007; 190: 135-41.

12) Delirium Instruments. Hospital Elder Life Program（HELP）for Prevention of Delirium. https://www.hospitalelderlifeprogram.org/delirium-instruments/

（Accessed 2018 Oct 12）

13) Sands MB, Dantoc BP, Hartshorn A, et al. Single Question in Delirium（SQiD）：testing its efficacy against psychiatrist interview, the Confusion Assessment Method and the Memorial Delirium Assessment Scale. Palliat Med. 2010；24：561-5.

14) 小川朝生．せん妄．In：日本緩和医療学会，編．専門家をめざす人のための緩和医療学．東京：南江堂；2014．p.244-53.

15) OPTIM．ぐっすり眠れないとき．http://gankanwa.umin.jp/pdf/pamph11.pdf（Accessed 2018 Oct 10）

16) 奥山　徹．睡眠障害．In：日本緩和医療学会，編．専門家をめざす人のための緩和医療学．東京：南江堂；2014．p.254-8.

17) Beamont G. The use of Benzodiazepines in General Practice. Chichester：John Wiley & Sons；1990.

18) Savard J, Morin CM. Insomnia in the context of cancer：a review of a neglected problem. J Clin Oncol. 2001；19：895-908.

19) 厚生労働省．健康づくりのための睡眠指針 2014 〜睡眠 12 箇条〜．https://www.mhlw.go.jp/file/06-Seisakujouhou-10900000-Kenkoukyoku/0000047221.pdf（Accessed 2018 Oct 10）

20) 蓮尾英明．がんに関連した危機的状況に直面した介護者へのサポート：一つのモデル．In：大中俊宏，岸本寛史，監訳．MD アンダーソンサイコソーシャル・オンコロジー．東京：MEDSi；2011.

21) 国立がん研究センター情報サービス．2018 年のがん統計予測．https://ganjoho.jp/reg_stat/statistics/stat/short_pred.html（Accessed 2018 Oct 10）

22) Braun M, Mikulincer M, Rydall A, et al. Hidden morbidity in cancer：spouse caregivers. J Clin Oncol. 2007；25：4829-34.

23) Zisook S, Shuchter SR. Depression through the first year after the death of a spouse. Am J Psychiatry. 1991；148：1346-52.

〈大中俊宏，粕田晴之〉

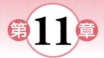

非がんの在宅緩和ケア

　これまでは，緩和ケア＝末期がん患者に対するケアとほぼ同じ意味であった．しかし，社会の高齢化や慢性疾患の増加などの疾病構造の変化により，非がん疾患・非がん患者の終末期の医学的管理および緩和ケアというのは，これまで注目が少なかった分，取り残された分野である．本書においても，改訂2版までは項目を作ってまでは対応していなかった．本改訂3版にして，初めて対応する分野である．

1．非がん患者の緩和ケアとは

　歴史的には，1995年のSUPPORT報告（The Study to Understand Prognoses and Preference for Outcomes and Risk of Treatment）がある[1]．Phase Iという2年間の観察研究を経て，Phase IIの介入に進むという研究報告であり，一つ以上の生命を脅かす疾患の診断を受けた入院患者を対象としている．対照群の6カ月の死亡率は，47％であった．Phase Iでは，受け持ち患者がCPR（心肺蘇生）を望んでいないことを47％の医師しか気が付いていないこと，およそ半分（46％）のDNR（do-not-resuscitate）の意志表明が死の2日以内に行われていること，38％の亡くなった患者は，最低10日間を集中治療室（ICU）で過ごしたこと，病院で亡くなった意識ある患者のおよそ半分は，中等度から重度の痛みを入院期間の半分以上抱えていたということが判明した．そのため，Phase IIでは，充分に訓練・教育を受けた看護師が患者・家族・医師・病院スタッフと数回議論することで，予後，痛みのコントロールについての勇気づけ，アドバンス・ケア・プランニング（advance care planning），さらには医師・患者関係に対する手助けを行った．結果としては，医師患者関係は変わらなかったものの，DNRオーダーをするタイ

ミング，医師の DNR 意思表明についての関心，ICU 滞在日数，人工呼吸器管理などの評価項目については，いずれも改善を認めた．病院の医療資源に対しては，変化を及ぼさなかった．それにより，重症病態や死に瀕している患者の苦行を改善するためには，今まで以上の社会や個人の責任を見直す強力な尺度が必要であると結んでいる．

しかしながら，2005 年の Coventry らによるレビューでは，高齢の慢性疾患・非がん患者に対する緩和ケアが必要とはされているが，がん患者に比べて立ち遅れているとされている[2]．その問題点として，非がん患者の予後の予測が難しいことがあげられている．その中で，非がん患者で緩和ケアが必要とされる予後不良の高齢者を明らかにするために，疾病特異性の高い因子を集めることが役立つのではないかと結んでいる．

このように，非がん患者の緩和ケアは，必要性が多く認識されてきているものの，その考えがなかなか一般臨床に活用されてきてはいないのが現状である．

2. 緩和ケアを必要とする疾病

2014 年に WPCA（Worldwide Palliative Care Alliance）と WHO（World Health Organization）による報告がなされた[3]．Global Atlas of Palliative Care at the End of Life によると，15 歳以上の成人において，緩和ケアを必要とする疾病として，アルツハイマー型認知症，その他の認知症，がん，心原性疾患（突然死を除く），肝硬変，慢性閉塞性肺疾患（chronic obstructive pulmonary disease：COPD），糖尿病，後天性免疫不全症候群（human immunodeficiency virus infection/acquired immune deficiency syndrome：HIV/AIDS），腎不全，多発性硬化症，パーキンソン病，リウマチ関節炎，薬剤耐性肺結核があげられている．上記のすべての疾病において，緩和ケアが必要になるわけではない．しかし，がんおよび非がんの慢性疾患を持つ患者にとって，"痛み"は多く観察される一つの症状であり，緩和ケアを必要とするかを示す判断材料として使われている．2011 年の統計によると，上記のがんおよび非がん疾患の患者において，緩和ケアを必要とする状態で亡くなった人は，約 2,900

万人とされており，15 歳未満の小児が 6 %，15 ～ 59 歳までの成人が 25 % で 60 歳以上が 69 % を占めた．緩和ケアが必要な状態で亡くなった原因について，成人においては，心疾患が 38.5 % を占め，続いてがんが 34 % で続いた．以下は，慢性呼吸器疾患が 10.3 %，HIV/AIDS が 5.7 %，糖尿病が 4.5 % となっている．これを，がんと非がん疾患で分けると，がんがおよそ 1/3 を占め，非がんが 2/3 を占めることになる．興味深いことに，緩和ケアに用いられる薬剤のうち，特にオピオイドについては，世界中の人口のうち 80 % が，疼痛コントロール目的のオピオイドを適切に得られていない．さらに，オーストラリア，カナダ，ニュージーランド，米国およびヨーロッパ諸国で，世界中で使われる疼痛管理オピオイドの 90 % 以上を占める．この極端な偏倚は，緩和ケアの偏在を意味している．では，何が緩和ケアの発展・普及を妨げているのか？　このレポートでは，教育，政策，そもそもの薬剤の入手のしやすさという問題があげている．それでは，日本ではどうだろうか？

3. 日本において使用可能な薬剤

　日本においては，世界に誇れる国民皆保険制度があり，ほぼすべての医療は保険診療において行われている．そのため，医療材料・薬剤にはすべて適応が決まっており，特に医薬品において，保険診療外の適応は強く制限を受けている．緩和ケアに広く用いられているオピオイドは，モルヒネの徐放剤であるが，非がん患者には使用できない．よく，陸の上でおぼれるようと表現される COPD の呼吸苦であってもモルヒネ徐放剤が使用できない．現在，使用可能なものは，表 11-1 のものである．

　日本ペインクリニック学会の「非がん性慢性疼痛に対するオピオイド鎮痛薬処方ガイドライン　改訂第 2 版」には，前述の流れから，特に諸外国における非がん性慢性疼痛におけるオピオイド治療が開始されてから長い経験について記載がある．その経験から得られる教訓として，非がん性慢性疼痛におけるオピオイド治療における最大の問題点は，乱用と依存の発生であると指摘されている．そのため，日本における教訓としては，表 11-1 のリスク

332 第11章 非がんの在宅緩和ケア

表11-1 本邦で使用可能な各種オピオイドの添付文書に記された効能・効果

薬品名	商品名	効能・効果
トラマドール/アセトアミノフェン配合錠	トラムセット®	非オピオイド鎮痛薬で治療困難な非がん性［疼］痛，抜歯後の疼痛における鎮痛
ブプレノルフィン貼付剤	ノルスパンテープ®	非オピオイド鎮痛薬で治療困難な変形関節症，腰痛症に伴う慢性［疼］痛における鎮痛
コデイン	リン酸コデイン錠・散	疼痛時における鎮痛
モルヒネ	塩酸モルヒネ錠・末	激しい疼痛時における鎮痛・鎮静
フェンタニル貼付剤	デュロテップ®MTパッチ	非オピオイド鎮痛薬および弱オピオイド鎮痛薬で治療困難な中等度から高度の慢性［疼］痛における鎮痛

（日本ペインクリニック学会. 非がん性慢性疼痛に対するオピオイド鎮痛薬処方ガイドライン. 改訂第2版. 東京: 真興交易医書出版部; 2017. p.27[4] より）

の少ないオピオイド鎮痛薬をいかに選択し，安全に用いるかということになろうと結ばれている.

　米国における依存性が高い薬剤は，吸収が速やかで血中濃度が高いもの，すなわち吸入剤と注射剤であり，経口薬においては速放製剤が好まれ，徐放剤は好まれないことがわかっている. そのため，上記の日本国内の保険診療において使用可能な薬剤に当てはめてみると，モルヒネやコデインは速放製剤であるため，長期使用や高用量投与に当たっては注意が必要である. では，フェンタニルなどの貼付剤が絶対安全かと言えばそういうわけではなく，つまり，いずれにしても注意は必要であるということになる. 2018年3月には，CDC（Centers for Disease Control and Preventin 米疾病対策センター）の報告で，オピオイドの過剰摂取による救急外来受診が，米国全土で増加しているというレポートが出され，依存症や過剰摂取に警告がなされている[5]. オピオイドは非常に有用な薬剤であるが，日本においては，このよ

うな状況になることは避けなければならない．

　非がん患者における緩和ケアが難しい点として，がんの患者と比べて予後の推定が難しいという点がある．筆者は，終末期の患者の容態を低空飛行の飛行機になぞらえることが多いが，低空飛行のままで，安定して長く飛び続けられる飛行もあれば，安定しているように見えて急激に高度が低下し，墜落してしまうものもあり，死という結末を少しでも身近なものとしてなぞらえたいという意味で言っている．この比喩にはさらに，一度バランスを崩して墜落するような危険があっても，パイロット（医療者）が墜落を回避するようにさまざまな施策を施すことによって，高度を回復し，一時的にも墜落を免れることもあるという意味も含んでいる．がん診療になじみがない医師の場合には，緩和ケアを導入することと積極的医療の中断が同一のものとなり，いわゆる，"あきらめ"，"みはなし"と感じてしまうものもいる．この緩和ケアの導入に対する印象は，患者側だけの問題ではなく，医療者側もまた同じ印象を持っていることがある．これもまた，問題の一つであろう．

　例えば心不全の患者の場合，感染などを契機に一気に増悪し，死に瀕したとしても，NPPV などの呼吸器管理などで回復する場合もあり，階段状に悪化する容態のどこで積極的介入を中断するのか，積極的緩和ケアを導入するかの判断は簡単ではない．

A 心不全

　心不全は，さまざまな心疾患の終末像であり，その原因によって病態はさまざまであるが，通常いくつかの臓器不全を伴っていることが多く，主たる症状としては，倦怠感，息切れ，痛み，嘔気，不安などがあげられる．死亡病名に心不全と記載しないように厚生労働省から指導が入ってから死亡統計の順位は下がっているが，それでも心疾患による死亡は悪性新生物に続き第2位となっている．しかし，2010 年に発表された日本循環器学会の慢性心不全治療ガイドラインでは，すべて治療に関してのみの記載であり，心不全終末期の治療についての記載はなかった[6]．

　2014 年に救急・集中治療における終末期医療に関するガイドランが発表

334 第11章　非がんの在宅緩和ケア

されたが，あくまで集中治療室内において生命維持装置などを使用した高度治療が行われたにもかかわらず，救命の見込みがないという場合を想定されたものである[7]．2016年に日本心不全学会から，学会ステートメントという形で，高齢心不全患者の治療に関するステートメントが出され，この中で，初めて高齢者心不全患者に対する終末期医療の指針として，終末期医療について言及されることになった[8]（図11-1）．

　この中で，終末期心不全に認められる呼吸困難感の改善のためモルヒネやミダゾラムなどの鎮痛，鎮静の薬剤投与を考慮してもよいと記載されており，鎮静剤について言及されているのは大きい．しかしながら，適切な心不全治療が同時に行われていることが大前提であり，常に心不全に対して有効な治療法がないか再検討も必要であるとも記載されているため，実際の臨床の場面においては，適宜カンファレンスを用いて多角的な検討を行い，適応を考慮する必要がある．

　この時，鎮静による症状緩和は患者の苦痛緩和を目的とするものであって，これが生命予後の短縮に結びつくものではないことを説明し，呼吸抑制のない少量投与を行うことを明記した承諾書を多職種チームの合意のもとに作成しておくことが望ましい．欧米での報告で，終末期心不全患者の呼吸困難緩和に対して，低用量のモルヒネ使用が呼吸困難スコアを改善したという報告がある．しかし，モルヒネには鎮静作用はないので単独薬剤では呼吸困難を完全に取り去ることが困難な症例もあり，モルヒネを増量すると，かえって錯乱，せん妄などが出現する症例もある．このため鎮静を目的として，プロポフォール，デクスメデトミジン，ミダゾラムなどが必要に応じて使われることも多い．もちろん，舌根沈下や過鎮静にならないように監視が必要である．なお，緩和ケアを行う場合は，医師・看護師・薬剤師などを中心とした心不全多職種緩和ケアチームとして行い，適応症例については随時多職種カンファレンスを行って問題点を討議し解決を図るようにする．死後には死後カンファレンス（デスカンファレンス）を行ってそれぞれの良かった点や反省点を洗い出し，今後に生かすようにする．

　これを受けて，2017年9月に厚生労働省より循環器疾患の患者に対する

A. 心不全

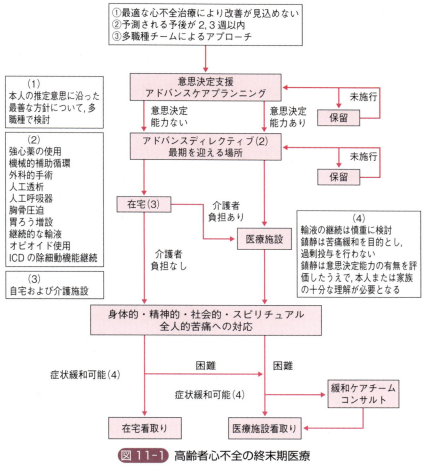

図 11-1 高齢者心不全の終末期医療

(日本心不全学会ガイドライン委員会,編.高齢心不全患者の治療に関するステートメント.日本心不全学会；2016. p.52 より)

緩和ケア提供体制のあり方に関するワーキンググループが設置され，2018年4月に「循環器疾患の患者に対する緩和ケア提供体制のあり方について」の指針が出された[9]．また，ほぼ時期を同じくして，循環器学会から急性・慢性心不全診療ガイドラインが発表されている[10]．

厚生労働省の指針によれば，図11-2にあるように，心不全の経過・進行は，増悪・寛解を繰り返しながら悪化することが多い．この指針では，治療抵抗期に入る前から，治療と並行して，緩和ケアを行うことが推奨されており，特筆すべきは，軽減されるべき苦痛として，全人的・身体的・精神的な苦痛だけではなく，社会的苦痛も併記されていることである．この社会的苦痛には，患者だけではなく，家族や医療介護従事者の理解まで言及されている．

循環器学会のガイドラインでは，前述のような心不全の経過より，緩和ケアの導入時期を見極めることが困難であるということを認めた上で，アドバンス・ケア・プランニング（advance care planning：ACP）を行うことが重要としている．また，ACPを実施を考慮すべき臨床経過として，以下の10項目を引用している[12]．

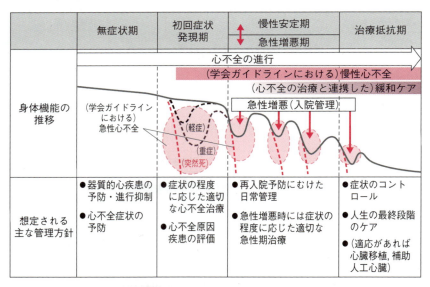

図11-2 心不全の臨床経過のイメージ

(厚生労働省健康局．脳卒中，心臓病その他の循環器病に係る診療提供体制の在り方について．平成29年7月[11]より)

- 症状増悪や QOL 低下
- 運動耐用能の低下
- 心不全入院，とくに再発
- 利尿薬の漸増が続く
- 症候性低血圧，高窒素血症（azotemia），ACE 阻害薬や β 遮断薬の減量や中止を必要とする不応性の体液貯留
- 初回もしくは繰り返す ICD ショック作動
- 静注強心薬の開始
- 腎代替療法の考慮
- 他の合併疾患，新規発症の悪性腫瘍など
- 配偶者の死亡などの主なライフイベント

　終末期においては，前述のように身体的苦痛以外に，心理的，社会的など全人的苦痛（total pain）を伴うため，さまざまな方向から多面的にアプローチすることが必要であり，解決するために，医師，薬剤師，臨床心理士，理学療法士，栄養管理士，医療ソーシャルワーカー，臨床工学技士など多職種による医療チームがそれぞれの専門性を発揮し，協働して診療に当たることが必要である．

　実際に，末期心不全の緩和ケアに用いられる薬剤については，諸症状に対しての薬剤が示されており，ベンゾジアゼピン，NSAIDs，オピオイドが示されているが，心不全学会のものをほぼ踏襲している．しかし，抑うつ・不安に対しての対処法はやや異なっている．抑うつが予後を不良とする要因であるということは共通しているが，心不全学会のものは，その軽減が予後を改善し，選択的セロトニン再取り込み阻害薬（selective serotonin reuptake inhibitor：SSRI）が安全に使用できると推奨しているものの，循環器学会のガイドラインでは，SSRI，セロトニン・ノルアドレナリン再取り込み阻害薬，ノルアドレナリン・セロトニン作動性抗うつ薬が，β 遮断薬と SSRI の同時投与で死亡率上昇の報告がなされていること，さらには心不全患者における最適な抗うつ薬は明らかではなく，抗うつ薬を用いても心不全の予後は

338 | 第 11 章　非がんの在宅緩和ケア

必ずしも改善しないという報告もあることから慎重な対応と運動やカウンセリングなどの非薬物療法を提案している．

循環器疾患の終末期における延命治療の中止に関しては，2013 年日本循環器学会・日本心臓血管外科学会合同の植込み型補助人工心臓 ガイドライン，2014 年日本救急医療学会 / 日本集中治療医学会 / 日本循環器学会合同ガイドラインにおいても，事前指示・家族意思に基づき多職種で判断し，プロセスを踏んで行うことが示されている．これらの学会指針に従って行われた循環器疾患終末期における延命治療の中止あるいは不開始に対して，刑事・民事告発された事例は報告されていない．しかしながら，終末期における延命治療の中止・不開始を認めた尊厳死法案（2012 年に超党派による議員立法として立案されたが，いまだ国会提出されていない）などの法的整備がないなかで，臨床現場には延命治療の中止に対する戸惑いがあり，法的整備が待たれる．

B 呼吸不全，慢性閉塞性肺疾患（COPD）

COPD の終末像は，感染などを契機として急性増悪を繰り返し，徐々に呼吸機能だけでなく，身体活動能力も低下していく．COPD 患者が入院した場合，1 年以内の再入院率は 45 ％程度であり，1 年以内の死亡率は 13 ％と言われている．予後不良因子として，原疾患の重症度，在宅酸素療法，入院率，年齢，日常生活動作（activities of daily life：ADL）の低下などが知られている．日本呼吸器学会より，COPD（慢性閉塞性肺疾患）診断と治療のためのガイドライン第 4 版が平成 26 年に発表されているが[13]，この中で終末期在宅ケアについての項目があるものの，わずか数行であった．平成 30 年（2018 年）に第 5 版が発表され[14]，ACP，チーム医療などとあわせて終末期の診断や薬物療法についても触れられているが，正味 1 ページに限られている．

呼吸困難に対する積極的な治療としては，薬物療法，酸素療法，非侵襲的陽圧換気療法（non-invasive positive pressure ventilation：NPPV）がある．NPPV は，受け入れられる場合と導入が難しい場合があるが，症状の緩和が

期待できる治療である．しかし，実際には在宅での導入は難しく，管理についても慣れが必要なため，最終的に在宅を考える場合には，注意が必要である．

　非薬物療法の一環として，COPD ガイドラインにあるように呼吸リハビリテーション，口すぼめ呼吸，パニックコントロール，ADL トレーニングが有用とされる．前述のように，COPD の一般的な疾病経過として，何らかの要因により，急性増悪を繰り返し，その都度呼吸機能だけでなく ADL を含めた全身状態の悪化が起こる．現在，日本の急性病院においては，在院日数が制限されていることもあり，またいわゆる廃用症候群では，リハビリテーション病院の入院理由になりにくいことも要因で，ADL を含め低下したままで，退院あるいは転院を余儀なくされることが多い．そのため，在宅を含めた環境において，コンディショニングと ADL トレーニングを行うことが非常に大切になっている．口すぼめ呼吸の練習と習得，さらには，呼気にあわせて挙動動作を行うことを練習することが大切である．その際，呼吸の乱れには適度に休憩を入れ，無理をしない，慌てないことが大切である．その結果，家庭内で一つでも自立できる行動が得られれば，多くの患者が抱えている抑うつ状態に対しても効果的である．欲が出ると頑張りすぎて，予想以上に呼吸苦が悪化し，酸素状態が悪化してリザーバー酸素を必要としたり，パニック呼吸になったりすることもありうるため，スピードと強度には充分な配慮が望ましい．せっかくの成功体験が新たなうつ状態のきっかけになる可能性もあり，この点は強調しておきたい．ADL の改善と併せて体重は，呼吸筋の運動熱量を容易に想定できるため，体重の維持ができているかどうかも客観的な指標として非常に有用である．そのため，栄養も併せてしっかりと摂ることが必要であるが，重症になれば，呼吸だけで大きなエネルギー消費をもたらし，全身の疲労にも繋がるため，呼吸への影響を少なくするために，時間をかけたり，回数を分けたりする工夫も必要となる．しかしながら，どれだけの注意を図ったとしても，残念ながら COPD の病気の進展を抑えられるわけではない．最終的には，緩和的薬物療法を考慮する必要が出てくる．

340 | 第11章　非がんの在宅緩和ケア

　重症 COPD 患者の呼吸困難の症状緩和のためには，オピオイドが有用であり，諸外国のガイドラインでも推奨されている．重症 COPD 患者においても，モルヒネの使用量が 30mg/day 以下の用量であれば，死亡率，入院率は変わらないことが報告されている．今回のガイドライン第 5 版において初めて非がん疾患に対するオピオイドについて記載されており，経口剤，注射剤ともにモルヒネのみが「激しい咳嗽」に対して保険適応であることが述べられている．経口剤は作用時間が短く頻回に服用する必要があるため，全身状態の悪化に伴い，入院を要する患者の場合は，持続皮下注射を用いたほうがむしろ身体的負担は少ない．

C エイズ，感染症

　後天性免疫不全症候群（acquired immunodeficiency syndrome：AIDS エイズ）は，ヒト免疫不全ウイルス（human immunodeficiency virus：HIV）の感染によって生じる病態であり，適切な治療が施されないと重篤な全身性免疫不全により日和見感染症や悪性腫瘍を引き起こす状態のことである．1990 年代には，不治の病として認識されており，厚生労働省の指針でも，いわゆる緩和ケア病棟への入院適応として，「主として末期の悪性腫瘍患者または後天性免疫不全症候群（エイズ）に罹患している患者」と示されている．しかしながら，近年の治療薬の飛躍的な進歩により，ウィルスの排除はできないながらも，強力に抑制することが可能となり，早期に服薬治療を受ければ免疫力を落とすことなく，通常の生活を送れるようになってきた．そのため，これまでの緩和ケアの適応としては，いわゆる AIDS 脳症（AIDS Dementia Complex：ADC）とよばれる病態があげられる．臨床症状として，運動障害，認知機能，行動異常などを示す進行性の認知症を呈し，末期にはほぼ無反応の状態となり，予後は不良とされていた．しかし，これもまた治療の進歩により治療に反応するものがあることがわかっている．現在，日本における新規の HIV 感染および AIDS 患者発症数は，ここ数年横ばいであり，1500 人前後である．このうち約 30 ％程度を AIDS 患者が占めるが，上記のように剤併用療法が浸透してからは重篤な状態で脳症を発症する患者

JCOPY　498-05728

は，非常に少なくなっており，現在の緩和ケアに合致する症例は少ないと思われる．むしろ，近年感染症例の中に軽度の認知症例患者が多いことが報告されている．HIV 感染症例に見られる比較的軽度な認知障害をさすもので，HIV 関連神経認知障害（HIV-associated neurocognitive dysfunction：HAND）とよばれている．軽度ではあるが，内服が欠かせない HIV 感染症例においては，内服の継続が問題となるなど，病期の進行とも関わりがあり関心を持つことが必要である．

HIV 感染症患者は，悪性リンパ腫になりやすいことが知られており，合併例もあるが，緩和ケアとして特に特別なことはない．治療についても，HIV 関連悪性リンパ腫 治療の手引き Ver 3.0 が 2016 年に発表されており[15]，治療方法も確立されているが，急速に病勢は悪化していくことが多いとされる．この場合には，いわゆるがん緩和ケアに準じて，オピオイドを使っていくことが望ましい．

D 認知症

認知症とは，一度正常に達した認知機能が後天的な脳の障害によって持続的に低下し，日常生活や社会生活に支障をきたすようになった病態であり，アルツハイマー病などの認知症の本邦における有病率は，3.8 ～ 11.0 ％と報告がある．そのほとんどは，進行性であり，結果的に患者の生命予後を短縮し，合併症などで最終的には死に至る．認知症を死に至る疾患・病態であると認識することにより，認知症によって死にゆく患者の症状を緩和するという理解に結び付けることができる．

1990 年代にスウェーデンの Beck-Friis Barbo 教授により認知症の緩和ケアという概念が提唱された．4 本の柱になぞらえ，「症状コントロール」，「チームワーク」，「家族支援」，「コミュニケーションと関係」によって支えられている．認知症の重症度については，世界的に FAST（Functional Assessment Staging of Alzheimer's Disease）分類が使われる（表 11-2）[16]．

FAST 分類は ADL 障害の程度によって進行度を 7 段階に分類したものである．これを用いて患者の病気の進行度や，今後予想される症状について説

342 | 第11章　非がんの在宅緩和ケア

明することができる.

　経過中に不安，抑うつ，不眠，興奮，怒りっぽくなる，被害妄想などの認知症に伴う行動・心理症状（いわゆる周辺症状. behavioral and psychological symptoms of dementia：BPSD）が出現することがあり，環境の整備や適切なケア，薬物療法が必要になることがある. 後期には重度の ADL の低下に伴い，摂食・嚥下障害や肺炎，転倒・骨折などを併発し，終末期を迎える. 徐々に進行性を占めることが多いが，前述の肺炎などの感染症や入院などを契機に，一気に進行することも多い. 一般的には，7d 以上が認知症の終末

表11-2 アルツハイマー病の進行ステージ（Functional Assessment Staging of Alzheimer's Disease）

ステージ	臨床診断	特徴
1	正常成人	主観的にも客観的にも機能障害なし
2	正常老化	物の置き忘れ，もの忘れの訴えあり. 喚語困難あり.
3	境界領域	職業上の複雑な仕事ができない. 熟練を要する仕事の場面では機能低下が同僚によって認められる. 新しい場所への旅行は困難.
4	軽度	パーティーの計画，買い物，金銭管理など日常生活での複雑な仕事ができない.
5	中等度	TPO に合った適切な洋服を選べない. 入浴させるために説得することが必要なこともある.
6a	やや重度	独力では服を正しい順に着られない.
b		入浴に介助を要する，入浴を嫌がる.
c		トイレの水を流し忘れたり，拭き忘れる.
d		尿失禁
e		便失禁
7a	重度	最大限約 6 個に限定された言語機能の低下
b		理解しうる語彙は「はい」など，ただ 1 つの単語となる.
c		歩行能力の喪失
d		坐位保持機能の喪失
e		笑顔の喪失
f		頭部固定不能，最終的には意識消失（混迷・昏睡）

(Sclan SG et al. Int Psychogeriatr. 1992: 4　Suppl 1: 55-69[16) より)

期と考えられる．ケア提供者にとって BPSD は，非常に負担になることが多い．特に，問題行動については，決して家族だけで抱えず，認知症ケア専門家・臨床心理学など多職種によるアプローチを図ることが望ましい．

患者と家族はしっかりとした信頼関係を保ちながら，診断時からケアと意思決定に関与するべきである．意思決定の共有は，軽度の認知症では高い頻度で可能であり，中程度の認知症でも患者の認知機能の具合に合わせたうえで実行可能となりうる．より重度の認知症では，患者自身の意思決定権が確認できないことが往々にしてあり，家族など代理による意思決定が必要となる．認知症は，通常徐々に進行するものであるが，前述のように急激に状態が悪化することもあるからである．そのため，より軽症のうちに，アドバンス・ケア・プランニング（advance care planning）について話し合いを行い，認知症が進行したその先を見通したケアプランを作ることが望ましい．また，一度決めたからといっても，患者の状態や合併症，家庭環境の変化などにより，変わることはありうるため，多職種でのチームで定期的に話しあうことが必要である．もちろん，この中には患者本人や家族にも参加することが肝要である．認知症を抱える人は高齢者が多く，フレイル状態のことも多い．易感染性の状態であることから，感染症などで，状態が急に悪化した際の医療処置についても触れておくことで疾病の最終像を描くことは共通認識が得られやすい事例であろう．

認知症は多くの場合，高血圧，心疾患，糖尿病や骨粗しょう症といった慢性疾患や合併症を伴っている．現在，ガイドラインによって治療指針が出されているが，全ての疾病に対して，ガイドライン通りの治療を行うと投与薬剤がドンドン増えてしまう．高齢者は，代謝機能も低下していることが多く，多剤の併用による薬剤相互作用のリスクが有害事象の増加にもつながる．ポリファーマシーという用語は，「Poly」（多い）＋「Pharmacy」（薬剤）で多くの薬ということを指すが，近年各学会でも話題になっている．糖尿病学会は，2016 年に発表したガイドラインにおいて，認知症の高齢者に対しての HbA1c の管理目標を 8.0 ％以下と示し，インシュリンや SU 剤などの低血糖を惹起する可能性が高い薬剤を使用している場合については，8.5 ％以

344 第11章　非がんの在宅緩和ケア

下を目標とし，下限を 7.5 ％と示している [17]．学会からのガイドラインという形で，HbA1c の目標値に下限を示してくれたことは，認知症患者の診療に携わる医療者にとって，大いなる福音になったことは間違いない．さらに，患者の家族にとっても大きな意義がある．HbA1c が低いほうが糖尿病による合併症が減少することが明らかにされている病態において，前提はあるものの，治療という名のアクセルを緩めることが悪いことではない，100点を目指さなくてもよいと後押ししてくれたことは，医療者側・患者の家族側双方に，罪悪感を拭うことを可能とした．また，投与する薬剤についても，スタチンのような長期予後を目標とするような薬剤よりは，現在の身体機能を維持するような薬剤を選択すべきである．さらに，快適さを目標に緩和ケアを実践するための BPSD 対策などの薬剤はためらうべきではない．

　その上で，物理的な身体拘束は患者の不快感を増し，長時間に及ぶ拘束は，認知機能の悪化，身体機能の悪化，転倒などさまざまなリスクを上げることがわかっている．患者の安全の確保は必要だが，原則的には抑制は好ましくない．この点でも BPSD のコントロールは非常に大切である（図 11-3）．

E 神経難病

　緩和ケアの対象となる神経難病は，その多くを変性疾患が占める．代表的な疾患としては，筋萎縮性側索硬化症（Amyotrophic lateral sclerosis：ALS）があげられるが，この疾患のおおよそ 40 ％の患者に疼痛を認め，50 ％の患者において終末期に呼吸苦を生じるとされる．

　神経難病に限るものではないが，特に神経難病は診断に至っても根本的な治療方法はなく，身体的な ADL が徐々に低下していく．そのための QOL の低下も進行性であり，介護などの問題も出てくる．進行性の症状の悪化に伴い，嚥下困難，球麻痺，誤嚥性肺炎などの時には，胃ろうを行うかどうかの選択を迫られ，呼吸筋の麻痺や呼吸状態の悪化に対しては，人工呼吸器の装着の選択など，文字通り人生の選択を迫られることになる．いずれも，症状の緩和には繋がるが，根本的な治療ではないため，その選択は急かされる

E. 神経難病　345

患者の特徴・健康状態[注1]		カテゴリーⅠ ①認知機能正常 かつ ②ADL 自立	カテゴリーⅡ ①軽度認知障害～軽度認知症 または ②手段的 ADL 低下，基本的 ADL 自立	カテゴリーⅢ ①中等度以上の認知症 または ②基本的 ADL 低下 または ③多くの併存疾患や機能障害
重症低血糖が危惧される薬剤(インスリン製剤，SU 薬，グリニド薬など)の使用	なし[注2]	7.0%未満	7.0%未満	8.0%未満
	あり[注3]	65 歳以上75 歳未満 / 75 歳以上　7.5%未満(下限6.5%) / 8.0%未満(下限7.0%)	8.0%未満(下限 7.0%)	8.5%未満(下限 7.5%)

図 11-3 高齢者糖尿病の血糖コントロール目標（HbA1c 値）

治療目標は，年齢，罹病期間，低血糖の危険性，サポート体制などに加え，高齢者では認知機能や基本的 ADL，手段的 ADL，併存疾患なども考慮して個別に設定する．ただし，加齢に伴って重症低血糖の危険性が高くなることに十分注意する．

手段的 ADL，併存疾患なども考慮して個別に設定する．ただし，加齢に伴って重症低血糖の危険性が高くなることに十分注意する．

注 1：認知機能や基本的 ADL（着衣，移動，入浴，トイレの使用など），手段的 ADL（IADL：買い物，食事の準備，服薬管理，金銭管理など）の評価に関しては，日本老年医学会のホームページ（http://www.jpn-geriatsoc.or.jp/）を参照する．エンドオブライフの状態では，著しい高血糖を防止し，それに伴う脱水や急性合併症を予防する治療を優先する．

注 2：高齢者糖尿病においても，合併症予防のための目標は 7.0%未満である．ただし，適切な食事療法や運動療法だけで達成可能な場合，または薬物療法の副作用なく達成可能な場合の目標を 6.0%未満，治療の強化が難しい場合の目標を 8.0%未満とする．下限を設けない．カテゴリーⅢに該当する状態で，多剤併用による有害作用が懸念される場合や，重篤な併存疾患を有し，社会的サポートが乏しい場合などには，8.5%未満を目標とすることも許容される．

注 3：糖尿病罹病期間も考慮し，合併症発症・進展阻止が優先される場合には，重症低血糖を予防する対策を講じつつ，個々の高齢者ごとに個別の目標や下限を設定してもよい．65 歳未満からこれらの薬剤を用いて治療中であり，かつ血糖コントロール状態が表の目標や下限を下回る場合には，基本的に現状を維持するが，重症低血糖に十分注意する．グリニド薬は，種類・使用量・血糖値などを勘案し，重症低血糖が危惧されない薬剤に分類される場合もある．

【重要な注意事項】糖尿病治療薬の使用にあたっては，日本老年医学会編「高齢者の安全な薬物療法ガイドライン」を参照すること．薬剤使用時には多剤併用を避け，副作用の出現に十分に注意する．

（日本老年医学会・日本糖尿病学会，編・著：高齢者糖尿病診療ガイドライン 2017，p.46，南江堂，2017[17]）

346 第 11 章 非がんの在宅緩和ケア

ものではないほうがもちろん望ましい．そのため，多職種でのチームで病期のことについて，アドバンス・ケア・プランニング（advance care planning）を話し合っていたほうがよい．もちろん，病状や経過さらには家庭環境の変化などにより，一度決めたことが変わることはありえるため，定期的に話しあいの場を持つことが必要であることはこれまでも繰り返し述べている通りである．死は逃れられるものではない．そのため，常にそばに置いておく必要はないが，定期的に話しあうことで同じ最終像を共有することが大切である．

　神経難病における特に注意すべき苦痛症状としては，疼痛，むせ込み，誤嚥，窒息，流涎，呼吸苦，不安，精神的な苦痛があげられる．しかしながら，コミュニケーションが困難な場合も多く，介護者・医療者それぞれが意識して観察をすることが必要である．また，家族の言葉には，それなりの理由があるため，真摯に耳を傾けることが必要である．「いつもと違う」というキーワードの影には，必ず何らかの病態がある．たとえ，原病の進行であったとしても，「大丈夫でしょ」と流すことなく，真摯に受け止め，原因を探すことで医療者との関係性はより深まる．

　疼痛は，関節の拘縮によるもの，あるいは筋の緊張などによる圧迫によるもの，同一姿勢による局所の圧迫のよるものがほとんどをしめる．褥瘡などに発展することは，生命予後をも左右することにも繋がるため，定期的な観察だけではなく，栄養の底上げも考慮する必要がある．さらに，痙性麻痺の場合には，抗痙攣薬・抗痙縮剤の使用で症状の緩和が得られることもあり，積極的に試すべきである．リハビリテーションによる ADL の維持も効果的と言われている．使う薬剤としては，抗てんかん剤，プレガバリン，芍薬甘草湯などを用いることが多い．この際，芍薬甘草湯は，漫然と使用することで，グリチルリチンによる偽性アルドステロン症を引き起こし，低カリウム血症を招く恐れがあることに注意しなければならない．芍薬甘草湯そのものは，漢方薬の中では即効性があるものの一つであり，いわゆるこむら返りのような急性症状にきわめて有効である．誤嚥を防ぐためには，口腔ケアが重要であり，特に流涎が多い場合には，唾液用の持続低圧吸引機が用いられる

JCOPY 498-05728

こともある．不眠は，多く見られる症状の一つであるが，上記の疼痛などが原因であることも少なくないため，その原因を探すことも必要である．ベンゾジアゼピン系薬剤には依存性と呼吸抑制があることが知られており，神経難病に限らず高齢者の予後を悪化させることが知られており，除去できる原因がない場合でも，非ベンゾジアゼピン系睡眠導入剤を積極的に選択したほうがよい．

　神経難病の多くを占める ALS については，終末期の疼痛についてモルヒネ塩酸塩・硫酸塩の使用がかねてから話題になっていた．北里大学の萩野美恵子先生の熱心な適応拡大の要望の結果，2011 年 9 月に社会保険診療報酬支払基金情報提供事例として，「モルヒネ塩酸塩及びモルヒネ硫酸塩を ALSに処方した場合審査上認められる」と公表された[18]．ガイドライン（筋萎縮性側索硬化症診療ガイドライン 2013）により導入基準が示されている[19]．慢性期の管理は，多くの場合神経内科医によって行われているが，がん診療を扱う診療科に比べてモルヒネに対してなじみがないため，使用をためらうことも多い．投与量は，がん診療に比べて少ないことが多いが，多職種でのカンファレンスなどを利用し，患者の苦痛軽減に向けて，医師は積極的役割を果たすべきであろう（表 11-3）．

F　脳卒中

　厚生労働省の死亡統計によると，脳卒中は死因の第 4 位であるが，65 歳以上の要介護の原因疾患では第 1 位である．一度脳卒中に罹患すると，麻痺だけではなく感覚障害や認知症など生活に支障を及ぼす後遺症を伴うことが多く，これらの後遺症が身体的・精神的に患者自身の苦痛にもなる．脳卒中は，脳梗塞，脳出血およびくも膜下出血からなるが，いずれの病態においても再発率が高いことが知られている．筆者らの研究では，10 年間の累積死亡率もおおよそ 50％となっている[20]．脳卒中は，生命予後を規定する病態であるが，症状は重症から軽症のものまで多彩であり，共通認識を得られないことも多い．一般的にはモディファイランキンスケール（modified Rankin Scale：mRS）で後遺症の重症度を判定するが，mRS5 以上が緩和ケアの対

348 | 第11章　非がんの在宅緩和ケア

表11-3 ALSに対するモルヒネ導入基準

ALSの進行期であり，呼吸筋障害のために呼吸苦を生じている状態，または，NSAIDsなどの既存の治療では十分な緩和が得られない苦痛に対して用いる．それぞれの症状が感染症など二次的に生じている場合は原因となる疾患の治療を優先する．モルヒネの使用に関しては副作用について十分な説明を行い，本人および家族の同意を得て使用する．

〈導入方法の一例〉モルヒネを開始する患者の大多数は経管栄養となっているため，粒子サイズに留意し経管からの投与可能な剤形を用いる．

① 短時間作用型モルヒネである塩酸モルヒネ散2.5mg/回（$PaCO_2$ 60mgHg以上の場合は1.25mg）で使用開始し，効果を実感するまで2.5mg（$PaCO_2$ 60mgHg以上の場合は1.25mg）ずつ増量する．

② 1回有効量（通常2.5～10mg）を確認し，効果がなくなったら頓用する（3～4時間ごと投与）ことで1日必要量を確認する．

③ 塩酸モルヒネ1日必要量が10mg以上になる場合は硫酸モルヒネ（長時間作用型モルヒネ：最も粒子の細かいモルペス®の場合は経管栄養剤に溶かして1日2回投与）を1日量として投与，さらに苦しみを感じるときにはレスキューとして塩酸モルヒネ1回有効量を適宜使用する．

④ レスキューの必要量を平均し，硫酸モルヒネ総投与量を増量し，必要に応じて投与回数を8時間ごと3回とする．増量の目安は約2割程度とする．

⑤ 死の直前など，より効果を安定させたいときには持続注射（持続静注または持続皮下注射）に切り替えてもよい（1日経口/経管投与量：1日注射量＝2～3：1）.

*1: モルヒネを用いることで，慢性的な呼吸苦や痛みに対しての緩和は得られるが，多くの症例で球麻痺を伴っているため，ときどき起こる誤嚥や痰がらみによる呼吸苦を解消するまでには至らない．三環系抗うつ薬や抗コリン薬の使用．持続低圧吸引などにより唾液を少なくする努力をし，ネブライザーやMAC（mechanically assisted coughing）を用いて痰を出しやすくするなどの対処を適宜併用する．

*2: 低酸素が苦痛の原因になっている場合はCO_2ナルコーシスに注意しながら低用量（0.5L/min）より酸素投与を併用する．

*3: 末期の落ち着きのなさに対してはクロルプロマジンなど抗精神病薬の時間ごとの非経口的投与を考慮する．

*4: 様々な対策を講じても苦しみを緩和できない場合には，ミダゾラムなどによる鎮静も考慮する．

*5: 究極の呼吸苦の緩和は気管切開下のTPPVであるが，当初TPPVを拒否してモルヒネを用い始めたとしても，TPPV装着を希望するようになることもある．終末期のがんと異なり，TPPVを選択することで生きることができる疾患であるので，最後まで治療方針を再確認していく必要がある．

（「筋萎縮性側索硬化症診療ガイドライン作成委員会編集：筋萎縮性側索硬化症診療ガイドライン2013．日本神経学会監修，p.71，2013，南江堂」より許諾を得て転載）

象となることが多い（表11-4）[21]．心不全や神経難病に代表される非がん疾患の緩和ケアの中でも，突然発症し，重症の後遺症をきたしている時点で，本人および家族の出発地点が違うことを医療者としては認識する必要がある．すなわち，病態から考えた疼痛管理だけではなく，再発予防のための方策・薬物治療などと併せて治療を行い，さらにリハビリテーションでのADL の維持改善まで目標に入れる必要があるからである．往々にして突然発症であり，患者本人だけではなく，家族も抑うつ状態にあることは少なくない．通常は，リハビリテーションを終えた状態で在宅・通院に切り替わるが，積極的リハビリテーションの中断が諦めと取られることもあり，退院前からの多職種のコミュニケーションが大切である．脳卒中発症4カ月後23％がうつ状態を示し，その中で男56％，女30％は12カ月後も依然うつであったという報告がある．脳卒中後のうつ状態は見逃しやすいリハビリテーションの阻害因子であり，早期に発見し治療を行う必要がある．一般に三環系抗うつ薬は選択的セロトニン再取り込み阻害薬（SSRI）より効果が強いが副作用も多い．日本ではSSRI としてフルボキサミン，パロキセチンが承認されている．セロトニン・ノルアドレナリン再取り込み阻害薬（serotonin & norepinephrine reuptake inhibitors：SNRI）は三環系抗うつ薬と同等の効果があり，副作用が少ないとされるが，脳卒中後のうつに限定した報告は少ない．米国内科医師会（American College of Physicians：ACP）のガイドラインでは，抗うつ薬は効果があった場合には少なくとも4カ月を目標として継続し，一方6週間投与しても効果が見られない場合には投薬を変更すると記載されている．また，老年期うつの検査-15-日本版（GDS-15-J）が有用という報告もある（図11-4）[22]．

　また再発予防については，ガイドラインがあり，高血圧症，糖尿病など病態に併せて管理する必要がある．

表 11-4 日本版 modified Rankin Scale (mRS) 判定基準書

	modified Rankin Scale	参考にすべき点
0	まったく症例がない	自覚症状および他覚徴候がともにない状態である
1	症候はあっても明らかな障害はない: 日常の勤めや活動は行える	自覚症状および他覚徴候はあるが, 発症以前から行っていた仕事や活動に制限はない状態である
2	軽度の障害: 発症以前の活動がすべて行えるわけではないが, 自分の身の回りのことは介助なしに行える	発症以前から行っていた仕事や活動に制限はあるが, 日常生活は自立している状態である
3	中等度の障害: 何らかの介助を必要とするが, 歩行は介助なしに行える	買い物や公共交通機関を利用した外出などには介助*を必要とするが, 通常歩行†, 食事, 身だしなみの維持, トイレなどには介助*を必要としない状態である
4	中等度から重度の障害: 歩行や身体的要求には介助が必要である	通常歩行†, 食事, 身だしなみの維持, トイレなどには介助*を必要とするが, 持続的な介護は必要としない状態である
5	重度の障害: 寝たきり, 失禁状態, 常に介護と見守りを必要とする	常に誰かの介助*を必要とする状態である
6	死亡	

＊介助とは, 手助け, 言葉による指示および見守りを意味する.
†歩行は主に平地での歩行について判定する. なお, 歩行のための補助具（杖, 歩行器）の使用は介助には含めない.

(van Swieten JC, Koudstaal PJ, Visser MC, et al. Interobserver agreement for the assessment of handicap in stroke patients. Stroke 1988; 19: 604-7. 篠原幸人, 峰松一夫, 天野隆弘, 他. mRS 信頼性研究グループ. modified Rankin Scale の信頼性に関する研究－日本語版判定基準書および問診表の紹介. 脳卒中 2007; 29: 6-13. Shinohara Y, Minematsu K, Amano T, et al. Modified Rankin Scale with expanded guidance scheme and interview questionnaire: interrater agreement and reproducibility of assessment. Cerevrovasc Dis 2006; 21: 271-8)

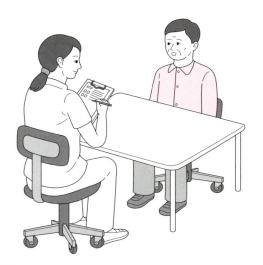

図 11-4 検査には市販の「老年期うつの検査 -15- 日本版（GDS-15-J）」[22] を使用する
インタビュー実施にあたっては，プライバシーに十分配慮して行うこと

在宅❶ 急変時対応

　非がんの在宅緩和ケアは重要であるが，それでも状態が悪化した場合は，病院へ救急搬送されることも少なくない．そこで診察にあたる医師は，往々にして初見であり，お互いに対応に苦慮することも多い．例えば呼吸不全の状態で，挿管をするか，人工呼吸器を装着するのかなど，大切な事案に対して判断を求められた場合，回復が難しいとわかっていても判断に窮することがある．救急の忙しい現場ならではの問題であるが，侵襲的な治療を行わないという判断を患者・家族にさせることは，治療そのものを諦めることとイコールではないという明確なメッセージとともに行われなければならない．筆者は，"お身体に負担にならない範囲で一生懸命に治療に当たります" という表現を添えることで，家族の精神的ストレス軽減を図るようにしている．

352 第11章 非がんの在宅緩和ケア

G 腎疾患

腎不全は，急性腎不全と慢性腎不全に分けられるが，急性腎不全は一般的に回復可能な急性病態であり，今回のテーマに合致しない．今回は，徐々に進行する慢性腎不全を対象にして記載する．

高齢者を対象とした，「End-of-life（人生の終末）」は，非がん疾患患者における終末期としての緩和ケア対象に他ならない．では，腎疾患患者における「End-of-life 期」は，いつからだろうか？　報告によると，いわゆる死が身近に迫り透析が身体的に不可能となる終末期を指すものではなく，患者が慢性腎臓病（chronic kidney disease：CKD）でいずれ透析療法が必要だといわれた時からと言われる．つまり，慢性透析患者以前の CKD ステージ 4 からすべての患者が対象と考えられ，End-of-life Care を開始する必要があると考えられる．

日本の 65 歳以上の高齢者は，平成 24 年 9 月の全人口の 24.1 ％，平均寿命は女性 85.9 歳，男性 79.4 歳であり高齢化社会となっている．一方，2012 年末透析患者の 65 歳以上の高齢化率は 58.0 ％，新規導入患者の高齢化率は 63.1 ％であり，透析医療自体が高齢者医療である．言い方を変えると，透析患者の 6 割は End-of-life Care の対象であるということになる．

腎不全により現れやすい症状としては，尿量の減少，浮腫，呼吸困難，湿性咳嗽，高血圧症，易疲労感，食欲低下，嘔気などの尿毒症状などがある．医療技術の進歩により，腎代替療法（人工透析）により慢性の末期腎不全患者の予後は飛躍的に改善している．一方で前述のように透析導入人口は高齢化が進んでおり，透析はできるものの，上記の症状などにより，ADL が低下し，徐々にあるいは急速にフレイルの状態になってしまう高齢者も少なくない．

特に透析導入後間もない時には，水分管理，体重管理などが上手くいかず，夜間呼吸困難などを引き起こし，救急病院にて緊急透析などを行う場合もある．そういう経過があると不安や抑うつなどを引き起こすことも多いため，水分管理から始まり，瘙痒感には保湿や生活環境の整備を行う．便秘に

G. 腎疾患 **353**

表 11-5 「維持血液透析の見合わせ」について検討する状態

1）維持血液透析を安全に施行することが困難であり，患者の生命を著しく損なう危険性が高い場合.
　①生命維持が極めて困難な循環・呼吸状態などの多臓器不全や持続低血圧など，維持血液透析実施がかえって生命に危険な状態が存在.
　②維持血液透析実施のたびに，器具による抑制および薬物による鎮静をしなければ，バスキュラーアクセスと透析回路を維持して安全に体外循環を実施できない.
2）患者の全身状態が極めて不良であり，かつ「維持血液透析の見合わせ」に関して患者自身の意思が明示されている場合，または，家族が患者の意思を推定できる場合.
　①脳血管障害や頭部外傷の後遺症など，重篤な脳機能障害のために維持血液透析や療養生活に必要な理解が困難な状態.
　②悪性腫瘍などの完治不能な悪性疾患を合併しており，死が確実にせまっている状態.
　③経口摂取が不能で，人工的水分栄養補給によって生命を維持する状態を脱することが長期的に難しい状態.

（維持血液透析の開始と継続に関する意思決定プロセスについての提言. 日本透析医学会血液透析療法ガイドライン作成ワーキンググループ，透析非導入と継続中止を検討するサブグループ. 透析会誌. 2014; 47: 269-85[23] より）

は食事内容の改善，腹部のマッサージ，軟下剤などを適宜使用し，脱力や痙攣などカリウムの異常を疑う場合には，食事内容からカリウムの過剰摂取を避けるように指導など総合的な介入を行う必要がある．また，透析の導入に至った原因疾患は糖尿病が第 1 位であり，糖尿病の管理だけではなく，虚血性心疾患，閉塞性動脈硬化症（ASO），脳梗塞など血管疾患の評価は定期的に行ったほうがよい．特に ASO は下肢の色調や足背動脈の触れだけでもある程度の判断が可能であり，糖尿病の合併症の診断という意味でも下肢の診察は行うべきである．ASO は徐々に進行することが多く，糖尿病の神経障害も合併していると，そもそも症状が少ないため，診察時に症状を訴えない場合も多いからである．

　透析を導入している患者の終末期には，透析を中断すべきか？というきわめて重要な判断を迫られることがある．維持透析患者の透析を行わないとい

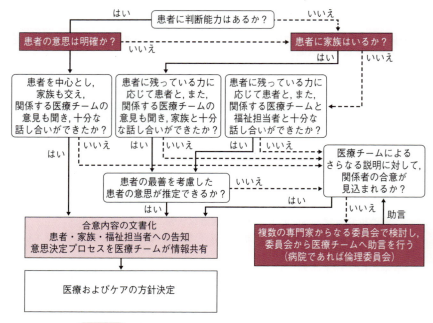

図 11-5 維持血液透析見合わせ時の意思決定プロセス

(維持血液透析の開始と継続に関する意思決定プロセスについての提言．日本透析医学会血液透析療法ガイドライン作成ワーキンググループ，透析非導入と継続中止を検討するサブグループ．透析会誌．2014; 47: 269-85[23] より)

うことは，死を受け容れなければならないということを意味している．2014年に日本透析医学会血液透析療法ガイドライン作成ワーキンググループ 透析非導入と継続中止を検討するサブグループから「維持血液透析の開始と継続に関する意思決定プロセスについての提言[23]」が発表され，医療側としての指標が示されたが，厚生労働省が提示した意思決定プロセスに準拠して医療行為を見合わせた場合であっても，またこの提言を使用して医療方針を決定した場合であっても，法的に免責されるわけではないことを付記しておくとの注釈があり，現場の判断に委ねられている．患者の自己決定権が優先され，医療チームは充分な情報提供と充分な情報収集を基にして，自己決定を行う際の支援を行い，その上での患者が意思決定する過程を共有

し，尊重する必要があるとされる．

　具体的には，表 11-5 と図 11-5 にあるように，決して医療者一人だけでは
なく，チームでの決定で行う必要があるが，やはり患者自身の意志が一番尊
重されるべきであろう．このような判断に迫られるのは，往々にして突然で
ある．ご本人の意志が確認できない場合も少なくない．そういう意味でも，
アドバンス・ケア・プランニングによる未来予想が必要であり，望ましい．

文献

1) A controlled trial to improve care for seriously ill hospitalized patients. The study to understand prognoses and preferences for outcomes and risks of treatments (SUPPORT). The SUPPORT Principal Investigators. JAMA. 1995; 274: 1591-8.

2) Coventry PA, Grande GE, Richards DA, et al. Prediction of appropriate timing of palliative care for older adults with non-malignant life-threatening disease: a systematic review. Age Ageing. 2005; 34: 218-27.

3) Global Atlas of Palliative Care at the End of Life. http://www.who.int/nmh/Global_Atlas_of_Palliative_Care.pdf

4) 日本ペインクリニック学会 非がん性慢性疼痛に対するオピオイド鎮痛薬処方ガイドライン作成ワーキンググループ．非がん性慢性疼痛に対するオピオイド鎮痛薬処方ガイドライン．改訂第 2 版．東京: 真興交易医書出版部; 2017.

5) Vivolo-Kantor AM, Seth P, Gladden RM, et al. Vital signs: trends in emergency department visits for suspected opioid overdoses-United States, July 2016-September 2017. MMWR Morb Mortal Wkly Rep. 2018; 67: 279-85.

6) 循環病の診断と治療に関するガイドライン（2009 年度合同研究班報告）慢性心不全治療ガイドライン（2010 年改訂版）．http://www.j-circ.or.jp/guideline/pdf/JCS2010_matsuzaki_h.pdf

7) 救急・集中治療における終末期医療に関するガイドライン．http://www.jsicm.org/pdf/1guidelines1410.pdf

8) 高齢心不全患者の治療に関するステートメント．日本心不全学会ガイドライン委員会．http://www.asas.or.jp/jhfs/pdf/Statement_HeartFailurel.pdf

9) 循環器疾患の患者に対する緩和ケア提供体制のあり方について，2018（平成 30）年 4 月循環器疾患の患者に対する緩和ケア提供体制のあり方に関するワーキンググループ．http://www.mhlw.go.jp/file/05-Shingikai-10901000-Kenkoukyoku-Soumuka/0000202647.pdf

10) 急性・慢性心不全診療ガイドライン（2017 年改訂版）．Guidelines for Diagnosis and Treatment of Acute and Chronic Heart Failure（JCS 2017/JHFS

356 | 第 11 章　非がんの在宅緩和ケア

2017）http://www.asas.or.jp/jhfs/pdf/topics20180323.pdf

11) 厚生労働省健康局．脳卒中，心臓病その他の循環器病に係る診療提供体制の在り方について，平成 29 年 7 月脳卒中，心臓病その他の循環器病に係る診療提供体制の在り方に関する検討会．http://www.mhlw.go.jp/file/05-Shingikai-10901000-Kenkoukyoku-Soumuka/0000173149.pdf

12) Allen LA, Stevenson LW, Grady KL, et al. Decision making in advanced heart failure: a scientific statement from the American Heart Association. Circulation. 2012; 125: 1928-52.

13) 日本呼吸器学会 COPD ガイドライン第 4 版作成委員会．COPD（慢性閉塞性肺疾患）診断と治療のためのガイドライン．第 4 版．東京：メディカルレビュー社；2013.

14) 日本呼吸器学会 COPD ガイドライン第 5 版作成委員会．COPD（慢性閉塞性肺疾患）診断と治療のためのガイドライン．第 5 版．東京：メディカルレビュー社；2018.

15) 味澤　篤，永井宏和，小田原　隆，他，HIV 関連悪性リンパ腫 治療の手引き Ver 3.0 The Journal of AIDS Research. 2016; 18.

16) Sclan SG, Reisberg B. Functional assessment staging（FAST）in Alzheimer's disease: reliability, validity, and ordinality. Int Psychogeriatr. 1992; 4 Suppl 1: 55-69.

17) 日本老年医学会，日本糖尿病学会，編・著．高齢者糖尿病診療ガイドライン 2017．東京：南江堂；2017.

18) 保医発 0928 第 1 号 平成 23 年 9 月 28 日 医薬品の適応外使用に係る保険診療上の取扱いについて．http://www.gifuyaku.or.jp/drug/tekiougai110928.pdf

19) 日本神経学会．筋萎縮性側索硬化症診療ガイドライン 2013．東京：南江堂；2013.

20) Izumi M, Kario K. The impact of first stroke on the prognosis; Akita stroke registry. Circulation J. Suppl 2012.

21) 脳卒中診療ガイドライン南江堂 2015．http://www.jsts.gr.jp/img/guideline2015_tuiho2017.pdf

22) 杉下守弘，朝田　隆，杉下和行．老年期うつの検査-15-日本版（GDS-15-J）．東京：新興医学出版社；2017.

23) 維持血液透析の開始と継続に関する意思決定プロセスについての提言．日本透析医学会血液透析療法ガイドライン作成ワーキンググループ，透析非導入と継続中止を検討するサブグループ．透析会誌．2014; 47: 269-85.

〈泉　　学〉

JCOPY 498-05728

第12章

小児の在宅医療

A 小児の在宅医療という選択肢

　介護保険が2000年に始まり，在宅療養の仕組みが整ってきた現在，わが国では高齢者の在宅医療はほぼ当たり前に利用できるようになってきている．しかし，小児に関しては，在宅医療，訪問看護などを支える人たちが充足していない地域も少なくない．「何かあったら病院に連れて行く」以外の選択肢がないというのは，子どもと家族にとって負担が大きい．そこで専門病院と役割分担をしながら，身近なところでかかりつけ医が小児在宅医療に関わると，子どもと家族，さらに専門病院の負担を減らせる可能性がある．

　実は，小児の在宅医療を担う医師の中で，小児科医はそれほど多くない．成人の診療科の在宅医は在宅医療に関するノウハウが十分にあり，小児に長けた訪問看護ステーションと連携する，小児科医に相談できるなどの仕組みがあれば，小児の在宅医療を担う心強い存在となる．

B 医療的ケア児が増えている現状

　医療の進歩により，多くの子どもの命が助かるようになってきた．その一方で，人工呼吸器や気管切開，経管栄養，酸素などが必要な「医療的ケア児」が増えている．2016年6月3日，児童福祉法と障害者総合支援法の改正法が公布され，医療的ケアを要する障害児が適切な支援を受けられるよう，自治体において保健・医療・福祉などの連携促進に努めることとなった．

　改正法を受けて行われた初めての全国推計（参考 図12-1）によると，20歳未満の医療的ケア児は10年で約2倍に増え，なかでも人工呼吸児数は10

第 12 章 小児の在宅医療

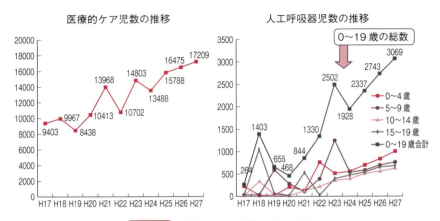

図 12-1 医療的ケア児数などの推移

・医療的ケア児数は増加傾向にある．
・人工呼吸児数も増加傾向にある．低年齢ほどその数は多い．
（田村正徳，奈倉道明，他．「医療的ケア児に対する実態調査と 医療・福祉・保健・教育等の連携に関する 研究」の中間報告〔平成 28 年度厚生労働科学研究費補助金障害者政策総合研究事業〕2016 より）

年で約 10 倍に増え，低年齢ほどその比率が高いことがわかってきた．最新の数字では，20 歳未満の医療的ケア児は 18,951 人（2017 年），そのうち人工呼吸器児は 3,834 人と，医療的ケア児の 20 % を占め，人工呼吸器児はもはや例外的な存在ではなく，人工呼吸器をつけた子どもにも対応できる制度が望ましい．

しかし，医療的ケア児を支援する医療，福祉，教育，保育などの受け皿は，ほぼすべての分野で不足し，家族に多大な介護負担を強いている．片時も離れられない，3 時間以上続けて寝たことがない母親も少なくない．母親はほとんど就労ができず，いつも後回しになってしまうきょうだいたちも気がかりである．小児の在宅医療を行う際には，子どもの暮らしだけでなく，きょうだい児を含む家族の暮らしにも目を向ける必要がある．

C 小児の在宅医療の特徴

　小児の在宅医療において，訪問して診療するという行為は高齢者の在宅医療と変わらないが，小児在宅医療ならではの特徴もあるので列挙する．

① 医療的ケアが必要な子どもが多い

　在宅医療を利用する子どもは，障害が重度で，吸引，経管栄養，人工呼吸器などの医療的ケアが必要な場合が多い．

② 専門医療機関への通院が続く

　高齢者は在宅医療に移行すると病院への受診を継続しないことが多いが，ほとんどの子どもは大学病院や子ども病院などの専門医療機関（以下，専門医療機関）の受診を続ける．

③ 体調が不安定な子どもが多い

　小児は予備能力が少ないうえに，重症度が高く，気温，湿度や感染などの影響を受けて体調を崩しやすい．そのため，頻繁に入退院を繰り返すことが少なくない．

④ 育ちを支援する多職種もチームに加わる

　小児の在宅医療においては，医療，福祉に加え，療育・保育・教育などの育ちを含む多職種チームが関わるため，共通言語を用いるなど互いに配慮しつつ連携する必要がある．

⑤ 暮らしを支える社会資源が非常に限られる

　従来の医療，福祉，保育，教育などの制度の中で，医療的ケアが必要な子どもは想定されていなかったため，どの分野においても利用できる社会資源が非常に限られている．

⑥ 調整役を担う人材が不足している

　介護保険の介護支援専門員（ケアマネジャー）に相当する調整役がいないので，調整役は障害者相談支援専門員や保健師が担うことが多いが，調整できる人材が不足している．なお，前述の改正法を受けて，医療的ケア児等コーディネーターの養成研修が，各都道府県で始まっている．

360 第12章 小児の在宅医療

⑦ 家族・きょうだいへの負担が大きい

医療的ケアが必要な子どもの家族の身体的，経済的，心理的負担が大きい．また，きょうだいへの負担が大きいが，きょうだい対策は施策の中にほとんどない．

⑧ 移行期に課題がある

小児期から成人期に移り変わりゆく時期を移行期（transition トランジション，後述）というが，小児の特殊性や人材不足もあり，専門医療機関で小児から成人の診療科への移行に課題がある．

⑨ 両親が共働きできる基盤がない

医療的ケア児の保育ができる保育園がほとんどないため，親が共働きしたいと希望しても，その基盤がない．特に，人工呼吸器をつけた子どもの親の共働きはきわめて困難である．この問題はひとり親家庭となると顕著となる．

⑩ 親なき後の問題は未解決である

我が子を置いては逝けないと思う親は少なくない．親なき後の問題はほとんど解決できていないが，人工呼吸器をつけた子どもの第一世代が30歳を超えている現在，これは喫緊の課題である．

D 小児の療養生活を支える制度

小児の療養生活を支える制度は，高齢者とは異なる点が多い．まず医療ではこども医療費助成制度がある．これは0歳から就学前，小学校卒業まで，中学校卒業までなど，それぞれの自治体が独自に設定しているため，住む自治体によって助成期間が異なる．また，小児慢性特定疾病の認定を受けた子どもには，申請時から最大20歳未満まで（申請は18歳まで）助成される制度がある．これらは上限の年齢以上になると受けられない制度であり注意が必要である．成人になっても利用可能な医療費の助成制度は，特定疾病，重度心身障害者医療費助成制度などがある．18歳以上になった時に使える医療費の制度を検討し，空白の期間が生じないように，前もって準備しておくことが望ましい．

JCOPY 498-05728

福祉の制度は，高齢者では介護保険サービスを使うことが多い．しかし，小児の場合には，児童福祉法（児童発達支援，放課後等デイサービス，保育所など）と障害者総合支援法（居宅介護，生活介護，短期入所など）などの異なる法律による制度がある．しかも，障害者総合支援法の地域生活支援事業（移動支援，訪問入浴，日中一時支援など）は市町村独自の制度のため利用可能な限度が自治体により異なる．福祉制度を使う上では，身体障害者手帳や療育手帳，または精神保健福祉手帳を保持しているのかどうかはきわめて重要である．

E 在宅医療の対象となる子どもたち

在宅で療養を行っている者で，疾病や傷病のために通院が困難な者というのが在宅医療の対象者の一般的な定義であるが，子どもの場合は，抱っこやバギー（車いす）で家族が連れて来ることができるので，通院は不可能ではない．しかし，人工呼吸器，酸素ボンベ，吸引器などを搭載した車いすに乗り，遠方から専門医療機関に来院し，診察，検査，薬などで待ち続けるのは，子どもと家族に負担が大きい．また，暮らしを支える在宅チームに専門医療機関と役割分担しながら在宅医療が関わることは，通院の頻度を減らし，病状の安定につながる可能性もある．

在宅医療の対象となる小児には，寝たきりまたは座位までで移動が自分ではできない肢体不自由と重度の知的障害を併せ持つ「重症心身障害児」の他に，移動能力がある医療的ケア児や，人生の最終段階を自宅で過ごす小児がんの子どもなどがいる．

具体的な疾患は多岐にわたるが，脳性麻痺や低酸素性虚血性脳症などの先天性の障害，脊髄性筋萎縮症や先天性ミオパチー，筋ジストロフィーなどの進行性の神経筋疾患，先天性奇形，先天性心疾患，短腸などの小児外科疾患，代謝性疾患，脳炎や脳症，交通外傷，そして脳腫瘍，神経芽腫，白血病などの小児がんの子どもたちが在宅医療の対象となり得る．

F 疾患・障害と向き合うこと

　在宅医療において子どもと家族は，治らない，または進行していく疾患や障害と向き合うことになる．

　進行していく疾患には，進行性の神経難病や，根治が困難となった小児がんなどがある．

　障害にはさまざまなものがあり，身体障害としては肢体不自由（手足の不自由を伴う），視覚障害，聴覚・並行機能の障害，音声・言語・そしゃく機能の障害，内部障害（呼吸器，心臓，腎臓，膀胱，直腸，小腸，肝臓など），免疫機能の障害などがある．また，身体障害に知的障害，発達障害（自閉症スペクトラム障害，注意欠陥・多動性障害など），精神障害が合併することもある．これらはその程度によって身体障害者福祉手帳，療育手帳，精神保健福祉手帳を取得することができる．

　また，障害には，生まれたときにすでに障害をきたしている先天性障害と，途中までは正常な成長発達をきたしていた人が，何らかの病気や外傷のために障害をもつに至った中途障害がある．中途障害の原因には，交通外傷，脳炎，脳症，溺水などがあるが，それぞれ親の思いがあり，親のゆれ動く気持ちに寄り添って行く必要がある．

　もう一つ大切なことは，子どもの可能性を信じて向き合うということである．子どものもつ生命力に驚かされることがあるが，重度な障害があっても子どもはゆっくりと育っていく．意思の表出が難しい子どもも少なくないが，脈拍やわずかな表情などからも周りで起こっていることは感じていると考えられるので，どの子どもにも，普通の子どもと同じように笑顔で声をかけ，ていねいに接することを常としたい．

G 家族・きょうだいの現状を知る

　まず，家族の身体的負担を把握する．医療的ケア児の介護は24時間体制となるため，経管栄養の時間と回数，痰の吸引のタイミング，体位変換など，生きる上で欠かせない介護の種類と要する時間を表にしていく．する

と，主な介護を行う親（多くは母親）はまとまった睡眠時間が取れないことがわかる．交代勤務で看護師が働く専門医療機関では1日5回栄養を入れましょう，3時間に1回，あるいは必要時に痰の吸引をしましょう，体位変換は2時間毎などと普通に指導をするかもしれないが，在宅では主に母親がそれをすべて担うことになる．母親が夜に睡眠がとれるように，ケアの回数を子どもの体調が大丈夫な程度に減らしたりする工夫が必要となる．これを「ケアのアレンジ」という．母親以外の家族や，介護職，訪問看護師，あるいはレスパイトケア施設に委ねることができれば積極的に活用していく．経済的負担も深刻である．酸素や経管栄養が必要な子どもを預けられる保育所は少しずつ増えてきているが，気管切開や人工呼吸器をつけた子どもを受け入れるところは非常に少ない．今の世の中，共働きは当たり前だが，医療的ケア児の母親が働くことは想像以上に厳しい．さらに，睡眠時間が不足する，家事の時間がとれない，自分がほっとできる時間がない，災害や停電の際はバッグを押し続けないといけないなど親の心理的な負担は大きい．

　病気や障害をもつ子どものきょうだいは，さまざまな思いを抱いている．医療的ケアを担う母親に何か伝えたいことがあっても，「あとでね」と言われると我慢する．お出かけの機会が少ないうえに，家族で出かけても周りの人がじろじろ見る．スプーンでご飯を食べられた時，障害児は褒められるけど，私はできて当たり前．きょうだい児支援にはほとんど施策がないが，シブリングサポーター養成講座の展開などきょうだい支援を積極的に行う特定非営利活動法人しぶたね（清田悠代 代表）の活動は注目されている（http://sibtane.com/）．訪問の際には，きょうだいにも声をかけるなど，「あなたのことにも関心を持っています」というメッセージを伝えるようにしたい．

H チームで関わる小児在宅ケア

　子どもと家族があたり前に暮らしていくためには，在宅医と専門医療機関との連携はもちろん，訪問看護師，リハビリ関連専門職，訪問薬剤師や，日々の暮しを支えるさまざまな福祉事業者や育ちに関わる人たちとの連携も欠かせない．また，子どもについての支援には，支給量の決定や災害時の対

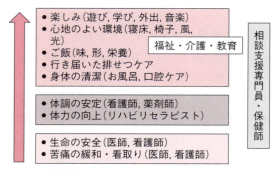

図 12-2 チームで関わる小児在宅ケア

応など行政の関わりも重要である．これらの調整を担うことが期待されているのが障害者相談支援専門員と保健師である（図12-2）．

　まず，生命の安全や，苦痛の緩和，看取りに関わるのは，主に医師，看護師，そして，体調の安定や体力の向上に関わるのが，主に看護師，薬剤師，リハビリ関連専門職などである．その上で遊びや学び，お出かけ，好きな音楽などの楽しみ，栄養や形態に配慮された美味しい食事，行き届いた排せつケア，お風呂に入る，口の中をきれいにするなどの，体の清潔に関わるのが，福祉・介護・教育の各関係者である．

　障害や疾患を持つ子どもは，散歩をする，動物に触れる，植物を育てる，花火をする，雪遊びをする，乗り物に乗るなど，その年齢の子どもなら経験しているであろうことをできていないことが多い．子どもが同年齢の子どもたちと触れ合うことや，さまざまな体験をすることは，子どもの遊び心をくすぐり，笑顔が宿る源になる．安全性に配慮しながらも，可能な範囲で遊びや楽しさに取り組んでいくことが望ましい．

　小児在宅医療の対象となる子どもは生命の危機に瀕している状態（children with life-threatening conditions）で暮らしている．そのため，限られたいのちと向き合いながら，「Live Deep（深く生きる）」という小児在宅緩和ケアの視点も必要である．

I さまざまなライフイベント

　どの家庭にも起こりうることが，在宅療養する子どもたちの家庭に起こると，家族への負担はどれほど大きいものとなるか，私たちはイメージできるだろうか．

　車いすの給付を受けるには身体障害者手帳の取得が必要だが，その手帳は障害が固定してからおよそ半年たたないと取得が難しい．車いすに酸素ボンベ，吸引器，人工呼吸器などを搭載すると，折り畳みはしないので車いすごと乗れるリフト車が必要だが，車両本体の購入に補助はない．子どもには，介護保険で確立されているような福祉用具のレンタル制度もない．

　母親がまとまった睡眠時間がとれないことは前述したが，人工呼吸器をつけた子どもの家では，きょうだいの保育園の送り迎えを誰が行い，誰が障害のある子どもを看るのか．次の子どもが生まれるとき，緊急時に誰が人工呼吸器をつけた子どもを看るのか．きょうだいがいる場合，PTAの役員などが回ってくることがあるが，医療的ケア児を抱えてその役目を果たすことの大変さは，一般の保護者にはなかなか理解されない．学校に通学籍で勉強したいと希望すると，家族が学校で待機するように求められることがあるが，共働きしないと経済的に厳しい家庭はどうすればいいのか．

　医療的ケアが必要な子どもの課題をひと言でいうと，「親以外に子どもの世話ができる人がその地域にいない」ことである．親は子どもの世話は通常はできるが，仕事をしなければ食べていけない．しかし親も生身の体である．実際に母親が入院したり，父親が末期がんになる事例もある．また親は，自分が介護をできなくなったとき，自分が亡くなったとき，どうすればいいのか，いわゆる「親亡き後の問題」については全く答えがない状態である．

　これらの問題を解決していくためには，親の代わりに看ることができる人材を地域で育てていくしかない．

366 | 第12章　小児の在宅医療

J　小児の在宅看取り

　小児の年間死亡数は5,000人前後であるが，子どものほとんどは病院で亡くなるため在宅で亡くなる子どもは少ない．ひばりクリニック（以下，当院）で経験した子どもの看取りについて振り返ると，2002年10月〜2018年3月までの間に在宅医療を担当した子ども（20歳未満）のうち亡くなったものが8名（死亡時2〜15歳：小児がん6名，重症心身障害児2名）で，そのうち4名は在宅で亡くなり，4名は病院で亡くなった（救急搬送して病院で死亡確認含む）．在宅で亡くなった子どもは全例小児がんであり，治療の見込みがないと医師から言われていた．親は自宅での看取りを視野に入れて在宅療養に臨み，在宅チームが支援した．本人への病名告知がなされていたのは，15歳で亡くなった小児がんの子どものみであった．なお，4名のうち3名は亡くなった後，訪問看護ステーションの働きかけにより，家族と一緒にお風呂に入る試みが行われた．

　少ない経験ではあるが，小児の在宅看取りが可能だった事例の背景については，在宅で最期まで過ごすことを親が希望していること，訪問看護と在宅医療を核とした在宅チームが関わること，退院前カンファレンスにより病院から在宅への円滑な移行が可能だったことなどが要因と考えられた．

　在宅で亡くなった脳腫瘍の子どもについて，デスカンファレンスを開催した．訪問看護師，障害者相談支援専門員，在宅医などの在宅チームに加え，大学病院の医師，看護師，併設の特別支援学校の教諭らが集まり，臨床倫理4分割法を用いて，振り返りを行った．退院前の関わりを病院スタッフや学校の関係者から聞き，退院後から看取りまでの関わりを在宅チームが病院側と共有することができ有意義であった．

　小児の在宅看取りは，看取りを目的とするというより，限られた時間を自宅で過ごすという視点で関わりながら，症状の緩和を行い，親と可能な範囲で子ども本人の自己選択を支えていけるとよい．親やきょうだいのグリーフケアについては，制度もない状態であるが，各地で模索が続いている．

K 小児のレスパイトケア

　病気や障害のある人を一時的に預かることで，介護する家族にほっとできるひと時を提供することを「レスパイトケア」という．当院併設の認定特定非営利活動法人うりずんでは，医療的ケア児などの重い障害のある子どもを預かる日中レスパイトケアを行っている．

　きっかけは，2006年の秋，人工呼吸器をつけた子どもの家に訪問したとき，母親が熱を出して寝込み，父親が仕事を休んで介護をしていたことだった．どうしてこの家族がこんなに苦労しなければならないのか．何とかしたいと思い，人工呼吸器をつけた子どもの預かりを決意した．在宅医療助成勇美記念財団の助成事業として，当院の一室で人工呼吸器をつけた子どもの預かりを試行し，民間の診療所でも人工呼吸器をつけた子どもの預かりは可能であると実証した．これを受けて宇都宮市は2008年3月，日中一時支援の特別な制度を創設，同年6月，診療所併設として「うりずん」が産声を上げた[1]．うりずんを利用してから，初めてランチに出かけた，両親できょうだいの運動会に参加できた，次のきょうだいが生まれた，などの嬉しい知らせ

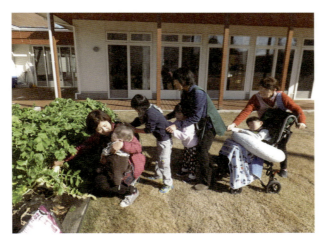

図12-3　みんなで大根抜き（うんとこしょ，どっこいしょ）

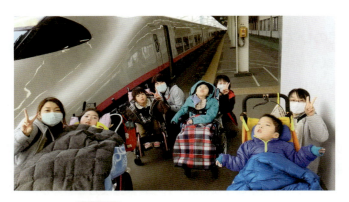

図12-4 今日は新幹線を見に来ました

があった．現在，うりずんは，認定特定非営利活動法人うりずんとなり，事業収入と寄付金を合わせて運営している．子どもが楽しく過ごすことは，子どもの健康維持や社会参加につながり（図12-3, 4），保護者も預ける際に罪悪感を抱かずにすむ．ニーズの高い泊りの預かり（短期入所）については，うりずんではまだ対応できていない．

英国には，世界初の子どもホスピス，ヘレン・ダグラスハウスがある．ここでは，泊りで子どもを預かったり，スタッフがその子どもの世話をすることで，家族が自由に遊んだりするスペシャルな数日を過ごすことが可能で，費用は全額寄付金で賄われている．わが国でも，TSURUMIこどもホスピス，もみじの家などが活動を始めている．生命の危機に瀕した状態の子どもの身体面に配慮しつつも，医療に偏り過ぎず，子どもの遊び心をくすぐり，家族，きょうだいたちにも配慮できるレスパイトケア施設の拡充が求められている．

L 大人になる子どもたち：トランジション

小児期から成人期に移り変わりゆく移行期（トランジション transition）は，子どもによって時期は異なるので何歳頃という言い方はしない．医療的ケア児やさまざまな治療を受けて生存する子どもたちが増えている現在，専

門医療機関で小児科から成人の診療科への円滑な移行をどのように進めるかは大きな課題である．しかし，移行期の主治医交代は円滑に行われているとはいえない．その理由としては，先天性心疾患や，難治性てんかんなど，小児期特有の疾患に成人の診療科の医師がなかなか対応できないことがあげられる．また，小児科ではもともと小児を総合的に診る体制があり，医療者と母親とのコミュニケーションスキルも高い．一方で，専門医療機関の成人の診療科は神経内科，呼吸器内科，などいわゆる縦割りの診療になることが多く，身体全体を総合的に診る体制が小児科に比べると十分でないことが少なくない．そのため，一度は成人の診療科に紹介された若者が，小児科に戻ってきてしまうこともあるという．その結果，20歳代や30歳になろうとする時期にも，専門医療機関の小児科に受診を継続している場合があるが，そこには限界がある．

　一方で，在宅医療はもともと成人，高齢者から発展した総合的・横断的な分野であることから，在宅医療を行う医師の大半は成人の診療科の医師である．そのため在宅医療を受けている子どもが移行期を迎えたとき，別の在宅医へ移行することはない．専門医療機関の担当医が変わったとしても，地域で関わり続け，相談できる在宅医がいることは，移行期を円滑に乗り切るうえでも大切である．

M 小児在宅医療・はじめの一歩と心構え

　小児の在宅医療の「はじめの一歩」にはどのようなことが必要だろうか．これには小児科医が行う場合と，内科・外科など成人の診療科の医師が行う場合があるが，いずれの場合も，全くやったことがないと参入のハードルは高くなる．そのハードルを下げるには，同行訪問が最もよい．小児在宅医療の取り組みは各地で広がっているので，さまざまな機会を通じて，小児在宅医療を行う医師や，小児に精通した訪問看護師の訪問に同行する．その上で，小児在宅医療を始める医師が，何かの時に相談できる体制を地域で構築する．また，24時間体制については，専門医療機関や機能強化型在宅療養支援診療所がサポートする仕組みをつくる．このような取り組みを各地で地

370 第12章　小児の在宅医療

道に行っていくのが肝心である．

　最後に，小児在宅医療を担う医師の心構えについて述べる[2]．

① 病院との役割分担を明確にする

　専門医療機関の受診を継続することがほとんどなので，病状悪化時の入院や専門的な検査は専門医療機関が担い，入院を要しない日常診療をかかりつけの診療所で担当する．当初は，物品やさまざまな消耗品を供給することになる在宅療養指導管理料は，専門医療機関に算定してもらい診療所の負担を減らすなど，役割分担については退院前のカンファレンスで整理し，確認しておく．

② 緊急時の連絡体制を構築する

　成人の在宅医療と共通するが，緊急時の連携のポイントは，24時間体制を担う訪問看護ステーションと連携医師の存在である．訪問看護ステーションがファーストコールを受けて必要があれば訪問し，その上で医師が往診するという体制を構築する．また，連携医（在宅療養支援診療所など）同士での情報共有を行い，必要なときは代わりの医師が往診できる体制をつくる．

③ 多職種とは共通言語でやり取りを行う

　小児在宅医療においては，暮らしを支援する多職種がチームで関わる．医師，訪問看護師，薬剤師，リハビリセラピストなどの医療職以外に，居宅介護（ホームヘルプ）や通所などの福祉事業所，保育士，学校関係者，障害者相談支援専門員，保健師，行政担当者などが集まってカンファレンスを行ったり，メールなどで情報の共有を行うことがある．医療職はチームの一員であるという自覚を持ち，カンファレンスでは誰にでもわかるように医学英語や略語は使わず，共通言語でやり取りするのがコツである．

④ 子どもと家族に関心を持ちできることを行う

　まず，どんな状態の子どもにも関心を持ち，語りかけ，いとおしむ気持ちを持つ．家には，日々の営みがあり，家族の息づかいがある．親の気持ちもゆれ動き，すべてを言わない親もいる．きょうだいたちもさまざまな思いを抱いている．その環境に入らせていただく覚悟が必要であるが，すべてを背

負う必要はない．かかりつけ医としての診療や予防接種，常備薬の処方，家族の診療などを行うことができれば十分である．長く関わっていくと，きょうだいの出生，保育園への入園，入学，修学旅行などさまざまなライフイベントがあるが，できる範囲でやるべきことを行い，一緒に考え，自分だけで対処が難しければ専門医療機関や関係職種につなぐ．

　在宅医療を必要としている子どもは，それぞれの地域に点在している．そのため，それぞれの地域で，子どもと家族の暮らしに関わる人材が求められている．小児在宅医療に関わる人が増えることを願っている．

文献

1) 髙橋昭彦．人工呼吸器をつけた子どもの預かりサービスの構築．2006年度在宅医療助成勇美記念財団研究助成完了報告書．2008．p.1-44.
2) 髙橋昭彦．地域の現状からみた小児在宅医療の目指すところ　〜「医療的ケア児とその家族に，安心とゆとりを」〜研究報告書．2016．http://hibari-clinic.com/wp-content/uploads/2016/07/08cc76ab54378bcead45e4e36527b855.pdf

〈髙橋昭彦〉

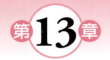

最期のとき

　在宅緩和ケアにおいて，いつ，どの位の期間を「最期のとき」というのか，はっきり書いてあるものはない．「最期」を辞書で引くと，死に際，命の終わる時期とある．今回は特に，死亡前1週間程度を「最期のとき」と想定して話をすすめる．日本人の80％以上が病院で亡くなっていることを考えると，昔は当たり前であった在宅での看取りが今では少数派となっている．特に核家族においては，患者にとって，家族にとって，在宅での看取りが初めての経験であることが多い．日本の家庭から，日常から，看取りの文化がなくなったといわれる所以である[1]．

I　大切な時間

1. 患者本人にとって

　「最期のとき」は，亡くなった後に逆算してわかることで，「その時」がいつくるかは，医療者はある程度の予測はできても，患者本人と家族は予測がつかないことが多く，厳密には医療者もわからない．

　在宅ケアを続けてきた患者であっても，「家で死を迎えることはできない」と思い込んでいる人がいる．「希望があれば，条件を整えて在宅死が可能である」ことをあらためて伝える．また逆に，在宅死が一番よいというような価値観の押し付けをしないように注意したい．

　「最期のとき」が近いと予測したら，不安を増長させないように注意しながら，病状の悪化，ADL（activities of daily living）の低下の過程を本人と家族に説明しておくほうがよい．また本人の知りたくない権利にも配慮する．

I 大切な時間 373

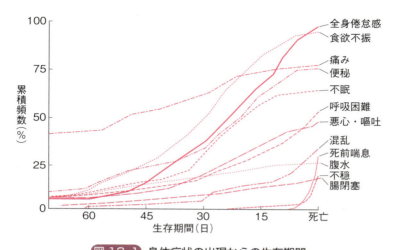

図 13-1 身体症状の出現からの生存期間
（恒藤 暁, 他. ターミナルケア. 1996；6：482-90[2]）

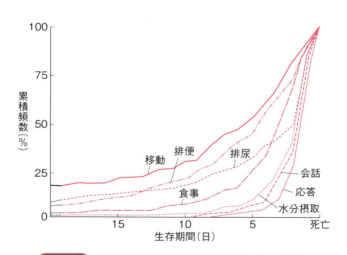

図 13-2 日常生活動作の障害の出現からの生存期間
（恒藤 暁, 他. ターミナルケア. 1996；6：482-90[2]）

374 第13章 最期のとき

表 13-1 死がさけられない状況で病院に救急搬送される場合

①本人が病院搬送を希望	例）独り暮らしで，病状悪化に不安があり，周りに迷惑をかけたくない
②家族が病院搬送を希望	例）遠方の親族が帰省し急な病状の悪化の知らせにびっくりして救急車を呼ぶ
③介護者の喪失や変更	例）介護者の精神的ストレス，急病，入院，介護者の交代で方針変更
④本人・家族の気持ちの変化	例）吐血してびっくりし，家で看取れないと思った．苦しそうな患者をみていられなかった
⑤在宅主治医が不在	例）手術した大病院の外来に無理して通い続けていて，病状悪化が想定外だった

　死の直前1週間となると，ほとんどの場合意識レベルが低下し，食事・排泄などの日常生活において介助を要する状態になる[2]（図13-1，13-2）.

　最期の過程がある程度予測できる場合とできない場合があり，病状の変化には個人差があるが，病状の急激な悪化や新たなプロブレムの出現は，いわゆる「急変」と表現されることがある.

　「急変」の可能性を意識していないと，実際の急変時に，本人，家族，ケアスタッフが慌てて救急車を呼んでしまい，意図せず病院搬送される場合がある．救急車搬送や延命治療が患者の本望かどうかが重要である．ACP（advance care planning）に関しては他項にゆずる.

　看取りが近くなった段階で家族や関係者スタッフと緊急時の連絡体制を再確認しておくとよい（表13-1）.

　患者からスピリチュアルな苦痛に対する問いかけがあるかもしれない．逃げることなく，嘘をつくことなく，安易に励ますことなく，十分な時間をとって傾聴したい．散る桜，残る桜も散る桜．医療者もいずれは通る道である．スピリチュアルペインに関しても他項にゆずりたい.

2. 家族にとって

　介護の手を社会資源に求めたとしても，家族，特に同居する家族も介護者

としての役割を担うケースがほとんどである．

　介護者である家族はひとりではないことも多く，意見が一致しないことがある．介護をしたいと思っている人，実際介護に手を出している人が主介護者になり，意見をまとめるリーダー役になることが理想的であるが，現実的にはちがうこともある．

　特に死期が迫ると，これまで疎遠であった親族が患者近くに現れて，さまざまな影響を患者と介護者に与えることがある．在宅ケアをめぐって主介護者が窮地に追い込まれるケースがある．家族の問題に医療スタッフが介入する必要はないが，これまで直接介護に関わってこなかった家族にも望まれる場合は在宅ケアの経過を説明し情報共有することは重要である．

　家族内で発言力があり，意見をとりまとめるキーパーソンがいれば，その人に家族内の調整を頼むこともできる．実際に介護する人（手を出す人）と家族の意見をまとめて引っ張る人（口を出す人，お金を出す人）が同じであれば円滑に話が進むが，実際は違う場合も多い．また誰が主介護者であって，誰がキーパーソンであるのか，見極めることは案外難しい．

　ところが最近は，責任も負担もすべてひとりの介護者にかかるケースも多く，別の視点からの介護者への配慮が重要になる．介護者も高齢で健康問題を抱えていることが多い．もちろん，家族がいない，介護者がいない，患者ひとりというケースも多くある．

　本人の意思が確認できない場合，家族と相談して代理決定者として治療方針を決定することもあるが，家族も戸惑い決断が難しいことがある．家族の気持ちを尊重し，根気強くつきあうことが大切である．

　不安を大きくさせないように気をつけながら，病状の悪化，ADL の低下の過程や一般的な看取りのプロセスを介護する家族に何度も繰り返し説明する．後から読み返せるような看取りのための小冊子やプリントなどを利用するとよい[1,3]．

　十分な心の準備ができていると，不安や恐怖感があっても，「慌てず落ち着いて見送ることができた」と，家族が振り返ることがある[4]．これは遺された家族のグリーフケアにもつながる．

376 第13章　最期のとき

表13-2　看取りが近づいたときの頓用指示例

	皮下注・静注不可能時		皮下注・静注可能時	
	オピオイド鎮痛薬未使用時	オピオイド鎮痛薬使用時	オピオイド鎮痛薬未使用時	オピオイド鎮痛薬使用時
疼痛時	1. ジクロフェナク坐薬25〜50mg（4時間あけて反復可/3回まで） 2. モルヒネ坐薬5mg（呼吸数≧8なら60分あけて反復/3回まで）	レスキュー量から計算（呼吸数≧8なら60分あけて反復/3回まで）	1. フルルビプロフェン0.5Aを生食に溶いて静注あるいは点滴（4時間あけて反復可/3回まで） 2. モルヒネ1回3〜5mg、またはフェンタニル0.05〜0.1mgを皮下注、あるいは静注（呼吸数≧8なら30〜60分あけて反復/3回まで）	1回1日の量1/12〜24を皮下注、あるいは静注（呼吸数≧8なら30〜60分あけて反復/3回まで）
呼吸困難時	モルヒネ坐薬を使用		塩酸モルヒネ注を使用	
呼吸困難時	1回5mgで開始	レスキュー量から計算（呼吸数≧8なら60分あけて反復/3回まで）	1回3〜5mgを皮下注、あるいは静注	1回1日量の1/12〜1/24を皮下注、あるいは静注（呼吸数≧8なら30〜60分あけて反復/3回まで）
嘔気嘔吐時	ドンペリドン坐薬30〜60mg（30〜60分あけて反復/3回まで）		1. メトクロプラミド10mg 2. ヒドロキシジン25〜50mg 3. ハロペリドール1.25〜2.5mg 　1.〜3. を皮下注、生食に溶いて静注あるいは点滴 4. クロルフェニラミン5〜10mg 5. ジフェンヒドラミン10〜30mg 皮下注 4.5. は30〜60分あけて反復/3回まで	
せん妄時	1. リスペリドン液あるいはハロペリドール液0.5〜1.0mg 舌下 2. ジアゼパム坐薬3mg 3. ブロマゼパム坐薬4〜6mg 4. フェノバルビタール坐薬20〜100mg		1. ハロペリドール2.5〜5mg 2. ヒドロキシジン25〜50mg 　1.単独ないしは1.2. を混注して皮下注、生食に溶いて静注あるいは点滴 3. ミダゾラム2.5〜5mg 皮下注あるいは10mgを生食に溶いて点滴（±ハロペリドール5mg） 4. フルニトラゼパム2mgを生食に溶いて静注 （呼吸数≧8なら15分あけて反復/3回まで） 3.4. 使用時、場合によってはハロペリドール5mgを併用（30〜60分あけて反復/3回まで）	
気道分泌（喘鳴）時	臭化水素酸スコポラミン0.15〜0.25mg 舌下（30〜60分あけて反復、または呼吸数≧8なら30〜60分あけて反復/3回まで）		1. 臭化ブチルスコポラミン10〜20mg 皮下注・生食20mlに溶解し静注（30〜60分あけて反復/3回まで） 2. 臭化水素酸スコポラミン0.15-0.25mg 皮下注（30〜60分あけて反復/3回まで）	

（日本在宅医学会 テキスト編集委員会. 在宅医学. 東京: メディカルレビュー社; 2008[1]）

498−05728

後悔の念を抱かない看取りはないといわれる．過去は変えられず，グリーフケアの際，家族が後悔の思いを語るときは「その時の状況で，一番よいと思ってやったことなのだから，それが一番よいこと」と，一生懸命考えた上での選択であったことを支持する．

3. 医療スタッフにとって

きわめて死が近いと判断されるとき，改めて医療者が立てた治療計画を振り返るべきである．医師としてできること（すべきこと？），できないことを改めて整理しておく[5]．

死が近づくにつれ経口摂取が困難になるので，中止できる内服薬は中止し，坐薬や持続皮下注射などへの移行を検討する．不快な症状のコントロールがつかない場合はセデーションが必要になることもある[1]．

この時期に出現する可能性の高い症状に，疼痛，不穏，嘔気，嘔吐，呼吸困難，喘鳴があり，状況に応じて頓用指示を適切なタイミングで医療スタッフで共有しておくことは，速やかな症状緩和に重要である[1]（表13-2）．

主治医として，医療スタッフとして，何人看取ろうと，臨終が日常になることはない．ひとりで抱え込まないことが重要で，医療者自身のストレスマネージメントを行うことも，在宅ケアの質を高めるために重要である．

死が近くなるほど介護者の負担が大きくなる．医療チームとして患者の病状を把握し，情報を共有して，それぞれの知恵とパワーを集結させる．医療スタッフは患者と家族を支えるチームの一員であり，それをマネージメントすることを期待されている．

24時間365日の体制を維持することは，医療スタッフにとって容易なことではない．ひとりの努力では限界があり，複数スタッフの体制をとるところも多く，多職種連携は大前提として，病院と診療所の連携（病診連携），診療所どうしの連携（診診連携），地域全体の連携が重要である．

〈鶴岡優子〉

Ⅱ 死亡診断と診断書の記載

1. 別れのとき（表13-3）

　実際の死亡の瞬間の判定は難しい．在宅医療の中で死亡の時刻（呼吸が止まった時刻）を家族に確認してもらうことがあるが，時刻の正確さを最優先にする必要はない．家族としての別れの時間を大切にしてよいと伝える．

　家族の中には「あえぐような苦しそうな呼吸，下顎呼吸になって，大きな息をついたかと思ったら止まって，また大きな息をすることを繰り返し，最期に本当に呼吸が止まった」と観察するものがいる．これは十分な予習があったゆえの観察だったと推測する．初めての経験を前に恐ろしい気持ちになるが，十分な学習はこの不安を緩和させる[4]．

　死の準備教育の中で，「聴覚は最期まで残ること」，「苦しそうに見える呼吸であるが，実際は意識レベルが落ちて，見かけほど苦しくないこと」を伝えることは，家族にとって「大切な人に何もできない」というつらい気持ちを少しでも和らげる言葉かけである．

表13-3 確認しておきたい医師法

医師法　第19条第2項（応招義務等）
　「診察若しくは検案をし，又は出産に立ち会った医師は，診断書若しくは検案書又は出生証明書若しくは死産証明書の交付の求があった場合には，正当の事由がなければ，これを拒んではならない」

医師法　第20条（無診察治療等の禁止）
　「医師には，自ら診断しないで治療をし，若しくは診断書若しくは処方箋を交付し，自ら出産に立ち会わないで出生証明書若しくは死産証明書を交付し，又は自ら検案しないで検案書を交付してはならない．但し，診療中の患者が受診後24時間以内に死亡した場合に交付する死亡診断書については，この限りではない」

医師法　第21条（異状死体等の届出義務）
　「医師は，死体又は妊娠四月以上の死産児を検案して異状があると認めたときは，二十四時間以内に所轄警察署に届け出なければならない」

Ⅱ 死亡診断と診断書の記載 | *379*

　医師や看護師などの医療スタッフへの連絡，親戚への連絡，葬儀業者への連絡は，あせらずゆっくり別れを惜しんだ後で構わないと説明する．もちろん，不安が募ったときにはいつでも担当医を含む医療スタッフに連絡がとれるという説明も付け加える．

2. 死亡診断

　医師は，「呼吸停止」，「心拍停止」，「瞳孔散大，対光反射の消失」の3徴候を確認することで死亡診断を行う．死亡診断に医師として必要な道具は聴診器，ライトだけである．病院の病室でよく使用される心電図モニターなどは，在宅には存在しないし，必要もないと考える．

3. 死亡診断書の作成[6]

　死亡診断書（図13-3）は，人間の死亡を医学的・法律的に証明することと，我が国の死因統計の資料となることの大きな2つの意義をもつ．

　死体検案は，診療継続中の患者以外のものが死亡した場合，診療継続中の患者が診療に係る傷病と関連しない原因により死亡した場合に行い，その場合は死亡診断書でなく死体検案書を交付する．

　「死亡診断書（死体検案書）」とある場合は，不要なものを2重の横線で消し，ここに押印の必要はない．また，書式欄内に記入した内容の訂正は，医師の氏名欄に押印がある場合は訂正箇所に訂正印を押し，署名のみの場合は訂正箇所に署名する．

　「死亡の原因」には，終末期の状態としての心不全，呼吸不全は記入しないようにする（図13-3）．

4. 死亡診断書記入に関わるよくある質問[1, 6]

　「死亡前24時間以内に診察していないと，死亡診断書はかけないのか？」
　　×診療継続中であった患者で，異状がなく，その上で生前に診療していた傷病が死因と判定できれば，死亡診断書を発行することができる（図13-4）．

JCOPY 498-05728

死亡診断書（死体検案書）

この死亡診断書（死体検案書）は、我が国の死因統計作成の資料としても用いられます。楷書で、できるだけ詳しく書いてください。

記入の注意

氏　　　名		1男 2女	生年月日	明治　昭和 大正　平成　　　　年　　月　　日 <small>生まれてから30日以内に死亡したときは生まれた時刻も書いてください</small>　午前・午後　時　分

生年月日が不詳の場合は、推定年齢をカッコを付して書いてください。

夜の12時は「午前0時」、昼の12時は「午後0時」と書いてください。

死亡したとき	平成　　　年　　　　月　　　　日　　　午前・午後　　　時　　　　分

死亡したところ 及びその種別	死亡したところの種別	1病院　2診療所　3介護医療院・介護老人保健施設　4助産所　5老人ホーム　6自宅　7その他
	死亡したところ	番　地 番　　号
	（死亡したところの種別1〜5） 施　設　の　名　称	（　　　　　　　　　　）

「5老人ホーム」は、養護老人ホーム、特別養護老人ホーム、軽費老人ホーム及び有料老人ホームをいいます。

死亡したところの種別で「3介護医療院・介護老人保健施設」を選択した場合は、施設の名称に続けて、介護医療院、介護老人保健施設の別をカッコ内に書いてください。

死亡の原因			発病（発症） 又は受傷から死亡までの期間
◆ I欄、II欄ともに疾患の終末期の状態としての心不全、呼吸不全等は書かないでください ◆ I欄では、最も死亡に影響を与えた傷病名を医学的因果関係の順番で書いてください ◆ I欄の傷病名の記載は各欄一つにしてください	I	（ア）直接死因	◆年、月、日等の単位で書いてください ただし、1日未満の場合は、時、分等の単位で書いてください （例：1年3ヶ月、5時間20分）
		（イ）（ア）の原因	
		（ウ）（イ）の原因	
		（エ）（ウ）の原因	
	II	直接には死因に関係しないがI欄の傷病経過に影響を及ぼした傷病名等	
ただし、欄が不足する場合は（エ）欄に残りを医学的因果関係の順番で書いてください	手術	1無　2有　部位及び主要所見	手術年月日　平成 昭和　　年　　月　　日
	解剖	1無　2有　主要所見	

傷病名等は、日本語で書いてください。

I欄では、各傷病について発病の型（例：急性）、病因（例：病原体名）、部位（例：胃噴門部がん）、性状（例：病理組織型）等もできるだけ書いてください。

妊娠中の場合は「妊娠満何週」、また、分娩中の死亡の場合は「妊娠満何週の分娩中」と書いてください。産後42日未満の死亡の場合は「妊娠満何週産後満何日」と書いてください。

I欄及びII欄に関係した手術について、術式又はその診断名と関連のある所見等を書いてください。紹介状や伝聞等による情報についてもカッコを付して書いてください。

死因の種類	1 病死及び自然死
	外因死　不慮の外因死　2 交通事故　3 転倒・転落　4 溺水　5 煙、火災及び火焔による傷害 6 窒息　7 中毒　8 その他 その他及び不詳の外因死　9 自殺　10 他殺　11 その他及び不詳の外因 12 不詳の死

「2交通事故」は、事故発生からの期間にかかわらず、その事故による死亡が該当します。

「5煙、火災及び火焔による傷害」は、火災による一酸化炭素中毒、窒息等も含まれます。

外因死の 追加事項 ◆ 伝聞又は推定情報の場合でも書いてください	傷害が発生したとき	平成・昭和　　年　　月　　日　午前・午後　　時　　分	傷害が発生したところ	都道府県 市　区 郡　町村
	傷害が発生したところの種別	1住居　2工場及び建築現場　3道路　4その他（　　）		
	手段及び状況			

「1住居」とは、住宅、庭等をいい、老人ホーム等の居住施設は含まれません。

傷害がどういう状況で起こったかを具体的に書いてください。

生後1年未満で 病死した場合の 追加事項	出生時体重 　　　　グラム	単胎・多胎の別 1単胎　2多胎（　子中第　子）	妊娠週数 満　　週
	妊娠・分娩時における母体の病態又は異状 1無　2有　3不詳	母の生年月日 昭和 平成　　年　　月　　日	前回までの妊娠の結果 出生児　　　人 死産児　　　胎 （妊娠満22週以後に限る）

妊娠週数は、最終月経、基礎体温、超音波計測等により推定し、できるだけ正確に書いてください。

母子健康手帳等を参考に書いてください。

その他特に付言すべきことがら

上記のとおり診断（検案）する	診断（検案）年月日　平成　　年　　月　　日 本診断書（検案書）発行年月日　平成　　年　　月　　日
病院、診療所、介護医療院若しくは介護老人保健施設等の名称及び所在地又は医師の住所	番地 番　　号
（氏名）　医師	印

図 13-3 死亡診断書[6]

II 死亡診断と診断書の記載

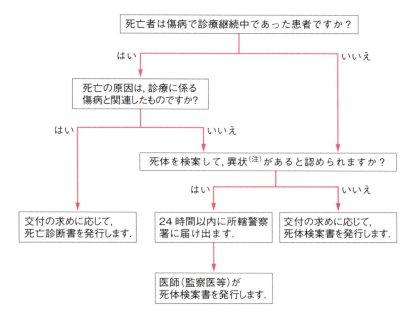

（注）「異状」とは「病理学的異状」でなく，「法医学的異状」を指します．「法医学的異状」については，日本法医学会が定めている「異状死ガイドライン」等も参考にしてください．

図 13-4 死亡診断書と死体検案書の使い分け
（厚生労働省医政局政策統括官．死亡診断書記入マニュアル平成 29 年度版）

「死亡したときの欄は医師が死亡確認（診断）した時刻を記入するのか？」
　　△「死亡したとき」とは，死亡時刻を書くことになっている．実際には，家族などの情報から医師が推定した時刻を書くことも，医師が往診し死亡診断した時刻を書くこともある．

「複数医師診療体制，連携体制の場合，普段診療していない患者の死亡診断書は書けないのか？」
　　×法的には明示していないので，連携する医師が死亡確認を行えば，患者の死亡診断，死亡診断書交付は問題にならない．

「死亡の原因として老衰は書けないのか？」

×高齢者で他に明らかな死亡の原因がない，いわゆる自然死の場合のみ
用いてよい．

5. 死後の大切なとき

死亡診断後の医療スタッフのふるまいについて書かれているものは少な
い．著者の場合はまず患者本人に向かって合掌し黙礼する．医療スタッフと
して，人間として，心の中で別れの言葉を伝える．「よく頑張られましたね」
自然と言葉になって出てくるかもしれない．医療者も無理に自分の感情を押
さえ込む必要はない．

介護者（在宅ケアを支えてきた家族）に，医療スタッフとして，人間とし
て，心の中だけでなく，口に出して感謝の言葉を伝える．

家族とのお別れの時間を十分にとった後，医療スタッフは，ご遺体のカ
テーテルなどの人工物を取り除き，必要があれば縫合などの処置も行う．家
族と一緒にエンゼルケアを行うこともある．

葬儀に参列する，しないは意見の分かれるところであるが，死亡診断書交
付のあとで，グリーフケアを兼ねて直接家族（遺族）とゆっくり話せる時間
をもつとよい．死の直後は慌しいので，死後1週間〜1カ月くらいで弔問
するケースが多いようだ．

文献（I，II）
1）日本在宅医学会 テキスト編集委員会．在宅医学．東京：メディカルレビュー
社；2008.
2）恒藤　暁，他．末期がん患者の現状に関する研究．ターミナルケア．1996；
6：482-90.
3）桜井　隆，他．あなたの家にかえろう．改訂版．兵庫：「おかえりなさい」プ
ロジェクト事務局；2008.
4）鶴岡優子，他．大学病院が支えた「自宅で最期を迎えるという選択」．日在医
会誌．2007；8：280-283.
5）Adam J. ABC of palliative care The last 48hours. BMJ. 1997；315：1600-3.
6）厚生労働省医政局政策統括官．死亡診断書記入マニュアル平成31年度版．

〈鶴岡優子〉

Ⅲ グリーフケア

死亡確認の瞬間，患者・家族と医療者との関わりはクライマックスを迎える．しかし同時に家族は遺族となり，大切な人を失った辛い生活が幕を開ける．死別は遺族に多大な影響を及ぼす．かつては大家族や地域社会が癒しを提供していたが，近年の核家族化や地域社会の崩壊，葬送儀礼の形骸化により，遺族を支えるシステムは衰退している．このため今，グリーフ（grief 悲嘆，死別により遺族に生じる心理的・身体的・社会的な反応）やグリーフケア（grief care 遺族への支援）が改めて注目され，市民団体や宗教家・葬祭業者・医療者などに癒しが求められている．

特に医療者は，遺族に死別前から接し，関係性を築くことのできる特別な立場にある．良好な関係性が成立していれば，よりよい援助者となりうる．一方で，患者の死が身体的苦痛に満ちたものであるほど，遺族の悲嘆は増すという報告があり，症状コントロールを含めた良質な終末期ケアこそ医療者の最も重要な職務である[1]．

1. 悲嘆とは何か

＜悲嘆の過程＞

遺族が死別の悲嘆から日常生活を取り戻すまで，以下のような過程をたどることが多い[2]．ショック期は概ね死別直後から6カ月とされるが，回復期に至るまでの期間は個人差が大きい．日本人遺族では悲嘆の終結まで平均4年6カ月かかり，高齢者（65歳以上）に限定すると約6年もかかると報告されている[3]．四十九日や一周忌を終えても遺族はまだまだ深い悲しみの最中なのである．

- ショック期：強い衝撃を受け，情緒的に麻痺した状態．
- 喪失期：喪失を現実に受け止め，故人への想いに強くとらわれる．また抑うつ状態や無気力状態に陥る．深い悲しみ，怒り，恨み，自責の念，後悔，罪悪感，孤独感，不安，絶望感などの感情が現れる．

384 | 第13章　最期のとき

・回復期：喪失を乗り越え，新たな自分，新たな社会関係を築く時期．

＜遺族に生じる変化＞

睡眠障害，生活習慣の乱れ（食欲低下，食生活の変化，飲酒量の増加，運動不足など），持病の悪化などがみられ，それに伴い外来受診率や死亡率が上昇する[4,5]．また，遺族のうつ病有病率は死別後7カ月目で23％，13カ月でも16％にのぼる[6]．社会的には，家庭での役割や人間関係の変化，経済的困窮などが問題となる．

＜複雑性悲嘆 complicated grief ＞

死別後6カ月を過ぎても激しい悲嘆反応が続き，日常生活に支障がある場合を，複雑性悲嘆とよび，その危険因子として表13-4のようなものがあげられる[7-9]．自殺願望やアルコール依存などの問題があれば専門家（精神科医・心療内科医・臨床心理士など）の介入が必要であり，心理療法や薬物治療が試みられる[10-12]．

＜予期悲嘆 anticipatory grief ＞

予期悲嘆とは，死を予期したときに患者と家族が感じる悲嘆を指す．家族は死別の悲嘆と類似した心理的・身体的変化を示すが，死の瞬間まで「希望」を含むという点で大きく異なる．また，予期悲嘆と死別の悲嘆との因果関係には定説がなく，予期悲嘆に特化したケアも議論の最中である．

2. グリーフケアの実践

＜リスクアセスメント＞

死後2～6週間以内にデスカンファレンスを開催し，多職種の情報をもとにグリーフケアの必要性や頻度・期間について検討するとよい．

＜支援の実施状況＞

関東圏では約9割の訪問看護ステーションが業務にグリーフケアを組み込

JCOPY 498-05728

Ⅲ グリーフケア **385**

表13-4 複雑性悲嘆の危険因子

死の状況	突然の死，急変（出血など），病期が短い，延命治療を続けてきた，外見的変形が強い，苦痛が強い
主介護者の要素	60歳未満，男性，悲観的な思考，うつ病の罹患や既往，低所得，定職がない，他に扶養者がいる，社会的支援の不足
故人との人間関係	両価的な感情を抱えている，敵意をもっている，依存的である

（大西秀樹，他．遺族ケア．In：日本緩和医療学会，編．専門家をめざす人のための緩和医療学．東京：南江堂；2014．p. 317-21[7]，大西秀樹．遺族外来—大切な人を失っても．東京：河出書房新社；2017[8]，坂口幸弘．Palliat Care Res. 2016；11：137-45[9] を参考に作成）

んでいると報告されているが，主な支援は遺族訪問であり，訪問時期は死別後約1カ月（5週間以内）に集中している[13]．

＜遺族訪問＞

遺族訪問には，悲嘆により外出できない人にも会える，家の中の様子から日常生活への影響を評価できる，などの利点がある．しかし遺族はショック期に訪問者をもてなすことになり，その負担にも配慮する．

訪問の際は，遺族の話に耳を傾け，誠実な態度で，傍らに寄り添うよう心がける．訪問する医療者は，療養の経過を共有し，既に良好な関係が築かれているスタッフがよい．基本的態度は傾聴だが，状況により以下も心掛ける．

● **後悔の軽減**

自分の看病を後悔している遺族は多い．遺族の看病を肯定し，後悔の内容に耳を傾ける．語る中で，精一杯尽くし，故人とよい関係であったことに，遺族自身が気づけるとよい．

JCOPY 498−05728

386 第13章　最期のとき

● 遺族の教育

　　悲嘆や記念日反応（命日・誕生日・結婚記念日・手術日などの節目が近づくと心身の不調をきたすこと）について情報提供する.

● 専門機関への紹介

　　心身や日常生活の問題を確認し，援助が必要な場合は専門機関（医療機関や地域包括支援センターなど）に紹介する. 新しい行動や人間関係は遺族の負担となるため，受診先や相談方法などは具体的に伝える.

＜慎むべき態度や言葉＞

　「言葉かけの多くは有害である」[11]. 特に，遺族の辛さを前に動揺し咄嗟に発する言葉は，遺族を傷つけてしまうことが多いので注意する（表13-5）.

> **メモ❶** 癒そうと思わないこと
>
> 　注意点にばかり目がいき，遺族への接触が怖くなるかもしれない. 「語らせよう」「癒そう」という時点で既に袋小路に陥っている. 遺族が何も語らない時には，「眠れますか」「食べていますか」「身体の具合はどうですか」という簡単な問いかけをする. 早急に答えを求めない. 沈黙もまた，語りである. また，深追いしない. 遺族のことを気にかけていること，いつでも相談にのれることが伝われば，それでいい.

＜遺族会の運営＞

　遺族同士の交流は，同じ立場の人がいると知り孤独感が解消される，必要な情報交換がなされる，などの効果をもたらす. 緩和ケア病棟では，自施設で看取った患者の遺族を対象に遺族会を開催しており，在宅ホスピスでもその動きが広まっている[12]. 多くの場合，死別後2カ月〜半年後など決まった時期に遺族会の案内を送り，月1回または隔月で，自施設を会場に行う.

　デスカンファレンスやグリーフケアは，医療者にとって振り返りと研鑽の貴重な機会であり，医療者自身のグリーフケアにもなる.

Ⅲ グリーフケア 387

表 13-5 遺族と接する際の注意点

ポイント	注意点	慎むべき言葉
ケアを押し付けない	全ての人がケアを必要としているわけではないし，語りたい時期や相手ではないのかもしれない．無理に聞き出そうとしない．	「悲しいですよね」 「今のお気持ちは？」
価値観を押し付けない	無意識のうちに自らの価値観に基づいて，相手の話を解釈し，評価してしまう．一般的に考えられていることでも，迂闊に口にすると反発を招く．	「大往生でしたね」 「早く納骨しないと」 「落ち着いた頃ですね」
否定しない	怒りや恨み，罪悪感などの強い感情が表出されても，途中で口を挟まず語りに耳を傾ける．医療者が理不尽な怒りの対象となることもある．今はそういう時期なのだと受け止め，反論や弁明は控える．	「それは間違っています」 「故人が浮かばれない」
アドバイスをしない	意見を求める発言があっても，アドバイスは最小限に留める．遺族が自ら語る中で考えを整理し，答えを見つけ出すことが望ましい．	「仕事をするべき」 「運動をしたら立ち直れる」
安易に励まさない	遺族の心を鞭打つようなものである．さらなる頑張りを要求され，なおかつ突き放されるような絶望感を抱く．	「がんばって」 「しっかりしないとだめ」 「元気を出して」
一方的な言葉を言わない	普段は何気なく使っている挨拶も遺族を傷つける．「元気？」と聞かれたら「元気です」と答えるしかなく，遺族は元気ではない自分について語れなくなる．	「大丈夫？」 「元気そうでよかった」
悲しみ比べをしない	愛する家族を失った悲嘆は唯一無二のものである．死別した対象や経過により他者と比較せず，常に最大級の悲しみと思い接する．	「あなたより大変な人はいる」 「子供がいるからまだまし」
理解したふりをしない	他者の気持ちを正確に理解することは不可能である．また，非常に辛い最中にあっては「この辛さが人にわかってたまるか」という反発的な感情を抱かせる．	「お気持ちはわかります」

（高木慶子，他．In: 高木慶子，編．グリーフケア入門．東京: 勁草書房; 2012. p. 8-17[2]，宮林幸江，他．In: 望月正敏，編．ナースが寄り添うグリーフケア．コミュニティケア．2010; vol.12 No.07. 143 号[3]，大西秀樹．遺族外来—大切な人を失っても．東京: 河出書房新社; 2017[8] を参考に作成）

JCOPY 498－05728

388 | 第13章 最期のとき

> ### メモ❷ 地域包括ケアとしてのグリーフケア
>
> 　核家族化や高齢化に伴い，看取り後に単身高齢者となる遺族が増えてきた．「単身高齢者＋グリーフ」の状態は社会から孤立しやすく，複雑性悲嘆やうつ病・認知症を発症しても気づかれず，支援にもつながらない．宗教家・葬祭業者・医療者など専門職によるグリーフケアは死別後1カ月以内に集中するが，遺族が日常生活を取り戻すまでにはまだ数年を要する．孤立が危惧される遺族では，より長期の見守りが必要なのである．しかし，長期の見守りは専門職のみでは不可能で，その任は地域にも期待される．すなわち，一般市民の死生観を育み，地域社会の支え合いを取り戻す活動が必要であり，これは地域包括ケアシステムの構築という国の課題につながっている．

文献

1) Carr D. A"good death"for whom? Quality of spouse's death and psychological distress among older widowed persons. J Health Soc Behav. 2003; 44: 32-215.

2) 高木慶子, 他. In: 高木慶子, 編. グリーフケア入門. 東京: 勁草書房; 2012. p.8-17.

3) 宮林幸江, 他. In: 望月正敏, 編. ナースが寄り添うグリーフケア. コミュニティケア. 2010; vol.12 No.07. 143号.

4) Parkes CM, Benjamin B, Fitzgerald RG, et al. Broken heart: a statistical study of increased mortality among widowers. Br Med J. 1969; 1: 740-3.

5) Manor O, Eisenbach Z. Mortality after spousal loss: are there socio-demographic differences? Soc Sci Med. 2003; 56: 405-13.

6) Zisook S, Shuchter SR. Depression through the first year after the death of a spouse. Am J Phychiatry. 1991; 148: 1346-52.

7) 大西秀樹, 他. 遺族ケア. In: 日本緩和医療学会, 編. 専門家をめざす人のための緩和医療学. 東京: 南江堂; 2014. p.317-21.

8) 大西秀樹. 遺族外来―大切な人を失っても. 東京: 河出書房新社; 2017.

9) 坂口幸弘. わが国のホスピス・緩和ケア病棟における 遺族ケアサービスの実施状況と今後の課題― 2002年調査と2012年調査の比較―. Palliat Care Res. 2016; 11: 137-45.

10) Tomarken A, Holland J, Schachter S, et al. Factors of complicated grief pre-death in caregivers of cancer patients. Psychooncology. 2008; 17: 105-11.

11) Stroebe W, et al. Risk factors in bereavement outcome: a methodological and

empirical review. In: Stroebe MS, Hansson RO, Stroebe W, et al.,editors. Handbook of Bereavement Research: Consequences, Coping, and Care. Washington DC: American Psychological Association; 2001. p. 349-71.
12) 淀川キリスト教病院, 編. 緩和ケアマニュアル. 第 5 版. 大阪: 最新医学社; 2007. p. 216-26.
13) 坂口幸弘. 悲嘆学入門——死別の悲しみを学ぶ. 京都: 昭和堂; 2010.
14) 中里和弘. 訪問看護事業所における遺族支援の実態調査報告書 (平成 28 年 4 月). 東京都健康長寿医療センター研究所 福祉と生活ケア研究チーム 終末期ケアのあり方. http://www.tmghig.jp/J_TMIG/kenkyu/team/syumatsuki_care.html.

〈黒崎史果〉

Ⅳ デスカンファレンス

1. デスカンファレンスの有効性

　デスカンファレンスとは, 患者の死亡後に医療チームが実施した医療や看護, ケアを振り返り, ターミナルケアについて考えを深め, 今後のケアに生かすために実施するカンファレンスである. ケアの評価や医療者の心の負担軽減にも有効とされている (「第 14 章 ⑤ 地域連携におけるデスカンファレンスの実際」も参照のこと).

　デスカンファレンスは, 一般病棟, 緩和ケア病棟, 集中治療室など病棟単位で行われることが多いが, 在宅での看取りも近年増えていく中で, 在宅患者の看取りにおいても有効と考えられる.

　がん総合戦略研究事業「緩和ケア普及のための地域プロジェクト (OPTIM プロジェクト)」では, 地域の多施設・多職種で行ったデスカンファレンスが報告され, その有用性が評価された (表 13-6)[1, 2]. 一方, 多職種デスカンファレンスでは専門用語や医師への遠慮が, 介護職にとって障壁となりうる可能性がある[3].

　大友らは, 在宅療養支援診療所と連携する訪問看護ステーションの在宅デスカンファレンスにおける意味づけを表 13-7 のように概念として抽出しカ

テゴリー化した[4]. また，在宅デスカンファレンスの参加者は「学びの場としての在宅デスカンファレンス」と「癒しの場としての在宅デスカンファレンス」という2通りの意味づけを持つ振り返りの仕方をしていると述べている.

2. デスカンファレンスの注意点

　実際に，デスカンファレンスを行う場合，参加者が傷ついたり，不全感が残らないようにしなければならない. しばしば，陥りやすい問題として，終末期ケアや治療方針をめぐって疑問を投げかけることで，一部の参加者が責められるように感じたり，正当化や自己防衛的となり，共有ではなく対立関係になることがある. このような雰囲気の中でのデスカンファレンスは参加者にとって有効ではなく，後味の悪いものになってしまうだろう. 広瀬は「チーム医療では，職種内および職種間の葛藤やコミュニケーションのずれが生じやすい. それらの危険性を自覚し，互いの価値観や葛藤，弱さを率直に出し合って共有するための対話が必要である. 他者に自分の考えを押しつけるのではなく，まずは相手の立場を理解し，相手の考えを聴くことから対話は始まる. それが医療者自身のケアになるとともに，患者・家族を理解し，尊重したケアを発展させていくことにつながっていく」と述べている[5].

表 13-6 地域で行うデスカンファレンスの有効性

① ケアの過程を共有することにより，他職種が果たしている役割を知り，「自分のみていない時期の在宅や病院での患者・家族の様子を実感」し，患者家族をより理解することができる.
② 次につながる気づきを得て，その後の緩和ケアの改善につなげられる.
③ 互いの「役割」だけでなく，互いの「価値観」や「気持ち」を理解し合う機会となる.
④ 連帯感を強め，「顔の見える関係」を構築し，さらに連携を強めていける好機になりうる.

(井村千鶴, 他. 緩和ケア. 2012; 22: 189-94[1], 井村千鶴, 他. 緩和ケア. 2011; 21: 335-42[2] より作成)

表 13-7 在宅デスカンファレンスにおける意味づけとして抽出された概念とカテゴリー

カテゴリー	概念	定義
学びの場としての在宅デスカンファレンス	日常のカンファレンスでの積み残しの共有	日常のカンファレンスでは積み残したり，話しにくかったりすることを在宅デスカンファレンスで共有する
	事後なのであえて話すことができること	患者の死後にあえてディスカッションできることがある
	在宅医療の評価	在宅デスカンファレンスの中で在宅医療の評価を行う
	ケースのポイントの共有	在宅デスカンファレンスで，その症例の重要なポイントを参加者と共有する
	経験の整理	在宅デスカンファレンスを通して症例の経験を次に活かせるように整理する
癒しの場としての在宅デスカンファレンス	行ってきたケアの確認	在宅デスカンファレンスで，行ってきたケアが間違いではないと確認する
	混沌とした思いの整理	在宅デスカンファレンスに出席することで混沌とした思いを整理する
	スタッフのグリーフケア	在宅デスカンファレンスを通して，スタッフのグリーフケアがされる
弔問の役割の再確認	弔問の内容の共有	弔問時に家族の言葉を聞き，在宅デスカンファレンスで共有する
	家族のグリーフケア	今後どのように家族のグリーフケアを行うかについて検討する
顔の見える関係の構築	在宅デスカンファレンスと連携	多職種が顔を合わせ，連携しやすくなる
	異なる視点を重ね合わせる振り返り	多職種が集まりさまざまな意見を聞き，振り返る
在宅デスカンファレンスの限界	時間の制約	短時間でディスカッションがなされるため，十分に議論が深められない
	手間ヒマのかかる準備	準備を行うのは時間がかかり，手間もかかる

（大友 宣，他. 日本プライマリケア連合学会誌. 2014; 37: 369-73[4]）より作成）

3. デスカンファレンスの進め方

　デスカンファレンスを実施するにあたっては，いくつかの工夫が必要である．カンファレンスで共有できるように，終末期ケアに関わったスタッフが事前に遺族を訪問し，話を聞くことで，遺族やスタッフ自身のグリーフケアにもつながる．

　カンファレンスの時間は，30分から60分程度で実施している施設が多い．あらかじめ，参加者に終了予定時刻を伝えておくとよい．また，できるだけ終末期に関わったスタッフが参加できるように時間や場所を配慮したほうがよい．

　デスカンファレンスでは，参加者ができるだけ自由に発言できるような雰囲気作りが重要である．ケアに関わったスタッフが思いや考えを言葉にすることで，話す側と聞く側の双方に新たな気づきが生まれてくる．しかし，前述のように参加者が傷ついたり，出席しにくいカンファレンスにならないように，最低限のルール（表13-8）は必要である．

　一般的なカンファレンスは，事例のテーマを決めたり，話し合う内容を事前に明確化し，参加者が今後に生かすための具体策を見い出すことが主な目的になるが，デスカンファレンスでは，参加者それぞれの思いを自由に表現してもらえるように，枠に当てはめないほうが，話し合いが活発になりやすい．

　カンファレンスの進行には，司会者（ファシリテーター）が重要な役割を担う．デスカンファレンスでは，できるだけすべての参加者が，ルールに沿って，自由に思いや感じたことを発言できるとよい．司会者は，参加者の発言の中から，キーワードを選び，話し合いを促し，ときには司会者自身の気づきを話したり，内容をまとめたりすることで，さらに話し合いを発展さ

表13-8 筆者の施設におけるデスカンファレンスのルール

① 相手の対応や考えを非難しない（No blame culture）.
② なるべく全員が1回は発言する.
③ 結論や答えを求めないようにする.

せ，参加者自身の気づきを引き出す．最後に，どんな教訓を学び，今後にどのように生かすことができるか，参加者が共有することで今後のケアの質を高めることにつながる．

書記を決めておけば，話し合いの内容を記録しておくことができ，後で振り返り，カンファレンスに参加できなかったスタッフにも共有できる．

4. 当院で行っているデスカンファレンス

筆者の勤務する施設は，有床の在宅支援診療所であり，2010年から毎月2回デスカンファレンスを実施している．カンファレンスは，表13-8のルールに従い，事例に関わったスタッフの思いや感じたことを中心に意見交換をし，終末期のケアを振り返ることそのものを目的としている．また，話し合いの方法として，JonsenのClinical Ethics[6]の考えを基に白浜らが作成した臨床倫理の4分割法[7]（表13-9）（さらに当院では患者の歴史も含めて5分割としている）を用い，話し合いが医療的内容に偏らないように工夫している．カンファレンスでは，事例に関わった医師や看護師から患者の紹介を簡単にした後，司会者はケアに関わったスタッフから，患者との思い出や，もやもやした思いなどを引き出し，ホワイトボードを使い，5分割化したスペースを埋めていくようにする．介護職も含めた多職種で行うカンファレンスでは，医学的適応よりも，患者の意向やQOL（quality of life），周囲の状況，患者の歩んできた人生・歴史の情報についての発言が多くあり，患者自身や家族の様子が生き生きと感じられ，気づきが多くある．また，終末期ケアに関われたことを誇りに思い，しばしばカンファレンスで感動する経験をしてきた．

当初，終末期ケアに関わった医師や看護師の，これで本当によかったのか，というもやもやした思いをきっかけにデスカンファレンスが始まったが，スタッフ自身のグリーフケアとスタッフ同士の思いの共有，終末期ケアの質の向上など非常に効果的だった．

また，連携した病院や施設でデスカンファレンスを開催することも多くあり，顔の見える関係が構築され，地域内の医療連携，介護連携がよりスムー

394 第13章 最期のとき

表13-9 臨床倫理の４分割法

医学的適応（恩恵・無害性） 　1. 診断と予後 　2. 治療目標の確認 　3. 医学の効用とリスク 　4. 無益性	患者の意向（自律性尊重） 　1. 患者さんの判断能力 　2. インフォームドコンセント 　　（コミュニケーションと信頼関係） 　3. 治療の拒否 　4. 事前の意思表示（リビング・ウィル） 　5. 代理決定
QOL（幸福追求） 　1. QOL の定義と評価 　　（身体, 心理, 社会的側面から） 　2. 誰がどのような基準で決めるか 　・偏見の危険 　・何が患者にとって最善か 　3. QOL に影響を及ぼす因子	周囲の状況（効用と公正） 　1. 家族など他者の利益 　2. 守秘義務 　3. 経済的側面, 公共の利益 　4. 施設の方針, 診療形態, 研究教育 　5. 法律, 慣習 　6. 宗教 　7. その他

（白浜雅司. 臨床倫理の考え方. http://square.umin.ac.jp/masashi/kangaekata.html[7]）

ズになった.

おわりに

　終末期ケアの中で, もやもやした思いを抱えたり, 燃え尽きているようなスタッフがいれば, また, 終末期ケアの質の向上を望むのであれば, ぜひデスカンファレンスに取り組んでほしい.

文献
1) 井村千鶴, 佐原千恵子, 梨田えり子, 他. 地域で行うデスカンファレンスの有用性と体験. 緩和ケア. 2012; 22: 189-94.
2) 井村千鶴, 野末よし子, 伊藤富士江, 他. 病院と地域とで行う連携ノウハウ共有会とデスカンファレンスの参加者の体験. 緩和ケア. 2011; 21: 335-42.
3) 和泉典子, 秋山美紀, 奥山慎一郎, 他. 地域における多施設・多職種デスカンファレンス参加者の体験に関する探索的研究. Palliative Care Reseach. 2012; 7: 354-62.
4) 大友　宣, 佐野かず江, 島田千穂. 在宅療養支援診療所と訪問看護ステーションにおけるデスカンファレンスの意味づけ. 日本プライマリケア連合学

JCOPY 498-05728

会誌. 2014；37：369-73.

5）広瀬寛子．明日の看護に生かすデスカンファレンス．第1回デスカンファレンスとは何か—意義と実際．看護技術．2010；56：64-7.

6）Jonsen AR, Siegler M, Winslade WJ. clinical ethics--a practical approach to ethical decisions in clinical medicine. 3rd ed. New York；McGraw-Hill：1992.

7）白浜雅司．臨床倫理の考え方．http://square.umin.ac.jp/masashi/kangaekata.html

〈軽部憲彦，武井　大〉

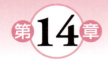

多職種連携の実際（うまくいった困難事例）
―ショートストーリー―

① 独居

＜症例＞独居の看取り（Kさん，女性，80歳代，肺がん）

　Kさんは長年，自立した単身生活を送っていた．認知機能低下はなくコミュニケーションは良好である．誰にでも朗らかで柔らかな性格だが，気を遣い疲れてしまうので近所付き合いは控えめであった．親戚は関西に住む長男夫妻のみで，多忙のため滅多に訪れない．

＜在宅医療導入までの経過＞

　6月，咳が続くため近くの総合病院を受診したところ，肺炎の疑いで即日入院．精査の結果，肺がん，肺内転移，リンパ節転移，stage IVと診断された．頸部リンパ節が気管と食道を圧排しているため同部位への放射線治療を勧められたが，Kさんは治療を拒否．「体調が安定しているうちに一度自宅に帰りたい，8月末の誕生日を自宅で過ごしたい」と希望した．長男夫妻は退院に反対したが，Kさんの強い希望で7月末に退院が決定した．自宅滞在はごく短期間と予想されたが，その間に死亡する可能性もあるため，検視を避ける目的で在宅医療が導入された．

＜介護保険＞

　7月初めの時点で介護保険を申請し，要支援2．

＜退院時の状態＞

　ベッド柵につかまり，何とかベッド周囲の移動が可能．食事は自力摂取可能だがごく少量に留まるため，病院主治医より1日500mLの維持液輸液を継続するよう指示があった．排泄はポータブルトイレでかろうじて自立，在宅酸素1L/h（24時間）で酸素飽和度95%，気道狭窄音が聞こえ窒息のリスクもあった．疼痛や呼吸苦の訴えはなく，オピオイドの使用はない．

＜退院調整の内容＞

　小規模多機能型居宅介護による訪問介護（1日3回）と通所介護（入浴のため，不定期），訪問看護ステーションによる訪問看護（1日2回），在宅療養支援診療所による訪問診療（週1回），福祉用具（電動ベッド）が予定された．ADL（activities of daily living）確保のため点滴ルートは24時間キープではなく抜き差し（またはヘパロック）で行う必要があり，訪問看護は1日2回訪問した．長男夫妻は多忙のため介護への協力は不可能であったが，退院前日から滞在し，電動ベッドの設置や空調設置等の住環境調整を行っていた．急きょ退院が決まったため，退院前カンファレンスは開催されなかった．

＜退院後の経過＞

　7月末日，長男夫妻に付き添われ介護タクシーで退院．在宅関係職種が集まり簡単な顔合わせをした．在宅医よりKさんに，体調悪化時には再入院でよいのか確認すると，「私はずっと家にいたい．もう病院は嫌．ここで死ぬのは迷惑ですか？」と明確な意思表示があった．Kさんの意思を尊重すると返答したところ，安心した表情がみられた．しかし帰り際，玄関先で長男夫妻から「家で1人で死んでいくのは悲しすぎる．危ないと思ったら，病院に送ってほしい」と依頼された．本人の意思に反するので，家族内でよく話し合うよう返答した．

　退院後1週間で立位保持が困難となり，ポータブルトイレの利用を諦めてオムツで排泄する生活になった．訪問介護は1日3回，各30〜40分滞在

して食事や水分の提供，オムツ交換，室内の清掃などを担当．訪問看護も1日2回訪問し，水分点滴と排痰ケア，清拭などを行った．医師や訪問看護師が繰り返し意思を確認したが，自宅で最期まで過ごしたいという希望は変わらなかった．

長男夫妻は毎日定刻にKさん宅に電話をかけて状態を確認していた．在宅医・訪問看護・ケアマネからも，電話や医介連携ネットワークシステム「どこでも連絡帳」を通じて長男に状態を報告した．「どこでも連絡帳」では写真や動画も共有できるため，Kさんから長男への言葉を動画でストレートに伝えることができた．8月中旬には長男夫妻もKさんの意思を尊重する決意をし，自宅で看取る方針となった．

8月末日，「誕生日を家で迎えたい」という本人の希望通り，長男夫妻と自宅でお祝することができた．

9月に入ると寝返りも困難で，食事や内服もほぼ不可能な状態となった．痰の増加と呼吸苦のため夜間の不安が増強し，訪問看護に早朝夜間の緊急訪問を要請する日が続いた．オピオイドは未使用だったが，PCAポンプを用いて塩酸モルヒネ0.2mg/hから持続皮下注射を開始した．傾眠だが会話は可能な状態，呼吸苦もなく痰のからみもなくなった．夜間は自らPCAスイッチを押し（DOSE 0.2mg），良眠を得ていた．PCAポンプ導入から5日目，昼の訪問介護のケア中に呼吸停止した．

＜ポイント＞

1カ月半の在宅療養中，多忙な長男夫妻が訪問できたのは退院日と誕生日の数時間のみであった．状況報告を電話だけでなく写真や動画で行ったことで，遠方からも安心して見守っていただけた．最期は訪問介護の見守る中で息を引き取り，「1人で死んでいくのは悲しい」という長男夫妻の気持ちにもこたえた形となった．Kさんは意志が固く，我慢強い方であったが，看取り前の数日は動かない身体と絶え間ない苦痛で不安が募った．PCAポンプは，体動や嚥下が困難となっても自力で使用可能であり，Kさんの苦痛緩和にはきわめて有効な手段であった．

② 認知症 **399**

※最後に，本書への掲載をお許しくださったご家族に深く感謝いたします．

〈黒崎史果〉

② 認知症

<症例>介入を拒否する認知症患者の看取り（Yさん，女性，80歳代，S状結腸がん）

　夫と二人暮らし，認知症と高血圧で内科クリニックに通っていた．ADLは自立しているが，短期記憶障害は著しく10分前のことも覚えていない．話題が豊富でお話上手だが，人付き合いはさほど好まず，近所との交流は少ない．料理や掃除洗濯などの家事は夫が行っている．市内に長女一家が住んでおり，折に触れて支援している．

<在宅医療導入までの経過>

　6月末に突然嘔吐し，その後から食事と服薬を拒否．1日に水分とおにぎり1個程度しか摂取せず衰弱した．7月初旬に内科クリニックを受診したところ，認知症によるものと診断され精神病院を紹介された．しかしこの日を境にYさんは「寝てれば治る」と外出を一切拒否するようになり，精神病院の受診もできなかった．夫が地域包括支援センターに相談し，地域包括より訪問診療の依頼があった．

<介護保険>

　介入時点で認定なし．

<初診時の状態>

　7月初旬，依頼のあった当日に初回訪問．Yさんはベッド上で休んでいた．市から派遣された医師で健康診断にうかがったと自己紹介すると，「間に合っているから帰ってくれ」と拒否された．せっかく来たからと頼み込

400 第14章 多職種連携の実際（うまくいった困難事例）

み，診察と採血検査を行った．バイタルは安定しているが顔面蒼白で下腿〜足背に著明な浮腫あり．心窩部の圧痛と同部位のガス貯留を認め，消化管の悪性腫瘍によるサブイレウスを疑った．診察後はYさんも居間に移動し，夫・長女と共にお茶を振る舞ってくれた．診察結果を説明したところ，夫と長女は病院受診を強く希望した．しかし，Yさんは「大丈夫だから，余計なことしないで」「もう早く目を閉じてあっちに行きたいと思ってるんだ」と受診を拒否．著しい記憶障害のため，数分おきに自己紹介を交えながら病状を説明する必要があり，理解を得るのはきわめて困難であった．ADLが自立しているため無理やり受診させることも難しく，病院に行っても検査協力は得難いと予想される．そこで嘔吐・吐血・下血・疼痛などの異常が現れた時に本人を説得して受診させる方針とした．

＜その後の経過＞

採血の結果も貧血とCEA上昇を認め，消化管悪性腫瘍の疑いで矛盾しなかった．訪問診療を週1回で継続．保清目的で訪問看護も週1回導入した．訪問看護にも拒否的な態度であったが，足浴や清拭，更衣など，家族では説得できないケアでも看護師となら実施可能であった．介護保険も申請したが，この時点で介護サービスは利用しなかった．8月初めには軽い腹痛を訴えるようになった．根気強く受診を勧めたが，やはり納得されなかった．ブプレノルフィン経皮吸収型製剤（適応外）を使用したところ腹痛の訴えは収まり，幾分か水分を摂取するようになったが，やはり食事は食べられなかった．

8月末，衰弱が進み，トイレ歩行も夫に支えられ5mの距離を1時間かけて歩くレベルとなった．会話にも力がなくなり，「点滴しないと動けないから，病院に行きましょう」と勧めると渋々応じてくれた．救急隊が到着する頃には同意したことを忘れて受診を拒否したが，強く抵抗する気力はなく，静かに総合病院に搬送されていった．総合病院消化器科でS状結腸がん，多発肝転移，胸水腹水貯留，終末期と診断された．夫，長女から「気持ちの整理がついたので，家で看取りたい」と申し出があった．3泊4日の入院中

に特殊寝台を搬入するなど在宅環境を整えてから退院した．入院中から寡黙になり，医療行為やケアに対する拒否もなくなった．苦痛の訴えはなく嘔吐や発熱などの変化もなかったため，ブプレノルフィン経皮吸収型製剤の他には薬剤を使用しなかった．9月半ば，眠るように息を引き取った．

＜ポイント＞

　認知症患者は異常や苦痛を適切に言語化できないため，身体所見と行動観察によって状態をくみ取らなければいけない．投薬による副作用の評価も難しく，薬剤の使用は少量から，十分な観察のもとで行う必要がある．

　※最後に，本書への掲載をお許しくださったご家族に深く感謝いたします．

〈黒崎史果〉

③ 若年性がん

＜症例＞若年のがん（Ａさん，男性，27歳，滑膜肉腫）

　X年3月，左上肢のしびれをきっかけに左肩滑膜肉腫と診断を受けた．首都圏のT病院で手術と化学療法を受けた．都内から実家近くのアパートへ引っ越し，地元で仕事を続けながら通院していた．家族全員でがんサバイバーホノルルマラソンに挑戦するなど，一丸となって克復を目指していた．しかし左胸壁転移・肺転移が出現．X＋1年7月に肺転移の手術を予定していたが，医療不信に陥り自主的に受診を中断した．

　X＋2年4月に呼吸苦が出現し，T病院を再診した．胸水貯留に対し胸腔穿刺を施行され呼吸苦は緩和した．Aさんはそれ以上の積極的治療を拒否し緩和ケアを希望した．希少がんであり地元で受け入れ可能な病院が見つからなかったため，自宅から近い当院（在宅療養支援診療所）に緩和ケアの依頼があった．

第14章　多職種連携の実際（うまくいった困難事例）

＜在宅医療導入までの経過＞

X＋2年6月に初診．Ａさんは来院を拒否し両親のみ来院したが，本人不在では方針が決定しないため同席を強く求めた．数時間後，母親に説得されＡさんも来院した．Ａさんは寡黙であったが医療への不信をあらわにし，「がんの三大治療は受けない．悪いことは考えずに，でもできることは何でもしたいと思っている．温熱療法と食餌療法に取り組んでおり，効果を感じている」と語った．

一方で父親は何とか新しい治療法はないかと模索を続けており，面談中にＡさんが父親に苛立つ場面もみられた．父子の間に大きな温度差があった．

Ａさんに，治療ではなく病の進行状況を見極めるための採血・X線検査を行うことを提案し，了承を得た．Ａさんは，自転車で約束通り通院した．しかし初診から10日後には発熱と胸痛により外出が難しくなったため，同6月末からはアパートへの訪問診療に切り替えた．

＜自宅への訪問＞

初めは服薬を拒否していたが，疼痛・呼吸苦・咳の悪化とともに医療用麻薬の使用を受け入れた．母親には耐えがたい疼痛と死にたいほどのつらさを訴えていたが，往診時はあまり苦痛を訴えなかった．内服薬の増量に対し強い抵抗を示し，指示通り内服しないことも多かった．

なかなか会話が続かないため，スマートフォンのショートメールを活用してコミュニケーションを図った．短い文章ではあったが，毎度律儀に返信があった．薬の飲み方や効果についてなど，質問が送られてくることもあった．「これから何をしたらいいのか」という問いに対しては，若年がんを患った青年の終末期の様子を描いた写真絵本を渡した．青年は旅立つ前に，母親と共に写る笑顔の写真を残していった．

8月に入り，Ａさんは少しずつ外出するようになり，中頃には実家に引っ越した．

③ 若年性がん | *403*

＜実家への訪問＞

　9月初め，22時頃，Aさんから希死念慮を訴えるショートメールが届いた．今すぐ実行したいほど差し迫った思いなのか尋ねたところ，そこまでではないとの回答であり，深い持続鎮静による積極的安楽死を希望した．Aさんと両親と面談の機会をもつことにし，その場で結論を出すことは避けた．

　面談では，Aさん自身に今の心境を語ってもらった．病による苦痛や恐怖，両親への感謝，素直になれない不甲斐なさ，両親に迷惑をかけているという後ろめたさ，早く消えてしまいたいという思い……．これを受け止めて父親は，今後は治療法を求めるのではなく，Aさんの意思を尊重し寄り添っていきたいと応えた．Aさんは「あと1週間はとりあえず頑張ってみます」と返した．互いを思いながらもすれ違っていた父子の心が，ふたたび一つになった瞬間であった．

　以降のAさんは，避けていた友人との交流も復活させた．疼痛管理のためのPCAポンプを肩にさげつつ友人や家族と外出し，写真や思い出をたくさん残した．腫瘍の浸潤に伴い不整脈が出現し，酸素飽和度も90％まで低下した．左背部は広範囲にわたり紫色に変色した．在宅酸素を導入したが仰臥位では苦痛が増強し，坐位のままで眠る日々が続いた．

＜持続鎮静の導入＞

　11月，持続鎮静の希望が強くなり，両親も同意した．余命1カ月以内と予想されたため，ミダゾラム持続静注による鎮静を開始した．Aさんは深い持続鎮静を希望したが，ミダゾラム単体では十分な鎮静を得ることはできなかった．友人たちや家族が遠方から次々と駆け付けて支えてくれたため，Aさんは一日一日を乗り越えることができた．友人たちとAさんを繋いだのは，母親がAさんから教わったSNSであった．スマートフォンを打てなくなったAさんに変わり，母親が友人たちと連絡を取り続けた．クリスマスを祝い，やがて新年を迎えた．多忙だった兄弟も勢ぞろいした．家族全員で過ごす正月は数年ぶりのことであった．

＜深い持続鎮静への移行＞

Ａさんから「正月までと思って頑張ってきた．もう最後の鎮静をかけてほしい」という言葉が聞かれた．飲水も困難で全身性浮腫も出現しており，余命は日単位と予想された．

Ｘ＋3年1月10日，ハロペリドール点滴を夕刻に追加し，深い鎮静を得た．その1週間後，Ａさんは息を引き取った．雪が降り積もる明け方の旅立ちであった．

＜Ａさんを支えた人たちのその後＞

Ｘ＋3年6月，12月には当院が開催しているグリーフケアの会に両親が参加され，一周忌イベントへのご招待があった．Ａさんが影響を受けたアーティストのライブイベントであり，両親が運営事務局を務めた．

Ｘ＋4年1月，一周忌のイベントが開催された．大勢の友人たちが集まり，歌ったり踊ったり泣いたりと，まるで結婚式二次会のような盛り上がりであった．Ａさんの撮りためた写真は，母親が自らデコレーションしたメモリアルアルバムとして飾られていた．外は旅立ちの日のような銀世界であり，Ａさんがイベントを見に来てくれたように思えた．

＜ポイント＞

一度は途切れかけた家族や友人との関係を再び繋げたことが，Ａさんにとって何よりの支えになった．疼痛コントロールや持続鎮静には難渋したが，最期まで伴走させていただけたことは本当に有難く，多くの学びと感動を得ることができた．

※最後に，本書への掲載をお許しくださったご両親に深く感謝いたします．

〈黒崎史果〉

④ サ高住の看取り

<症例> Yさん，女性，84歳，独身，未婚

　愛知県出身だったが，若い時に姉のいる栃木県へ移住し，姉と一緒に居酒屋を経営していた．その後，姉が亡くなり，親族とも疎遠になった．10年前に脳梗塞を発症，介護サービスを利用しながら一人暮らしを続けていた．歩行もできていたが，4年前から認知症を合併し，一人暮らしの不安もあり，本人の希望でサービス付き高齢者向け住宅（以下，サ高住）に入所した．入居後はスタッフや利用者とも仲良く過ごし，安心した生活を送っていた．しかし，2年前にてんかん発作を発症，認知症は徐々に進行し，歩行困難，ベッド上の生活が多くなり，Yさんの介護度は入所時と比べて非常に高くなっていた．さらに，発熱，息切れなど誤嚥性肺炎を繰り返し，臨時往診の対応も増えていた．サ高住では，夜間，看護師の常駐はなく介護スタッフだけになるため，誤嚥やてんかん発作，急変や看取りに対するスタッフの不安が強くなっていた．

<方針決定までの経過>

　親類もいなくなり，終末期に近づいているYさんの今後の方針について，サ高住介護スタッフ，サ高住看護師，ケアマネジャー，訪問看護師，診療所医師とスタッフが集まり，Yさんの生活史を振り返りながら，臨床倫理の4分割法を用いたカンファレンスを実施した．

　介護スタッフの意見から，Yさんは，サ高住にいることで安心できること，一人でいることが好きではなく，誰かがそばにいてほしいといつも言っていること，自分の健康や病気よりも自分の自由な時間を大切にしたいという人であることがわかった．

　また，QOL（quality of life）や最期の療養環境を考える話し合いでは，「病院に行って，知り合いが誰もいない中で最期を迎えるよりも，知っている人が周りにいるところで最期を迎えたほうが幸せだと思う」，「家族の存在がな

406 第14章 多職種連携の実際（うまくいった困難事例）

くなり，介護のスタッフが家族のように最期まで関わりたい」，「サ高住だったら食事も時間をかけて介助してあげられる」など，参加した介護スタッフ全員から看取りまで住み慣れたサ高住で過ごしたほうがよいという意見が出た．

カンファレンスを通して，Yさんの知らなかった生活史やエピソードをたくさん聞くことができ，Yさんが介護スタッフから家族のように愛されていることがわかった．

一方，急変や看取りの不安については，「誤嚥やてんかん発作は怖いけど，何かあれば診療所に連絡できる」と話し，診療所との信頼関係を感じた．「苦痛はできるだけ取り除いてあげたい」，「苦しまないようにして最期を迎えさせたい」など，サ高住での看取りに前向きな発言が多くあった．

カンファレンスの意見をもとに，主治医から，次のように今後の方針を提案した．「急変のリスクも高くなっており，通常，サ高住で介護するレベルよりも介護度は高くなっているが，ご本人は，入院はせずに最後まで住み慣れた場所で過ごすことを希望している．サ高住との連携の中で，本人らしさを維持しながら，苦痛や呼吸苦に対してはできるだけ積極的に緩和し，看取りも含めて，最期までサ高住で過ごしていく」．参加者は全員一致して方針に賛成した．

＜その後の経過＞

その後も誤嚥性肺炎を繰り返したが，約1年間サ高住で過ごし，好きな物を食べ，入浴やおしゃれもできた．

2週間前から，食欲が低下し，嚥下困難，摂食困難になり，抗てんかん薬の内服もできなくなった．けいれん発作も再発したが，抗けいれん薬の坐薬を適宜使用しながら，最後は苦痛や呼吸苦もなく，サ高住で看取ることができた．

亡くなってから1カ月後，再度関係したスタッフが集まり，デスカンファレンスを行った．介護スタッフから，「できるだけ本人の希望したケアができた」，「亡くなる数日前にも本人の希望で入浴できた」，「家族のような

⑤ 地域連携におけるデスカンファレンスの実際 | **407**

関わりを最後まで持つことができた」，「ここで亡くなることができて本人は幸せだったと思う」，「不安もあったけど診療所にいつでも相談できるので安心だった」などの意見が出た．

　身寄りがいなくなったYさんを最期まで本人らしく見送ることができ，介護スタッフは充実した介護ができたと話していた．

＜ポイント＞

　医療者は，施設での看取りを実現するために，患者さんだけでなく，介護スタッフを支援していく責任を改めて感じた．特に，現場で直接関わってい介護スタッフの意見を聞き，不安や怖れも含めて医療面でも心理面でもサポートしていくことは診療所の重要な役割である．

　今回のケースのように，支援の途中にスタッフが集まり，カンファレンスをすることで，方向性や目的を一致させ，今行っているケアや方向性が本人にとって最適であると自信を持つことができた．

　さらに，デスカンファレンスによって，行ってきたケアを見直すことができた．この過程が介護スタッフのグリーフケアだけでなく，今後のサ高住での看取りやケアの質を高めることにつながると思われる．

〈軽部憲彦〉

⑤ 地域連携におけるデスカンファレンスの実際

　超高齢化社会を迎えた我が国において，医療現場における“看取り”は非常に身近なものとなっている．死亡症例を振り返る機会としては，臨床病理検討会（CPC）やM&M（Mortality & Morbidity）カンファレンスなどの医学的側面による振り返りが多いが，職種や所属施設を越えて地域で多角的な振り返りを行う機会は少ないのが現状ではないだろうか．

　看取りに関わったスタッフは一人一人がそれぞれの思いを抱えている．例

408 第14章　多職種連携の実際（うまくいった困難事例）

えば，主治医にとっては比較的うまくいったと思っていた看取りが，あるスタッフにとっては非常に後悔が残るものだったということがあるかもしれない．看取りに関わる中で生じるちょっとしたズレがチームとして時に致命的な問題になることもあり，定期的にカンファレンスを開催し，お互いの思いを共有し合う時間を持つことは重要だと考えている．

＜デスカンファレンスとは＞

　デスカンファレンスは，緩和ケア領域での取り組みが進んでおり，ある程度決まった形式も報告[1]されている（「第13章　Ⅳ　デスカンファレンス」も参照のこと）．当地域でも，看取った症例のデスカンファレンスを定期的に開催している．事前に簡単な経過を記載したシートを用意し，亡くなった症例に関わった多職種に声をかけ，院内外から関係者に集まっていただいている．集まれない方には，事前に可能な限り関わりの中で感じたことを，ポジティブな思いもネガティブな思いも含めて聞き取りをするようにしている．また，可能であればお悔やみ訪問などを行い，亡くなった後のご家族の思いなども確認し振り返りの一助としている．

　実際のデスカンファレンスでは，Jonsen の臨床倫理の4分割法[2]（第13章，表13-9参照）を用いて，① 医学的適応，② 患者の意向，③ QOL，④ 周囲の状況を確認し，それぞれの知っている情報を司会者が発言を促しながら，適宜ホワイトボードに書き込んでいく．

　グランドルールとして，相手を批判しない，全ての参加者が1回は発言する，結論を求め過ぎないことなどを確認し，話しやすい雰囲気作りを心がける．医学的適応だけだと，どうしても医療者の発言が多くなることがあり，患者の意向や周囲を取り巻く環境や QOL など，多職種が情報を出しやすいことを重視して話し合うことで，さまざまな参加者の関わりからの語りを聞くことができる．以下具体的な事例をご紹介する．

⑤ 地域連携におけるデスカンファレンスの実際 **409**

＜事例「末期膵尾部がんで在宅診療を導入し自宅でお看取りをした 70 歳男性＞

3 年前からアルツハイマー型認知症と診断され妻が自宅で介護している．介護度は要介護 1 で，週 2 回ほどデイサービスに通い，週 1 回訪問看護師の訪問を受けていた．1 年ほど前から外来で待っていることがつらいとのことで，近医在宅診療所による定期訪問診療を受けるようになった．

XX 年 3 月に訪問診療医が皮膚黄染に気づき，精査のために近隣の総合病院に紹介し精査したところ，膵尾部がん・多発肝転移が判明した．内視鏡的逆行性胆管造影検査（ERCP）を行い金属ステントが留置され，閉塞性黄疸は改善した．この際の細胞診から Adenocarcinoma（腺がん），Group 5 が検出され，相談の結果本人に病状を説明のうえ，ジェムザール® による化学療法を行う方針となった．しかし，化学療法開始後にせん妄状態となり，化学療法を継続することは困難となった．その後，家族，在宅スタッフと相談し，本人が「家に帰りたい」と退院希望があったこともあり，積極的治療は行わずに自宅に戻ることとなった．

5 月退院後初回の訪問では食事も食べられており，オキシコンチン® の内服によってがん性疼痛の訴えも認めなかった．5 月中旬，黄疸，食事量減少があり臨時往診の依頼があった．多発肝転移による閉塞性黄疸の進行があると考えられたが，在宅療養の継続を希望された．5 月末頃には，時折疼痛が認められるようになり，レスキューのオキノーム® を 1 日 2 回程度使用するようになり腹水貯留も見られた．また，家の中をウロウロするようなせん妄症状が認められ，経口摂取量も不安定になってきたため，フェントステープ® に変更となった．6 月に入って傾眠傾向となり起き上がることが難しくなって，胸膝位を取ることが多くなった．6 月某日訪問診療医が往診している最中に，呼吸が弱くなり，そのまま医師同席のなか，自宅で看取りとなった．

＜具体的な振り返り方法＞

提示した事例経過では，いわゆる医学的な経過はよくわかるものの，その

JCOPY 498－05728

410 第 14 章 多職種連携の実際（うまくいった困難事例）

間の本人の思いや家族の関わり，周囲のスタッフの関わりや思いなどが全く見えてこない．医学的適応部分だけではない枠組みの振り返りのために，臨床倫理の 4 分割法を用いたデスカンファレンスを開催した．

実際に行ったデスカンファレンスでは，在宅スタッフ（主治医，診療所医

表 14-1 デスカンファレンスで検討した内容

医学的適応	患者の意向
・膵尾部がん，多発肝転移のある 70 歳男性 ・化学療法中のせん妄，認知機能低下あり ・在宅医療で緩和ケアの方針 ・膵尾部がんによる疼痛・黄疸・腹水 ・オキシコンチン®内服による疼痛緩和 ・経口摂取量の減少があったためフェントステープ®に切り替え除痛	［本人］ ・家に帰りたい． ・妻と一緒にいたい． ［妻］ ・せん妄があり入院継続は難しい． ・今までの生活を続けさせてあげたい． ・夫を世話する自分の責任を全うしたい． ・苦しんでいる人を見て見ぬ振りはできない ［妻の姉］ ・妻が頑張りすぎるので心配．
QOL	周囲の状況
・妻と一緒にいること． ・妻と外出すること． ・疼痛が緩和されること． ・布団で眠ること． ・自力でトイレに行くこと．	・妻と二人暮らし． ・妻の姉は患者夫婦と旅行に行ったりするほど仲が良かった． ・長男，長女は同市内に在住しており，援助はできるがそれぞれに家庭があるので，それほど頻回には来られない． ・患者の母は末期心不全で市内の病院に入院しており，予後は厳しい状況で妻が見舞いに行っている． ・要介護 3 ・デイサービスを週 2 回 ・訪問診療・訪問看護あり

⑤ 地域連携におけるデスカンファレンスの実際 | *411*

師・看護師, 訪問看護師, ケアマネージャーなど), 病院スタッフ (担当医,
退院支援看護師) に声をかけた. 検討した内容は表 14-1 の通りである.

＜お悔み訪問＞

　訪問主治医, 診療所看護師で訪問. 妻は晴れやかな表情であった. 患者が
亡くなった翌日に母も病院で亡くなったとのことだった. 関わったスタッフ
の声掛けが心の支えになって自宅での看取りを実現できたと在宅スタッフに
感謝していた.

　デスカンファレンスでの振り返りを通して, この家族の中で大きな役割を
果たした妻に焦点が集まった. 妻は夫だけでなく, 義理の母の終末期にも関
わった介護をしている状態であり, 一見すると非常に負担が多い印象だっ
た. しかし, 通常の介護サービスに加えて, もともと仲の良い姉が定期的に
関わりを持ってくれるインフォーマルサポートがあることが介護継続の支え
になった様子だった. また, 妻の思いとして「苦しんでいる人を見て見ぬ振
りはできない」という強い気持ちがあり, 強い責任感を原動力として介護に
取り組んでいる様子が明らかになった. ある種の信念に近い思いで, それが
達成できたことの満足感がお悔やみ訪問から伝わってきた. 長男・長女はあ
まり積極的に介護に参加している様子はなかったが, 妻が子供たちに負担を
かけまいと頑張っている結果だったとの気づきがあった. 結果的に, 自宅で
過ごした期間が 1 カ月だったことが幸いしたが, これ以上長引く場合には,
妻の負担の軽減を考える必要があったかもしれない.

　一方, 本人の思いを考えた時に, 「最後までトイレに一人で行くこと」,
「布団で眠ること」など, 日常生活の継続を共通目標とすることが, 本人の
QOL をあげる最も重要な要因だったとあらためて実感することができた.
結果的に, おむつやリハビリパンツは使用せず, トイレ歩行を妻が介助する
形だったが, それが実現できたことは本人の尊厳を保つ重要な介護だったと
考えられた.

　訪問看護師やケアマネは妻の負担を心配していたが, お悔やみ訪問を通し

て，晴れやかな表情の妻と，関わったスタッフの声掛けが心の支えになったという感謝が共有され，モヤモヤしていた思いが軽減したとの発言があった．また，病院スタッフも，治療をあきらめて帰っていった経過を心配していたが，自宅で穏やかに過ごせたことを知ってよかったとの発言があった．

＜デスカンファレンスのメリット＞

① 思いの共有と新たな気づき

　デスカンファレンスという枠組みを通した振り返りは，その"語り"を通して，他職種の思いへの共感や気づきが与えられる貴重な場として重要である．特に，普段働いている場所が異なる場合には，考え方の背景が大きく異なるため，デスカンファレンスを通して，お互いの死生観の理解を含めた相互理解を深めることができる．

　もちろん，普段から密接にコミュニケーションを取ることは重要だが，安心して語ることができる場が提供されていること，結論が出ていて今後の方針を決める必要がない場であることは重要な要素である．

② スタッフのグリーフケア

　デスカンファレンスを通して，「実はとても不安だった」，「どうして病院に入院しないんだろう？と思っていた」など，それぞれのモヤモヤや不全感を語ることは実は重要である．多くの医療介護従事者は，非常に真面目に看取りに取り組んでいる一方，その喪失体験を通して燃え尽きを体験することが多いとされている．そういった意味では，スタッフのグリーフケアという視点も重要である．特に介護職にとっての看取りは非常に侵襲的であることは十分理解しておく必要がある．ある意味での Housekeeping 的な意味合いも多く，看取りを通して抱えた重荷を置いて，次に進んでいくための区切りになる可能性がある．

　また，お悔やみ訪問の役割も重要であり，看取りケアへの貴重なフィードバックである．ただし，ときに侵襲的になることもあり，ネガティブなフィードバックをもらう可能性があることには留意しておく必要がある．

おわりに

多死社会を迎える我が国において，看取りをそのままにせず，振り返り学ぶチーム形成は非常に重要である．当地域での取り組みについて紹介したが，デスカンファレンスは地域やチームによってやり方は異なるだろう．それぞれの地域やチームに合ったデスカンファレンスが作られていくことを期待している．

文献

1) 小野芳子，他．山口赤十字病院緩和ケア病棟でのデスカンファレンスの実践．看護技術．2010; 56: 74.
2) Jonsen AR, Siegler M, Winslade WJ. Clinical ethics-a practical approach to ethical decisions in clinical medicine. 3rd ed. New York: McGraw-Hill; 1992.

〈田　一秀，矢吹　拓〉

索　引

あ行

アイソトープ治療	262
悪臭	295
アドバンス・ケア・プランニング	
	34,115,156,329
アドバンス・ディレクティブ	116
アフタ性潰瘍	271
アルツハイマー型認知症	330
アロマセラピー	210
あんま・マッサージ・指圧	203
医介連携ネットワークシステム「どこ	
でも連絡帳」	152,398
移行期（トランジション）	360
意思決定の阻害因子	156
意思決定支援	140
意思表示	127
遺族会	386
遺族訪問	385
移動支援	361
医療介護総合確保推進法	33,34,51
医療的ケア	129
医療的ケア児	357
医療費の助成	96
医療保険	87
胃瘻造設術	282
栄養ケアステーション	195
エリザベス・キューブラー・ロス	6
嚥下困難	283

嚥下造影検査	163
エンゼルケア	134
起きて半畳寝て一畳	135
オクトレオチド	282
お悔み訪問	411
悪心・嘔吐	230,274
オテル・デュー	2
オピオイド	285,290
悪心・嘔吐	277
便秘	278
オピオイド持続静脈注入法	251
オピオイド持続皮下注入法	246
オピオイドスイッチング	235,248,250
オピオイドタイトレーション	235
オピオイド誘発性便秘症	230
親なき後の問題	360,365
オランザピン	276
オレキシン受容体拮抗薬	300
温罨法	278
音楽療法	210,213
音楽療法士	218

か行

かあさんの家	138
介護スタッフのグリーフケア	407
カイコ　ホケコ	132
介護保険	88,107,142
介護保険制度	30
介護保険法	32,39

索 引

介護予防・日常生活支援総合事業 38,99
解釈モデル 205
咳嗽 287,288
回想法 217
下腸間膜動脈神経叢ブロック 253,254
カルシトニン 269
がん性リンパ管症 285
関節可動域運動 187
がん相談支援センター 143
漢方薬 210
緩和ケア病棟 11,17,153
疑義照会 173
希死念慮 403
吃逆 284
記念日反応 386
胸水 290
きょうだい支援 363
共通言語 359,370
居宅介護 360
居宅療養管理指導 177
筋萎縮性側索硬化症 344
クエチアピン 299
くも膜下サドルブロック 255
くも膜下鎮痛法 256
くも膜下フェノールグリセリンブロック 255
グリーフケア 111,382,383,391,392,404,412
クリンダマイシン軟膏 295,296
クリーンベンチ 174
ケアのアレンジ 145,363
ケアマネジャー 135
経管栄養 359
経皮経食道胃管挿入術 282

下痢 279
倦怠感 264
限度額適用認定証 90
高額介護合算療養費制度 92
高額介護サービス費 88
高額療養費制度 89
高カルシウム血症 268
後期高齢者 57
口腔カンジダ症 272
口腔乾燥症 169
口腔ケア 168
口腔内乾燥 233,270
口腔内出血 170
口腔内症状 270
口腔粘膜炎 171
口臭 170,273
後天性免疫不全症候群 330
口内炎 271
後方病院 133
硬膜外鎮痛法 256
高齢心不全患者の治療に関する
　ステートメント 334,335
呼吸困難 284
告知状態 133
骨転移 190
こども医療費助成制度 360
子どもホスピス 368
コルチコステロイド 264,270,282,283,286,291

さ行

最期のとき 160,372
最善を期待し，最悪に備える 119
在宅医療・介護連携 44
在宅チーム 133,177

在宅中心静脈栄養輸液法	267	障害者自立支援法	108
在宅訪問栄養食事指導	196	障害者総合支援法	95,357
在宅訪問管理栄養士	193	障害者相談支援専門員	359
在宅ホスピス	12	障害年金	97
在宅療養支援診療所	12,57,134	消化管閉塞	281
再膨張性肺水腫	291	上下腹神経叢ブロック	254
サービス付き高齢者向け住宅（サ高住）	405	小児がん	361
		小児在宅医療	357
サプライズ・クエスチョン	118	小児の在宅看取り	366
サプリメント	209	小児慢性特定疾病	360
支援費制度	108	傷病手当金	97
自己調節鎮痛法	245	食支援	161
シシリー・ソンダース	4	褥瘡	293
支持療法	17	褥瘡予防	188
事前指示書	117	食道狭窄	283
死前喘鳴	292	食欲不振	265
疾患の軌跡（illness trajectory）	16	鍼灸	203
児童委員	103	真菌感染	169
児童発達支援	360	神経破壊薬	252
児童福祉法	357	神経ブロック	252
死の受容プロセス	7	心原性疾患	330
死亡診断書	379	心身療法	203
社会福祉協議会	103	人生会議	115
社会保障制度改革プログラム法	33	人生の最終段階	34
社会保障制度改革推進法	34	身体障害者手帳	94,361
宗教	110	身体障害者福祉法	94
宗教家	110	浸透圧性下剤	278
重症心身障害児	361	睡眠障害	297
重症心身障害児者	127	スピリチュアル・ケア	111
重度心身障害者医療費助成制度	360	スピロノラクトン	280
柔道整復の施術	203	スボレキサント	301
終末期医療	111	生活介護	360
終末期医療に関するガイドラン	333	精神保健福祉手帳	361
主治医意見書	78	聖母ホスピス	3
受動的音楽療法	214	脊髄麻痺	259

脊椎転移	259	地域包括支援センター	43,45
摂食嚥下障害	161	地縁組織	100
舌接触補助床	165	中途覚醒	298
舌苔	271	中途障害	362
切迫骨折	259	調剤済麻薬廃棄届	179
遷延性意識障害	127	鎮痛補助薬	233
全人的苦痛	5	デスカンファレンス	
先天性障害	362		366,384,389,406,408
先天性心疾患	369	デノスマブ	269
セント・クリストファー・ホスピス	3	頭蓋底骨転移	259
セント・ジョセフ・ホスピス	3	統合医療	202
せん妄	232	特定非営利活動法人促進法	105
装具	190	特定保健用食品	203
創傷被覆材	295	特別支援学校	366
瘙痒感	233	トラゾドン	299
足浴	298	ドンペリドン	275
ゾレドロン酸水和物	269		

た行

体圧分散寝具	293
退院支援	143
退院前カンファレンス	145
大腸刺激性下剤	278
多職種連携	148,377
短期入所	360
単純ヘルペス	272
地域医療介護総合確保基金	48,51
地域医療構想	46
地域医療構想調整会議	48
地域共生社会	51
地域ケア会議	27,44,45
地域生活支援事業	360
地域包括ケアシステム	
	25,27-30,34,35,101
地域包括ケア病棟	34

な行

内部照射	262
ナラティブ	205
ナルデメジン	279
難治性てんかん	369
日常生活用具の給付・貸与	96
日中一時支援	361
日本音楽療法学会	214
日本ホスピス緩和ケア協会	12
入眠障害	298
眠気	232
能動的音楽療法	215

は行

排尿障害	233
発達障害	362
鍼	210
バリアフリー	136

ハロペリドール	275
反跳作用	297
皮下輸液	267
非がんへのオピオイドの適応	243
非がん性慢性疼痛	331
非侵襲的なコミュニケーション	121
非侵襲的陽圧換気療法	338
ビスフォスホネート	269
悲嘆	383
ビハーラ	111
病床機能報告制度	47
病診連携	377
ファーストコール	134,370
腹腔神経叢ブロック	253
複雑性悲嘆	384
福祉用具専門相談員	293
腹水	280
腹水濾過濃縮再静注法	281
服薬アドヒアランス	237
浮腫	188
二人主治医制	142
不対神経節ブロック	254
不眠	297
フロセミド	280
ヘレン・ダグラスハウス	368
ベンゾジアゼピン系薬	286
便秘	230,277
包括的支援事業	98
訪問歯科診療	161,274
訪問摂食嚥下リハビリテーション	161
訪問入浴	159,361
訪問薬剤管理指導	135,175
訪問薬剤指導	175
補完代替医療	202
ホスピスムーブメント	5

補正カルシウム値	268
ホームホスピス	138
ボランティア	104
ポリファーマシー	343

ま行

マギーズセンター	138
マギーズ東京	138
マザー・テレサ	3
マザー・メアリ・エイケンヘッド	3
麻薬及び向精神薬取締法	179,180
麻薬及び向精神薬取締法施行規則	180
麻薬管理指導加算	179
麻薬処方せん	172
麻薬注射剤	174
麻薬に対する誤解	239
麻薬の交付	173
慢性閉塞性肺疾患	330
味覚異常	273
民生委員	103
無菌調剤室	174
胸焼け	283
メトクロプラミド	275
メドロキシプロゲステロン酢酸エステル	
	266
メトロニダゾール軟膏	295,296
メラトニン受容体作用薬	300

や行

有償ボランティア	108
有痛性骨転移	258,259,262
輸血	265
腰椎転移	190
予期悲嘆	384

ら行

ラメルテオン	300
リハビリテーション	186
リビングウィル	116
療育手帳	361
リラクゼーション	188,210
臨床宗教師	111
臨床倫理の4分割法	393,405,408
ルビプロストン	279
レスパイトケア	153,367
レディネス	121
肋間神経ブロック	255

欧文

advance care planning（ACP）	
	34,115,156,329
advance directive（AD）	116
BPSD	342
CAM	202
cell-free and concentrated ascites reinfusion therapy（CART）	281
death rattle	292
eJIM（イージム）	206
FAST 分類	341
guided imagery and music（GIM）	214
Hôtel Dieu	2
human immunodeficiency virus（HIV）	340
non-invasive positive pressure ventilation（NPPV）	338
nonprofit organization（NPO）	105
Patient-Controlled Analgesia（PCA）	245,398
percutaneous endoscopic gastrostomy（PEG）	282
percutaneous trans-esophageal gastrostomy（PTEG）	282
quality of life（QOL）	217
Supportive and Palliative care Indicators Tool（SPICT）	118
supportive care	17
total pain	5
WHO の緩和ケアの定義	8
WHO 方式三段階除痛ラダー	222

こうすればうまくいく

在宅緩和ケアハンドブック ©

発　行	2009 年 4 月 10 日　初版 1 刷
	2012 年 8 月 10 日　 2 版 1 刷
	2019 年 9 月 20 日　 3 版 1 刷

編著者	粕田晴之
	髙橋昭彦
	村井邦彦
	泉　　学
	益子郁子

発行者	株式会社　中外医学社
	代表取締役　青木　　滋

〒 162-0805　東京都新宿区矢来町 62
電　　話　(03)3268-2701(代)
振替口座　00190-1-98814 番

印刷・製本/(有)祐光　　　　　　　＜ MM・YS ＞
ISBN 978-4-498-05728-9　　　　　Printed in Japan

JCOPY ＜(社)出版者著作権管理機構委託出版物＞
本書の無断複製は著作権法上での例外を除き禁じられています.
複製される場合は, そのつど事前に, (社)出版者著作権管理機構
(電話 03-5244-5088, FAX 03-5244-5089, e-mail: info@jcopy.
or.jp) の許諾を得てください.